これからの
高齢者看護学

考える力・臨床力が身につく

島内 節/内田陽子
[編著]

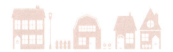

ミネルヴァ書房

はじめに

　世界のなかでわが国の超高齢社会は特筆すべき状況にある。高齢者人口の増加は，社会保障費や医療・介護費用など，国民の負担増に直接つながり，日本経済に大きな打撃を与えている。独居高齢者，高齢者夫婦だけの世帯，高齢者と未婚の子世帯等，介護や暮らしが困難な世帯も増えている。そんななかで医療・保健・福祉領域が抱える問題は，あらゆる病や健康レベルだけでなく，その個人と家族の生活全般にわたる多岐に及ぶものになっている。

　わが国では2025年問題を目の前にして地域包括ケアシステム構築への取り組みが行われている。住み慣れた地域での暮らしと看取りを支えるために，各地域の特性を理解し，さまざまな資源，眠っているマンパワーの発掘，また当事者である高齢者の力も引き出し，コミュニティあげての総力戦の様相を見せている。

　高齢者看護の教育においても，病院完結型看護から地域完結型看護へと移行，あらゆるケアの場（病院だけでなく自宅，施設，在宅ケア機関等）で高齢者に対応できる能力をもつ人材育成が求められている。本書は①これからの看護を取り巻く環境の変化にも対応できる知識と実践（特に在宅ケア，認知症，エンドオブライフケアを強化），②どの時代でも普遍とする高齢者看護の基本，③看護過程の展開と実践力を高める内容を特徴としている。また，広範な高齢者看護の内容を一冊に集約しており，国家試験基準やカリキュラム改正を考慮した内容となっている。そして，本書を看護教育各機関で利用していただき，そこで教授される先生方の創意工夫や学生の主体的な学習を加えれば，高齢者看護の実践はより促進されると考えている。その結果が私達看護職に求められる高齢者看護の明るい展望に繋がれば幸いである。

　2018年1月

編著者を代表して　　内田陽子

目　次

はじめに

■**第1章**■　　ライフサイクルにおける高齢者の特徴

1　人の誕生と発達，老化　1

2　ライフサイクルと各期の特徴　4

3　加齢と老化現象　5

4　老年期の精神・社会的特徴　8

5　老年期の発達課題とライフレビューの意義　17

6　高齢者看護の特徴　19

■パワーアップトレーニング実践問題　22

■**第2章**■　　高齢者を取り巻く医療保健福祉施策と人権を守る看護

1　わが国の高齢者に関する統計データ　23

2　医療保健福祉施策の変遷　30

3　介護保険制度，各種サービス　32

4　医療保険制度　45

5　高齢者虐待防止法　46

6　障害者総合支援法　48

7　その他の施策　53

8　高齢者の人権と権利擁護（アドボカシー）　55

9　成年後見制度　56

■パワーアップトレーニング実践問題　60

■**第3章**■　　老年病の治療と看護

1　老年病の特徴　61

2　骨筋系疾患　64

　1　骨粗鬆症　64

　2　脆弱性骨折（大腿骨近位部骨折，椎体圧迫骨折）　66

3　脳血管疾患　69

　1　脳梗塞　69

　2　脳出血，くも膜下出血　71

4　悪性腫瘍　73

| 1 | 悪性腫瘍総論　73

| 2 | 肺　癌　75

5　アレルギー疾患と免疫　77

6　呼吸器疾患　79

| 1 | 肺　炎　79

| 2 | 慢性閉塞性肺疾患（COPD）　82

7　循環器疾患　84

| 1 | 高血圧　84

| 2 | 心房細動　86

| 3 | 心不全　88

8　内分泌，代謝疾患　90

| 1 | 甲状腺機能亢進症，甲状腺機能低下症　90

| 2 | 糖尿病　91

9　腎泌尿器疾患　94

| 1 | 慢性腎臓病　94

| 2 | 尿路・性器感染症　96

10　消化器疾患　98

| 1 | 食中毒　98

| 2 | イレウス（腸閉塞）　100

11　パーキンソン病　102

12　精神疾患　105

| 1 | 不安障害　105

| 2 | うつ病　106

■パワーアップトレーニング実践問題　110

■第4章■　高齢者にみられる症状と看護

1　高齢者にみられる症状の特徴　113

2　痛　み　114

3　発　熱　118

4　脱　水　122

5　せん妄　124

6　排尿症状　125

7　排便症状　130

8　浮　腫　134

9　皮膚症状（スキンテア）　138

10　低栄養　142

11　フレイル・サルコペニア・廃用症候群　146

12　口腔・嚥下症状　152

13　視力・聴力低下　156

■パワーアップトレーニング実践問題　162

■第5章■　高齢者のQOLを高める専門的な看護技術

1　コミュニケーション　163

2　診察・フィジカルアセスメント　164

3　食事のケア　167

4　口腔ケア　170

5　排泄ケア　173

6　清潔のケア　181

7　移乗・移動のケア　186

8　活動と休息のケア　191

9　薬剤の使用と服薬管理　194

10　寛ぎと安心，安全のケア　196

■パワーアップトレーニング実践問題　200

■第6章■　認知症をもつ高齢者の看護

1　認知症とは　201

2　認知症の病態と種類　204

3　認知症の検査，診断と治療　208

4　認知症の症状　211

5　認知症の BPSD の対処法（薬物含む）　216

6　認知症をもつ高齢者へのコミュニケーション　219

7　認知症ケア総論　221

8　認知症を取り巻く施策と医療・看護の役割　224

9　認知症をもつ高齢者へのアセスメント，ケアプラン　226

10　認知症をもつ高齢者への生活援助と家族看護　231

■パワーアップトレーニング実践問題　236

■第7章■　健康レベル別にみた高齢者の看護

1　元気・虚弱高齢者の看護（介護予防）　237

2　急性期にある高齢者の看護　240

3　回復期にある高齢者の看護　245

4　慢性期にある高齢者の看護　250

5　災害時における高齢者の看護　252

6　外来通院をする高齢者の看護　254

7　入院治療する高齢者の看護　257

■パワーアップトレーニング実践問題　260

■第8章■　高齢者のエンドオブライフ・ケア

1　高齢者の意思決定を尊重するエンドオブライフ・ケア　263

2　エンドオブライフにおけるアセスメントとケア　264

3　心理精神的状態のアセスメントとケア　266

4　基本的な生活行動能力の低下に伴う生活上の困難に対するケア　267

5　家族の介護負担と関係者との意思の調整・死別サポート　268

6　ケア体制の確立（在宅ケアの場合）　269

7　エンゼルエアとグリーフケア　269

■パワーアップトレーニング実践問題　272

■第9章■　高齢者の家族形態別にみた看護

1　高齢者と家族　273

2　家族アセスメント　275

3　二世帯・三世帯家族の看護　278

4　老老介護，認認介護世帯の看護　281

5　独居高齢者の看護　283

■パワーアップトレーニング実践問題　287

■第10章■　ケアの場の特徴をふまえた高齢者看護と看護過程

1　高齢者看護における看護過程　289

2　地域で生活する認知症高齢者に対する看護過程　292

3　医療施設に入院する高齢者に対する看護過程　296

4　病院から在宅に移行する老老介護・高齢者に対する看護過程　302

5　在宅サービスを利用して療養をしている高齢者に対する
　　看護の特徴と看護過程　306

6　エンドオブライフ・ケアを施設で迎える高齢者に対する
　　看護の特徴と看護過程　312

7　高齢者看護実習の目的と事前学習　316

■パワーアップトレーニング実践問題　318

おわりに　319

さくいん　321

＊本文イラスト作成：江原美幸（看護師）

■第1章■

ライフサイクルにおける
高齢者の特徴

本章で学ぶこと

1 加齢にともなう老化現象と老年期の精神・社会的特徴を理解する。

2 ライフサイクルにおける高齢者の特徴を理解する。

3 その人らしい生活とライフレビューの意義を理解する。

1 人の誕生と発達，老化

❏ 人の誕生と発達

　人間は，生まれてから成長，発達を繰り返し，成熟を経て老化し，最終的には死を迎えることになる。これは，すべての人に共通する生物学的な過程である。人間が成長していくなかで，器官や機能は個々に発達し，順番とスピードは，一律ではない。

　スキャモンの臓器別の発達（図1-1-1）では，最初に発達するのは，脳，脊髄の神経系器官である。生まれた直後から4，5歳ごろまでに約80％までに成長し，12歳ごろには，大人とほぼ同じ水準となる。この時期は，神経系の発達がめざましく，さまざまな神経回路が形成されていく大切な時期である。神経細胞数は，生まれたときが最も多く，加齢とともに減少するが，神経系は，一度その経路ができあがればなかなか消失しない。免疫力を向上させる扁桃，リンパ節等のリンパ組織の発達は，13歳ごろまで急激に成長し，大人のレベルを超えるが，思春期すぎから大人のレベルに安定する。

　身長・体重や肝臓，腎臓等の胸腹部臓器の発育を示す一般的な特徴は，幼時期までに急速に発達し，その後は次第に緩やかになり，二次性特徴が現れる思春期に再び急激に発達し，大人のレベルに達する。生殖器系型の発育は，14歳あたりから急激に発達する。

　スティーブンの身体的・知的・情緒的**成熟**の比較（図1-1-1）では，身体的成熟は，成人前期ごろまで成長し，成人後期より低下する。

　知的成熟は，流動性知能と結晶性知能に分けられる。流動性知能とは，

❏ 成熟
　発達における成熟とは，心身の構造や機能が成長，発達を繰り返し，完成に向かっていく状態のことである。

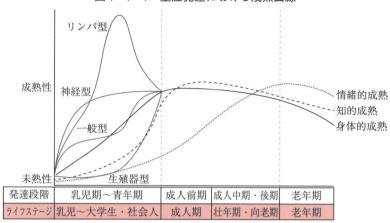

図1-1-1 生涯発達における成熟曲線

注：Stevenson (1977) による身体的・知的・情緒的成熟曲線と，スキャモンの臓器別発育曲線を重ね合わせたものである。
出所：細田多穂監修 (2016)：人間発達学テキスト，178，南江堂．

新しいものを学習したり覚えたりする能力であり，記憶など新しい情報を処理する知能である。青年期が最も能力が高く，加齢により徐々に低下する。

結晶性知能は，過去に習得した知識や経験をもとに発達する能力であり，言語理解，判断力，理解力，一般常識など日常生活の状況に対処する能力を支える知能である。青年期から老年期にかけて向上する。繰り返し学習した知能であり，生涯にわたって発達し続け，加齢による影響が少ない。

情緒的成熟は，成人期前期から発達がはじまり老年期にも発達し続ける。情緒的成熟は，各発達期において課題となる問題によって停滞や後退をしつつ，それらの課題・問題を解決しながら，発達し続ける。著しく発達する時期には，個人差がある。

これらのことから，身体構造や機能における成熟を迎える時期は，人それぞれで違い，それぞれの発達期は発症しやすい病気や障害をもたらす原因となっていることを理解し，成長・発達の過程を把握する必要がある。

老化とは

老化とは，からだの成熟が完了した後におこる生理機能の衰退を意味し，外界からのさまざまなストレスに対する適応能力の低下として認識される。その老化のスピードに個人差があることは誰もが知るところである。

時間の流れるスピードはすべての人に同じであり，同じ日に生まれた人は同じスピードで加齢し，暦年齢は同じである。しかし，成長・発達のスピードに個人差があるように，老化のスピードにも個人差があり，組織や細胞によってもそのスピードは異なっている。また，老化のスピードは，生活環境，衣食住，生活習慣，家族構成，多様な人間関係，経済条件，労働条件などによって違いが生じる。それは，生きることは環境への適応をベースに成立しているからである。一方，人間は環境を大きく，または，一部変える力をもっている。すなわち，単に環境への適応のみで生きては

▶加齢
　年齢の増加に伴う変化であり，誕生日を迎えて年齢が増加すること。

▶老化
　時間の経過とともに一定の水準まで成長，発達した後の老年期におこる体の衰えやこころの変化であり，加齢にともなって生じる不可逆的な全身機能の低下である。

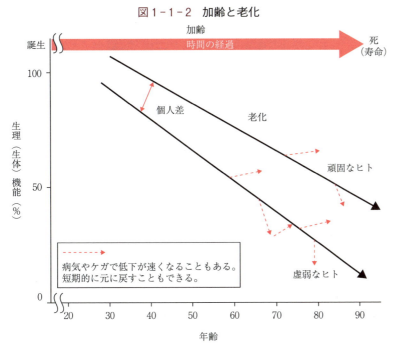

出所：後藤佐多良（2012）：健康に老いる老化とアンチエイジングの科学, 13, 東京堂出版.

いない。

　加齢は誕生からの時間経過であり，老化は生理機能の長期的低下である。加齢の過程で老化が進行する。加齢にともなう機能の低下は，早い遅いはあるが，どの人でもおこる。一時的な機能低下は，栄養，運動，喫煙などのライフスタイルや環境の悪化，病気やけがでもおこる。病気やけがで寝込んだときの体力低下や筋肉量の減少のような短期間の変化は元に戻すことができる場合もあるが，長期的に生理機能変化をみると老化は後戻りすることなく，確実に進行していく（図1-1-2）。

　老化は，生理的老化と病的老化に区別されることがある。生理的老化とは，加齢の影響によりおこる生理的な機能低下である。病的老化とは，病気などによって身体的・精神的機能の低下が著しく大きくなった状態である。

　高齢者の健康状態をアセスメントするとき，もともとの生理的機能変化（生理的老化）のためにおこっている機能低下か，病的なものなのかを見極めることは難しい場合もある。

　おこっている機能低下や変化のすべてを，加齢にともなうものととらえてしまうと，病気を見逃すことになるので，生理的機能変化を理解することが必要である。

　わが国では，1950年時点で5％に満たなかった高齢化率（65歳以上人口割合）は，1985（昭和60）年には10.3％，2005（平成17）年には20.2％と急速に上昇し，2015（平成27）年は26.7％と過去最高になっている。将来（出生中位・死亡中位推計）においても，2060年まで高齢化率は上昇してい

■高齢者
　世界保健機関（WHO）では高齢者の定義は，65歳以上の人としている。日本でも同様に，65歳以上を「高齢者」と定義し，65〜74歳を「前期高齢者」，75〜89歳を「後期高齢者」，加えて90歳以上を超高齢者としている。

くことが見込まれており，2060年時点では高齢化率（65歳以上人口割合）39.9%であり，約2.5人に１人が60歳上の高齢者となる見込みである。[1]

わが国の平均寿命は，生活環境の改善や医療の進歩により急速に伸び，2015（平成27）年の平均寿命は，男80.79年，女性87.05年と世界でも最長寿国となっている。また，「健康上の問題で日常生活が制限されることなく生活できる期間」である健康寿命は，2013（平成25）年時点で，男性71.19年，女性71.21年と，これについても世界トップクラスである。しかし，平均寿命と健康寿命の差，日常生活に制限のある「不健康な期間」は広がり，縮まっていない。日常生活に制限のある不健康な期間の拡大は，個人や家族生活の質の低下とともに，社会的負担につながる。[2]

日本の将来推計人口（国立社会保障，人口問題研究所）によれば，今後もわが国の平均寿命はさらに伸びると予想されており，平均寿命の延びとともに健康寿命を延長させ，不健康な期間の短縮を図ることが重要となる。[3]

➡健康寿命
→26頁。

2 ライフサイクルと各期の特徴

❑ 発達段階とライフサイクル

ライフサイクル（life cycle）とは，「生活環」と訳され，人間の一生をいくつかの過程に分けたものである。

発達段階とは，精神の働きを社会とのかかわりの特徴などによって，人の一生をいくつかの段階に分けたものである。そして，それぞれの発達段階において，乗り越えるべき発達課題があり，それが達成できない場合に，心理学的な危機の状態に陥るとされ，発達課題を達成できると成長できるとされている。

発達段階に類似した用語に，ライフステージがある。ライフステージは，生涯を出生，入学，卒業，就職，結婚，出産，育児，退職，介護される期間など，人生における節目となる出来事を元に胎児期から老年期などに区分できる（表１−２−１）。

❑ 発達課題

発達課題とは，人間が健全な発達を遂げるにあたり，各発達段階において，次の段階にスムーズにステップアップするために達成しなければならない課題である。

ハヴィガースト（Havighurst, R. J.）（表１−２−２）は，個人が健全な発達を遂げるために，乳幼児期から老年期にいたるまでの６つの段階で，それぞれの時期で果たさなければならない発達課題を提案している。

エリクソン（Erikson, E. H.）は，個人が健全な発達を遂げるために，乳幼児期から老年期にいたるまでの発達段階には，発達課題と心理社会的危機があり，８つの発達段階に対立する２つの課題があり，その課題を解決

表1-2-1　発達段階とライフステージ

発達段階	胎児期	新生児期	乳児期	幼児期		学童期	青年期			成人期			老年期
							思春期						
				幼児前期	幼児後期	児童期	青年前期	青年中期	青年後期	成人前期	成人中期	成人後期	
ライフステージ	胎児	新生児	乳児	準年少児	年少児	年長児	小学生期	中学生期	高校生期	大学生（新社会人）期	成人期	壮年期	向老期	老年期
	受精から出生まで	出生後28日以内	0〜1歳半	1歳半〜2歳	3〜4歳	5〜6歳	7〜12歳	13〜15歳	16〜18歳	19〜22歳	23〜35歳	36〜50歳	51〜64歳	65歳以上

出所：細田多穂監修（2016）：人間発達学テキスト，6，南江堂．

し乗り越えるなかで人は成長するとしている。老年期の発達課題は「統合対絶望」であり，加齢の自覚や多くの喪失のことであり，自分の過去や今の状態をそれなりに意義のあるものとして受け止められることによって，最終段階の統合を迎えることができる。

3　加齢と老化現象

❏老年期とは

　老年期は，身体的，精神的に環境の変化に適応する能力が減退する時期であり，予備力，回復力，防衛力が低下し，健康状態や生活機能が低下する。さらに，加齢の影響，生理的老化にともなってそれまでの生活習慣を基盤とした疾患が発生しやすく，さらに，顕在化しやすい。しかし，心身の老化は，各器官，臓器ごとにも違い，個人差が大きく，環境によって影響を受けるため，一人ひとり違いがあり，乳児期〜児童期よりも個人差が大きくなりやすい。

　また加齢にともなう身体的・生理的機能の変化により，環境変化に適応する能力が低下し，病気にかかりやすくなる。特に，恒常性維持機能の低下や環境の変化により，体温調節能力の低下，血圧の変化，水・電解質バランスの異常，耐糖能の低下などにより，適応する能力が低下する。そして複数の病気や症状をもち，慢性化しやすく，現疾患と関係のない合併症をおこしやすい。さらに，症状や徴候が自覚的にも他覚的にもはっきりしないことが多い。

　感覚器機能の低下により，視力障害，聴力障害などが現れる。温度覚などの感覚も鈍く，痛みなどにも鈍感になったりするため，病気の発見が遅れることもある。

❏恒常性維持機能
　外部からの刺激を受けても，体内の状態は一定に保たれる機能。

第1章■ライフサイクルにおける高齢者の特徴　5

表 1 - 2 - 2　発達段階と発達課題

発達段階	発達課題
乳幼児期	歩行の学習 固形食を食べる習慣 話すことの学習 排泄の学習 生理的安定の達成 性差と性的慎み深さの学習 社会的・物理的現実についての単純な概念の形成 両親兄弟の人間関係の学習 善悪の区別，良心の学習
児童期	日常の遊びに必要な身体的技能の学習 生活体としての自己に対する健康な態度の形成 遊び友達を作って，うまく付き合う学習 男子・女子の区別の学習とその社会的役割の適切な認識 読み・書き・計算の基礎的学力の習得と発達 日常生活に必要な概念の発達 良心・道徳性・価値観の適応的な発達 個人的独立の段階的な達成・母子分離 社会集団や社会制度に対する態度の発達
青年期	両性の友人との交流と新しい成熟した人間関係を持つ対人関係スキルの習得 男性・女性としての社会的役割の達成 自分の身体的変化を受け入れ，身体を適切に有効に使うこと 両親や他の大人からの情緒的独立の達成 経済的独立の目安を立てる 職業選択とそれへの準備 結婚と家庭生活への準備 市民として必要な知的技能と概念の発達 社会人としての自覚と責任，それに基づいた適切な行動 行動を導く価値観や倫理体系の形成
壮年期	配偶者の選択 配偶者との生活の学習 第一子を家庭に加えること 育児の遂行 家庭の心理的・経済的・社会的な管理 職業に就くこと 市民的責任を負うこと 適した社会集団の選択
中年期	市民的・社会的責任の達成 経済力の確保と維持 十代の子どもの精神的な成長の援助 余暇を充実させること 配偶者と人間として信頼関係で結びつくこと 中年の生理的変化の受け入れと対応 年老いた両親の世話と適応
老年期	肉体的な力，健康の衰退への適応 引退と収入の減少への適応 同年代の人と明るい親密な関係を結ぶ事 社会的・市民的義務の引き受け 肉体的に満足な生活を送る為の準備 死の到来への準備と受容

出所：Havighurst, R. J. (1953): *Human Development and Education*, Oxford, England: Longmans, Green.

表1-3-1　加齢による身体臓器変化

	形　態	機　能
全　般	身長の短縮，体重の減少，体内水分量の減少	
皮　膚	汗腺の萎縮，コラーゲン減少	
心血管系	血管の伸長，動脈の肥厚（動脈硬化），動脈の線維化（動脈硬化），弁の硬化	心拍出量の低下，心拍数の低下（ストレス反応後），末梢血管抵抗の増大
腎　臓	糸球体数の減少	糸球体濾過率の低下，腎血流量の低下，腎濃縮能の低下
肺	弾性の減弱，線毛の減少	努力肺活量，最大酸素摂取量の低下，咳反射の低下
消化管	胃酸分泌の低下	消化管運動機能の低下
骨格系	変形性関節症，骨密度の低下，骨格筋量の低下	関節可動域の制限，筋力低下
視　覚	老人環，瞳孔の縮小，水晶体の黄色化，硝子体の融解	眼球運動速度の低下，調節力の低下（老視），屈折変化
聴　覚	蝸牛感覚細胞の脱落，蝸牛神経の変性	難聴
免　疫	T細胞の減少	T細胞機能の低下
神経系	脳重量の低下，脳回の萎縮，脳溝・脳室の拡大，大脳皮質細胞の減少	記憶学習能力の低下，精神運動速度の低下，流動性知能の低下，体性感覚機能の低下，運動機能の低下
内分泌・代謝系	成長ホルモン・IGF-Iの低下，アルドステロンの低下，副腎皮質性アンドロゲン（dehydroepiandros-terone〈DHEA〉，DHEA-sulfate〈DHEA-S〉）の低下，トリイオドサイロニン（T$_3$）の低下，テストステロンの低下，インスリン分泌の低下	

出所：井藤英喜編著（2005）：老人の医療　第2版（看護のための最新医学講座　第17巻），39，中山書店.

身体的特徴

❶　生理機能

全体的に低下するが，臓器による差は大きい。

加齢にともない大部分の臓器は萎縮し，機能の低下と重量の変化がおこる（**表1-3-1**）。

椎間板の萎縮性変化，脊椎骨の扁平化，脊椎，下肢の彎曲により身長が低くなる。臓器の萎縮，細胞数の減少により体重の減少やしわ，皮膚の乾燥，頭髪の脱落などの外観の変化がみられる。

❷　循環機能

心機能低下，ポンプ機能の低下により心拍出量が低下し，動脈硬化・収縮期血圧の上昇・脈圧増大・左心室肥大・血管内腔の狭窄・末梢血管抵抗の増大がおこる。

腎・排泄機能は，腎血流量の低下，糸球体の濾過力の低下，残尿・頻尿・排尿困難（失禁）などの排尿障害が出現する。

❸　呼吸機能

肺の萎縮・弾力性の低下・胸郭運動の低下により残気量が増大する。肺活量，最大換気量の低下，咳嗽反射，気道粘膜の線毛運動の低下により，痰喀出力が低下する。

❹　消化機能

唾液，胃液・胆汁，膵液などの分泌量減少，腸の蠕動運動の低下，味覚

第1章■ライフサイクルにおける高齢者の特徴　7

の低下，嗜好の変化がみられる。

❺ 運動機能

神経機能の低下のため動作は緩慢で不安定になり，筋力，持久力は低下，反射，反応は鈍くなる。筋肉のやせにより筋力は低下し，骨量の減少により骨粗鬆症となる。

❻ 感覚機能

老人性白内障などにより，視力は60歳以降急速に低下する。また，調整力の低下，羞明，暗順応の低下，視野の狭窄がみられる。聴力の低下は，高音域よりはじまり，語音の弁別能力も低下する。

□ 老化とリハビリテーション

これらの変化は，個々の差が大きいことを理解しておく必要がある。また，老化は高齢者のイメージからマイナスにとらえられがちである。高齢者における身体面・運動面の停滞や衰退は必然である。

このような加齢と老化現象の予防のため，リハビリテーションが行われている。リハビリテーションの大きな目的の一つとして「回復」があげられる。単に，発症前の状態に戻ることのみを考えるのではなく，高齢者のリハビリテーションの目標は，老年期の加齢にともなう老化の防止や寝たきりや要介護状態を予防するリハビリテーションである。さらに，疾病の治療とともに高齢者の残存機能を引き出し，自立した生活を目標とする。高齢者のリハビリテーションは，生涯発達の視点でとらえることが必要である。

4 老年期の精神・社会的特徴

□ 老年期の精神的特徴

精神的機能の特徴には，非言語的能力や学習効率の低下，記銘力，想起力の低下があり，新しい環境には適応しにくいことがあげられる。理由としては，老化にともなう脳の萎縮による脳の重量減少，脳動脈硬化による脳の血管の弾力性の低下により，脳の神経細胞の伝達が悪い，または，時間がかかる，などが考えられる。また，過去の記憶は保持されて，よく覚えているが，新しく体験したことを覚える記銘力，記憶したことを思い出す想起力が低下する。しかし脳細胞の数は高齢になったからといって急激に減るわけではなく，言語的能力，推理的能力，物事への理解力，洞察力は保持される。

老年期は，身体機能の低下，退職，配偶者との死別などの喪失体験により，不安感，失望感，孤独感などが現れやすく，精神的に不安定となりやすい。活動意欲の低下もあり，依存的，無気力となる場合があり，抑うつ，**閉じこもり**，妄想状態，せん妄，記憶障害などの精神症状がみられること

⊞ 閉じこもり
外出する機会が著しく減少し，家の中に閉じこもってしまうこと。

もある。

　高齢者自身が何をしたいか，どうしたいか，自分で選択し，そして自分のもっている能力をできるかぎり使い，できないことは周りの人の力を借りながら生活することが高齢者にとっての自立である。高齢者の場合は，できないことを手助けするのではなく，高齢者自身が自分でできることを増やし，自立をめざす「自立支援」が基本的なケアの姿勢となる。自分のことを自分でする「身体的自立」だけではなく，自分で意思決定ができる「精神的自立」も重要である。

　高齢者が自立することでQOL（Quality of Life）の向上が期待できる。QOLとは，「生活の質」と訳され，身体的な健康や自立度，さらにその人の生活や人生に対する満足度幸福感などの精神的な豊かさを含めた生活の全体像をとらえるための一つの指標である。高齢者のケアにおいてもQOLの考え方は重要視されており，QOLの向上が高齢者ケアの目標になっている。

　高齢者ケアでは，高齢者が最後まで，自分らしく生きられるように支援することが必要である。そのためには，高齢者の現在だけでなく，過去から現在まで連続的にとらえ，個別性・多様性のある高齢者の特徴を理解し，性格や人生の歩みを尊重したかかわり方をすることが大切である。

> **▶自立支援**
> 高齢者自身ができることを増やし，自立をめざすための支援のことをいう。

❑ 老年期の社会的特徴

　老年期は，退職等による生活圏の縮小など，社会的な変化がおこる。社会とのかかわり方が変わり，これまでより時間ができたことで，これまでできなかった新しいことに挑戦したりする余裕が生まれやすくなる。

　これまでに蓄積されたさまざまな経験を社会や人のために役立てる活動や自治体の活動に参加し，残りの人生を自己実現に向けて活動的に，生き生きと生活している高齢者もいて，サクセスフルエイジングを迎えている。

　一方，経済力の低下や人とのかかわりが減り，疎外感が生まれ閉じこもってしまう高齢者もいる。病気などによる身体機能低下や自分の老いを受け入れることができず，悩み苦しんだり，また，必要以上に自分の健康状態の不調を心配し続けたりする人もいる。

　また，日常生活に意欲がなく，将来への希望がもてなくなったり，融通がきかず，合理的な行動がとれなくなることがある。また，物事に固執して理解しにくい行動をとったりすることもある。高齢者が一般的に，自己中心的であり，嫉妬心を抱きやすい，愚痴をこぼしやすいといったイメージがあるのはこのためである。また，自身の病気や，配偶者や身近な人など，同年代が死ぬことが多くなる，さらに自分より若い人が死ぬこともあり，喪失感が強くなって，うつ状態になる人も多い。

　高齢者の終末期を日本老年医学会は，「病状が不可逆的かつ進行性で，その時代に可能な最善の治療により，病状の好転や進行の阻止が期待できなくなり，近い将来の死が不可避となった状態」と定義している（社団法人日本老年医学会，2012年）。このような高齢者の終末期には，高度で積極

> **▶サクセスフルエイジング**
> 「幸せな老後」「よき老後」と訳され，年齢とともに，老いていくことを認識しつつ，これを受け入れながら社会生活にうまく適応して豊な老後を迎えることである。

第1章■ライフサイクルにおける高齢者の特徴　9

▶ スピリチュアル
　世界保健機構（WHO）の定義では，「人間として生きることに関連した経験的な一側面であり，身体感覚的な現象を超越して得た体験を表す」言葉であり，身体・精神・社会とともに健康の要素とされている。

▶ 公的年金
　国その他の公的機関が社会保障制度の一環として行う年金制度の総称。

▶ 恩給
　日本の公務員に対する年金制度。公務員が一定年限勤務したのち，退職あるいは死亡したときに支給される年金または一時金。

▶ 高年齢者雇用確保措置
　高齢者雇用安定法により，60歳以上の高齢者の雇用確保が義務づけられている。

的な医療よりも，高齢者にとって快適で，残された貴重な時間に何をしたいのか，さらに，高齢者が大切にされていると実感できるような日々繰り返されるていねいなケアが重要である。[(4)]

　高齢者にとってのスピリチュアルには，生きる意味や目的，よりどころとなるもの，他者とのつながり，自然など自分を超えたものの存在，死に対する準備などが含まれ，身体・精神・社会とともに健康の要素である。スピリチュアルを感じる力がスピリチュアリティであり，これは常態的にある力である。このスピリチュアリティにより，人間は不安や恐怖を免れ，心の安寧を保ち，希望をもち続け，人生を肯定的にとらえ，死を受け入れていくことができるのである。[(5)]

　高齢者への支援として，このスピリチュアリティを表現できるようなかかわりや，気持ち，考えに気づくことができるようなかかわりが大切である。

　老年期は，人生経験や知識が増え，精神が円熟すると同時に死を身近に感じることが多くなり，不安定になりやすい時期である。その人の心の変化を把握するためには，積極的にコミュニケーションを図り，生活歴や職歴，人生観，習慣，死生観などを知り，高齢者の考えを受け止めることが大切である。

❏ 老年期の住居，収入，就業

　住居環境（図1-4-1）をみていくと，高齢者のいる世帯の82.7％が持ち家に居住している。しかし，高齢者の単身世帯では，65.7％と持ち家は少なくなる。[(6)]

　老年期は現役を退く時期であり，経済的にも収入が減少する。

　厚生労働省「平成28年国民生活基礎調査」によると，世帯主の年齢階級別に1世帯当たりの平均所得金額は，高齢者世帯は308.4万円と全世帯の545.8万円と比較して少ない。

　1世帯当たりの平均所得額の構成割合（図1-4-2）では，世帯主が60歳未満世帯では，稼働所得が中心であるが，高齢者世帯では，公的年金・恩給が48.2％と最も多い。年齢が高くなるほど，平均所得に占める公的年金・恩給の割合が高くなり，80歳以上の世帯では，公的年金・恩給が約6割を占めている。現役世代と比較して高齢者の貯蓄額は多く，60歳以上では2000万円以上の世帯が全体の41.1％を占める。貯蓄額300万円未満の世帯も，全体の15.3％あり，貯蓄額のばらつきが大きい。しかし，経済的に心配なく暮らしている高齢者（図1-4-3）は，77.5％であり，経済的に困っていないと感じている高齢者の割合は比較的高い。[(7)]

　高齢者の就業者数・就業率（図1-4-4）は，年々増加している。2015（平成27）年の60～64歳の就業者数（就業率）は534万人（62.2％），65～69歳は339万人（41.5％），70歳以上は330万人（13.7％）である。60～64歳は，高年齢者雇用確保措置の導入が義務づけられた2006（平成18）年以降，就業率は上昇している。

図1-4-1 世帯構造別にみた住宅の所有の関係別割合

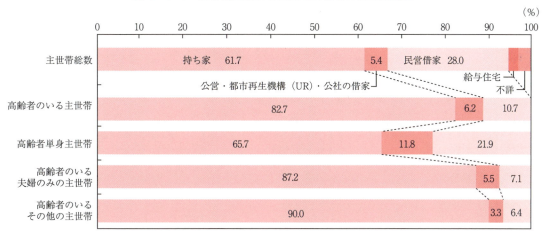

注：主世帯とは，住居と生計を共にしている家族や一戸を構えた単身者の内，同居世帯（1つの住宅に2世帯以上居住している世帯の内，家の持ち主や借り主でない世帯）以外の世帯を指す。
資料：総務省統計局（2013）：住宅・土地統計調査．
出所：厚生労働省編（2016）：平成28年版厚生労働白書，21，日経印刷．

図1-4-2 1世帯当たりの平均所得額の構成割合

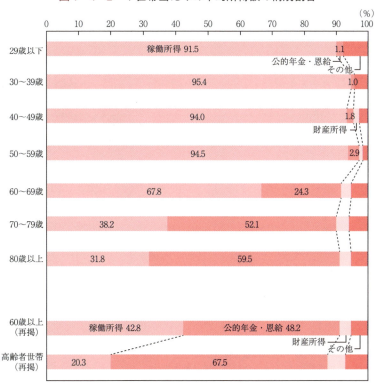

注：1．2014年1月1日から12月31日までの1年間の所得。
　　2．高齢者世帯とは，65歳以上の者のみで構成するか，これに18歳未満の未婚の子が加わった世帯を指す。
資料：厚生労働省政策統括官付世帯統計室（2015）：国民生活基礎調査．
出所：厚生労働省編（2016）：平成28年版厚生労働白書，22，日経印刷．

第1章 ライフサイクルにおける高齢者の特徴　11

図1-4-3 高齢者の暮らし向き

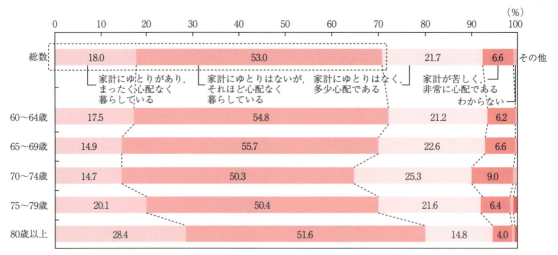

注：対象は60歳以上の男女。
資料：内閣府（2011）：高齢者の経済生活に関する意識調査．
出所：厚生労働省編（2016）：平成28年版厚生労働白書，25，日経印刷．

図1-4-4 就業者数と就業率などの推移

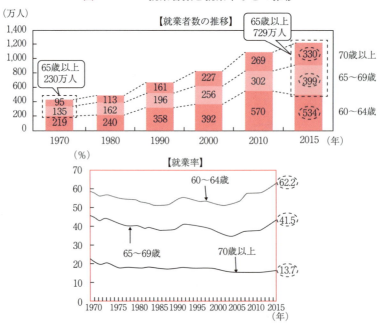

注：1．1970年は，沖縄県をふくまない。
　　2．2011年は，補完推計値を使用している。
資料：総務省統計局（各年）：労働力調査（基本集計）．
出所：厚生労働省編（2016）：平成28年版厚生労働白書，33，日経印刷．

12

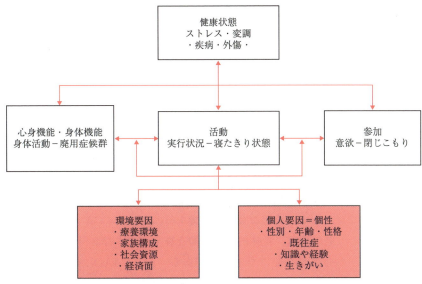

図1-4-5 ICFの構成要素間の相互作用

出所：国際生活機能分類（日本語版）（厚生労働省ホームページ）を元に筆者加筆（http://www.mhlw.go.jp/houdou/2002/08/h0805-1.html）（2017.4.23）

　1970（昭和45）年には65歳以上の就業者数は，230万人であったが，2015（平成27）年には729万人と3倍以上に増加し，就業者数は上昇傾向にある。また，現在は働いていないが就業を希望している者も多い。65歳以上の男女で就業希望がありながら就業できないものは合計で207万人にのぼる。

　就業希望者の仕事に就けなかった理由は，男女とも「適当な仕事が見つからなかった」が最も多く，特に，60〜64歳でその割合が高い。健康上の理由は，男性が55〜59歳で最も割合が高いのに対し，女性では年齢が高くなるほど増加している。女性では家族の健康上の理由（介護等）や家庭の事情（家族の健康上の理由を除く。家事など）が男性に比べて高い。[8]

□ 高齢者の機能評価

　高齢者の機能評価として，国際生活機能分類（ICF：International Classification of Functioning, Disability and Health），高齢者総合機能評価（CGA：Comprehensive geriatric assessment），日常生活動作（ADL：Activities of Daily Living），手段的日常生活動作（IADL：Instrumental Activity of Daily Living），などが用いられている。

　ICF（図1-4-5）とは，人の健康生活機能と背景要因から包括的にとらえようとする概念である。生活機能とは，人が生きることの全体像を示すもので「心身機能・身体構造」「活動」「参加」の3つのレベルからなり，相互に影響しあっている。さらに，生活機能に影響をおよぼす要因として，背景要因（環境要因と個人因子）がありこれらによって生活機能の状態が変化する可能性がある。環境因子には建物や道路などの物的環境と家族や友人などの人的環境がある。個人因子は「個性」に近く，年齢，性別，学

➡ ADL：日常生活動作
（Activities of Daily Living）
　日常生活を送るうえで毎日繰り返し行っている一連の動作である。ADLの基本動作は，セルフケア（食事，整容，更衣，トイレ動作，入浴等身の回りの動作），移動動作，コミュニケーションなどである。評価指標はBI：Barthel Index，FIM：Functional Independence Measure等がある。

➡ IADL：手段的日常生活動作（Instrumental Activity of Daily Living）
　ADLよりも複雑で高いレベルの動作について，自立した日常生活を送る能力である。IADLの項目は，家庭内における家事動作（買い物，洗濯，掃除，料理），近隣への移動動作（買い物，公共交通機関の利用），金銭管理，服薬管理能力をはじめとしたセルフケア能力などである。評価指標は，IADL尺度（Lawton & Brody）（表1-4-2）等がある。

➡ 性（セクシュアリティ）
　性器の男女差である生物学的な性差と社会的に規定された性役割や身体理解などの「男らしさ」，「女らしさ」という社会・文化的な性差であるジェンダーを統合させた概念である。また，生殖，性欲，性的関心，快楽，恋愛，自己表現などの多様な意味をもっている。

歴，職業，価値観，生きがいなどがある。[9]

　高齢者総合機能評価（CGA：Comprehensive geriatric assessment）とは，高齢者の状態について，生活機能，精神機能，社会・環境の3つの面から包括的に評価する総合機能評価である。高齢者の生活の質の向上をめざし，確立された一定の評価方法にそって測定・評価する。基本的構成は，❶ADL（日常生活動作），❷IADL（手段的日常生活動作），❸認知機能，❹情緒，気分，幸福度，意欲など，❺コミュニケーション，❻社会的環境（家庭環境，介護者，施設体制等）である。それぞれの評価指標はCGA7（総合機能評価簡易版）等がある（表1-4-1）。

　高齢者は複数の疾患を併発していたり，ADLが低下していたりすることが多く，総合的な医療が必要である。そのため，疾患以外の状況も把握したうえで適切な医療・介護を行うためにCGAが行われる。

　老年期は，身体的・精神的な衰えがすすむと自立した生活が送れず支援や介護が必要になることがある。ADL，IADL等のスクリーニングにより，低下してきている機能・能力をアセスメントし，支援や介護を行うことが重要である。さらに，ケアの評価のためにも，ADL，IADL等の活用が必要となる。

　介護保険制度の要介護認定では，共通の評価として，障害高齢者の日常生活自立度（寝たきり度）判定基準（表1-4-3），認知症高齢者の日常生活自立度判定基準（表1-4-4）が利用されている。

☐ 高齢者の性（セクシュアリティ）の特徴

　高齢者の性（セクシュアリティ）については，これまで社会全体の規範として語られることや触れられることはほとんどなく，高齢者の性に関してのケアは，積極的に行われていない。

　高齢者の性に関する問題は，夫婦の性生活にとどまらず，配偶者を亡くしてからの単身となった高齢者の性，病院に入院している高齢者の性，施設で生活している高齢者の性など，生活支援のあらゆる場面で考えられる。

　高齢者の性は，生殖を目的としていることは少ないと考えられるが，相手との関係づくり，尊重した関係を築くため，サクセスフルエイジングのためにも，看護職として高齢者の性を正しく理解することが必要である。

☐ 高齢者の性（セクシュアリティ）への援助

　高齢者では，身体・精神状態や種々の慢性疾患が性（セクシュアリティ）に影響をおよぼすことがある。それらが高齢者の生活や周囲の人々との関係のもち方などにどのような影響があり，社会的行動やどんな問題がおこっているのかをアセスメントすることが必要である。

　また，認知症や高次脳機能障害をもつ高齢者の性的言動や行動に対し，家族やケアスタッフがとまどうことも少なくない。その場合は，高齢者の性の特徴を理解し，相手の人格や行動を否定することなく，日々のケアの中でかかわりを深めていくことが大切である。

表1-4-1 CGA7（総合機能評価簡易版）

CGA7 高齢者総合機能評価：評価内容，成否，解釈，次のステップ

番号	CGA7の質問	評価内容	正否と解釈		次へのステップ
①	〈外来患者〉診察時に被験者の挨拶を待つ	意欲	正：	自分から進んで挨拶する	Vitality index
			否：	意欲の低下	
	〈入院患者・施設入所者〉自ら定時に起床するか，もしくはリハビリへの積極性で判断		正：	自ら定時に起床する，またはリハビリその他の活動に積極的に参加する	
			否：	意欲の低下	
②	「これから言う言葉を繰り返して下さい（桜，猫，電車）」，「あとでまた聞きますから覚えておいて下さい」	認知機能	正：	可能（できなければ④は省略）	MMSE・HDS-R
			否：	復唱ができない ⇒ 難聴，失語などがなければ中等度の認知症が疑われる	
③	〈外来患者〉「ここまでどうやって来ましたか？」	手段的ADL	正：	自分でバス，電車，自家用車を使って移動できる	IADL
	〈入院患者・施設入所者〉「普段バスや電車，自家用車を使ってデパートやスーパーマーケットに出かけますか？」		否：	付き添いが必要⇒虚弱か中等度の認知症が疑われる	
④	「先程覚えていただいた言葉を言って下さい」	認知機能	正：	ヒントなしで全部正解。認知症の可能性は低い	NNSE・HDS-R
			否：	遅延再生（近時記憶）の障害⇒軽度の認知症が疑われる	
⑤	「お風呂は自分ひとりで入って，洗うのに手助けは要りませんか？」	基本的ADL	正：	⑥は，失禁なし，もしくは集尿器で自立。入浴と排泄が自立していれば他の基本的ADLも自立していることが多い	Barthel index
⑥	「失礼ですが，トイレで失敗してしまうことはありませんか？」		否：	入浴，排泄の両者が×⇒要介護状態の可能性が高い	
⑦	「自分が無力だと思いますか？」	情緒・気分	正：	無力と思わない	GDS-15
			否：	無力だと思う⇒うつの傾向がある	

資料：日老医誌（2005）42：177-180. 一部改変。
出所：日本老年医学会（2011）：健康長寿診療ハンドブック，メジカルビュー社.

　高齢者の性として，相手に対して興味を示し，異性に恋愛感情を抱くことは，生きる意欲や自分自身の存在意義を感じ，自分が生きている意味を再確認することにもつながり，豊かな人生を送ることにつながる。
　看護職は，高齢者の性に関心をもつことに偏見を抱くことなく，生活への意欲や生活の質を高めるように支援をしていくことが必要である。

第1章■ライフサイクルにおける高齢者の特徴

表 1-4-2　手段的日常生活動作（IADL）尺度

項　　　　目	採点　男性　女性		
A　電話を使用する能力			
1．自分から電話をかける（電話帳を調べたり，ダイヤル番号を回すなど）		1	1
2．2，3のよく知っている番号をかける		1	1
3．電話に出るが自分からかけることない		1	1
4．全く電話を使用しない		0	0
B　買い物			
1．すべての買い物は自分で行う		1	1
2．小額の買い物は自分で行える		0	0
3．買い物に行くときはいつも付き添いが必要		0	0
4．全く買い物はできない		0	0
C　食事の準備			
1．適切な食事を自分で計画し準備し給仕する			1
2．材料が供与されれば適切な食事を準備する			0
3．準備された食事を温めて給仕する，あるいは食事を準備するが適切な食事内容を維持しない			0
4．食事の準備と給仕をしてもらう必要がある			0
D　家事			
1．家事を一人でこなす，あるいは時に手助けを要する（例：重労働など）			1
2．皿洗いやベッドの支度などの日常的仕事はできる			1
3．簡単な日常的仕事はできるが，妥当な清潔さの基準を保てない			1
4．すべての家事に手助けを必要とする			1
5．すべての家事にかかわらない			0
E　洗濯			
1．自分の洗濯は完全に行う			1
2．ソックス，靴下のゆすぎなど簡単な洗濯をする			1
3．すべて他人にしてもらわなければならない			0
F　移送の形式			
1．自分で公的機関を利用して旅行したり自家用車を運転する		1	1
2．タクシーを利用して旅行するが，その他の公的輸送機関は利用しない		1	1
3．付き添いがいたり皆と一緒なら公的輸送機関で旅行する		1	1
4．付き添いか皆と一緒で，タクシーか自家用車に限り旅行する		0	0
5．まったく旅行しない		0	0
G　自分の服薬管理			
1．正しいときに正しい量の薬を飲むことに責任がもてる		1	1
2．あらかじめ薬が分けて準備されていれば飲むことができる		0	0
3．自分の薬を管理できない		0	0
H　財産取り扱い能力			
1．経済的問題を自分で管理して（予算，小切手書き，掛金支払い，銀行へ行く）一連の収入を得て，維持する		1	1
2．日々の小銭は管理するが，預金や大金などでは手助けを必要とする		1	1
3．金銭の取り扱いができない		0	0

注：採点法は各項目ごとに該当する右端の数値を合計する（男性0〜5，女性0〜8点）。

資料：Lawton, M. P., Brody, E. M.（1969）: Assessment of older people: Self Maintaining and instrumental activities of daily living, *Gerontologist*, 9, 179-189.

出所：日本老年医学会ホームページ（https://www.jpn-geriat-soc.or.jp/tool/tool-03.html）（2017.10.16）

表1-4-3　障害高齢者の日常生活自立度（寝たきり度）判定基準

生活自立	ランクJ	何らかの障害を有するが，日常生活は自立しており独力で外出する 1．交通機関等を利用して外出する 2．隣近所へなら外出する
準寝たきり	ランクA	屋内での生活は概ね自立しているが，介助なしには外出しない 1．介助により外出し，日中はほとんどベッドから離れて生活する 2．外出の頻度は少なく，日中も寝たり起きたりの生活をしている
寝たきり	ランクB	屋内での生活は何らかの介助を要し，日中もベッド上での生活が主体であるが座位をたもつ 1．車いすに移乗し，食事，排泄はベッドから離れて行う 2．介助により車いすに移乗する
	ランクC	一日中ベッド上で過ごし，排泄，食事，着替えにおいて介助を要す 1．自力で寝返りをうつ 2．自力では寝返りもうたない

出所：老健第102-2号厚生省大臣官房老人保健福祉部長通知（1991年11月18日）.

表1-4-4　認知症高齢者の日常生活自立度判定基準

Ⅰ	何らかの認知症を有するが，日常生活は家庭内および社会的にほぼ自立している
Ⅱ	日常生活に支障をきたすような症状・行動や意思疎通の困難さが多少みられても誰かが注意していれば自立できる
Ⅱa	家庭外でも上記Ⅱの状態がみられる
Ⅱb	家庭内でも上記Ⅱの症状がみられる
Ⅲ	日常生活に支障をきたすような症状・行動や意思疎通の困難さがみられ介護を必要とする
Ⅲa	日中を中心として上記Ⅲの状態がみられる
Ⅲb	夜間を中心として上記Ⅲの症状がみられる
Ⅳ	日常生活に支障をきたすような症状・行動や意思疎通の困難さが頻繁にみられ常に介護を必要とする
M	著しい精神症状や問題行動あるいは重篤な身体疾患がみられ，専門医療を要する

出所：老健第135号厚生省老人保健福祉局長通知（1993年10月26日）.

5　老年期の発達課題とライフレビューの意義

❑ その人らしい生活の継続

　高齢者は，長年培ってきた経験から，多様かつ個別的な背景をもっている。今の高齢者は，これまでに，終戦，日本国憲法の公布，教育制度の変更など，社会制度と価値が大きく転換していくなかで子ども時代を過ごしている。そのため，生涯歴を知り，高齢者が多様な過去の背景をもつ個人であり，生活習慣・生活様式も多種多様であることを認識し，高齢者への看護では，高齢者がこれまで培ってきた個別性や価値観を尊重していくことが必要である。

第1章■ライフサイクルにおける高齢者の特徴　17

高齢者の生活リズムは，活動と休息のリズムを基盤としている。生活リズムと健康は関連しており，生活リズムが崩れることにより，身体活動性の低下によって廃用症候群を引きおこしやすい。高齢者の生活環境は，自宅だけでなく，治療が必要な場合は病院となり，介護の必要度により介護保険施設が高齢者の生活の場になることもある。

高齢者にとってリロケーション（新しい住居や土地に生活の場所を移転すること）は健康にとって大きな障害となる。老年期は，衰退を迎える時期であり，身体・運動面や感覚・認知面の機能低下がみられ，リロケーションによる環境の変化に適応することが困難である。そのため非活動的な日常生活となったり，身体活動量の低下を招くことにつながり，要介護状態といった，他者へ依存した生活となる場合もある（リロケーションダメージ）。看護職は，このようなマイナスな環境のなかで，高齢者の能力と生活環境を把握し，どのように支援することで前向きな生活，活動性が向上するかを考え，高齢者が集まる場に注目し，地域の情報を得ることも必要である。

❏ ライフレビューの意義

アメリカの精神科医バトラー（Butler, R.）は，人が現在の課題や危機にうながされて過去を思い出し，解決できなかった葛藤を再構成するプロセスに積極的な意味を見出した。専門家が共感的・受容的態度で意図的に介入する手法として，ライフレビューを提唱した。

一般的に死が近いと考えられる高齢者が過去を語ることは自然なプロセスであり，現在，過去，未来をつなぐ機会をつくり自我の統合を達成するために必要な過程である。それは高齢者の心理・社会的側面に良い効果がある，高齢者への心理社会的側面への支援の方法として有効であるとしたことが回想法のはじまりとされる。バトラーの提唱したライフレビューはその後，回想技法として活用され，現在，回想法は施設や病院，地域などさまざまな領域で広く実践されている。また，ライフレビューは，高齢者に過去の出来事や思いをたずねることにより，感情の安定といった心理的効果を導く有効な援助手段として用いられている。

一般的には，回想法は非構造的でその時間を楽しむというレクリエーションの要素が大きく，思い出の肯定的な面について話題にすることが多い。一方，ライフレビューは，個別に面接し，良かったと思える思い出も，悪かった思い出も，両方を回想し，現在の視点からそれを評価していくことが効果的であると考えられている。

主に高齢者のために利用され，特に長期介護施設への入所や緩和ケアへの入院，あるいは認知症やうつ病の発症などの，人生において重要な出来事や悲劇的な出来事の後に，その効果を発揮してきた。

高齢者を対象としたライフレビューの意義は，高齢者一人ひとりを尊重したケアの発展につながり，老いていく過程の理解やどのように高齢者が老いを迎えていくかを考えることにつながる。

◘ リロケーションダメージ
自宅などの住み慣れた場所から施設，病院などに入所することで混乱をきたし，今までみられなかった症状が発生すること。

◘ ライフレビュー
自分の人生を振り返り，思い出や出来事を他者に語ること。

◘ 回想法
人生の歴史や思い出などを受容的，共感的な態度で聞くことで，心理的な安定をもたらす方法。

6 高齢者看護の特徴

安全・安楽な生活の援助

高齢者は感覚器や，運動や認知機能をはじめとする各機能の衰えのため危険察知能力も徐々に低下する。また，さまざまな疾患や症状の発症，悪化のため入院を余儀なくされ，入院中の転倒転落リスク，治療による苦痛や薬剤投与後の副作用，術後合併症も出現しやすい。看護師は高齢者の安全確保はいうまでもなく，そうした中でも安楽を提供しなければならない。

健康の保持増進と自立支援

わが国は平均寿命が延び続け，100歳以上の者も増加，元気な高齢者が大勢いる一方，介護を必要とする寝たきりの者も多い。高齢者の健康（well being）は寿命の長さではなく，いかにその人らしく生きるか，つまり，生活の質（QOL）が問われる。看護師は老化の影響を日々受け生活している高齢者その人にとっての健康の保持，増進の方法をともに考える存在である。また，疾患を発症し，入院となったとき，また，自宅で閉じこもりがちになったときなどは，早期から廃用症候群の予防に努め，もとの自立した生活に戻れるようリハビリテーション，退院支援，介護予防に取り組む必要がある。

疾患の治癒・回復の特徴に応じた援助

さまざまな疾患をもつ高齢者は，その疾患および個人の特性により，治癒や回復過程も多様となる。高齢者がもつ疾患は慢性的に経過し，増悪と寛解を繰り返しながらも徐々に悪化していくことが多い。治療が有効な時期もあるが，治療よりも苦痛の緩和，自然の経過を見守ることが重要な時期もある。看護師は個々の高齢者の疾患の治癒や回復過程に応じた援助を行う。

個別の日常生活能力，意欲及び目標に合わせた援助

高齢者は一般に活動性が低下し，睡眠時間も短かくなり，食事量も減少していく。加えて，役割も失い，単調な生活となることが多い。しかし，個々の人生や生活様式は実に多様である。ADL（日常生活動作）も得意とすること，不得意なこと，できること，できないこと，もっと詳細にいえば，見守りがあればできる，声かけがあればできる，準備すればできる，ほめればできる等，高齢者は働きかけ次第で，できる能力をたくさんもっている。看護師は日常生活動作を詳細に評価し，個々に応じた目標設定をし，高齢者の意欲や強みを引き出し（ストレングスモデル），意思を尊重しながら参加をうながし，自立の方向に導くことが重要となる。

> **退院支援**
> 退院に向けて患者を早期から住み慣れた自宅，施設に帰れるよう支援すること。多職種連携が必要となる。

> **介護予防**
> 「要介護状態の発生をできる限り防ぐ（遅らせる）こと，そして要介護状態にあってもその悪化をできる限り防ぐこと。さらには軽減を目指すこと」と定義される（厚生労働省（2012年）「介護予防マニュアル第1章」1（http://www.mhlw.go.jp/topics/2009/05/dl/tp0501-1_1.pdf）

> **ストレングスモデル**
> その人が持つストレングス（strength）である強さ，力に着目してそれを引き出し，ケースマネジメントすること。

❏ 人生の統合を図る支援

　高齢者の発達課題は人生の統合である。これは，長い人生を振り返ってさまざまな経験や過酷な体験，受け入れられない過去も含めて，それを肯定できるかの課題である。高齢者は喪失体験の連続であり，疾患や症状に悩まされることが多い。しかし，そのなかでも自分の人生が意味あるものと統合できたとき，英知を獲得する。これは，次の段階である死を迎えるのに必要なものとなる。看護師は高齢者の生い立ちや人生の歩みに耳を傾ける姿勢が求められる。高齢者は語るなかで，その意味に気づき，整理していくのである。そして，そのなかにこそ，今，行うべき看護がみえてくる。

❏ 家族との協働

　わが国は長い間，家族によって介護が行われてきた歴史をもつ。しかし，少子高齢化にともない，核家族化，独居や夫婦ともに高齢者である世帯，未婚の子と高齢者の世帯は増加している。

　このような状況において，もはや家族だけで介護を担うには限界があり，2000年始動の介護保険制度により介護を社会で担うしくみが創設された。しかし，現在でもキーパーソンや主介護者は家族であることが多く，看護を実施していくには，本人の意思尊重はもちろんのこと家族の意向や力量も重視する必要がある。また，退院後の生活においても家族と協働しながら医療や介護サービスの調整に努めていかなければならない。

❏ 安全管理（セーフティマネジメント）

　高齢化にともない病院や施設，在宅ケア機関，地域での高齢者の事故は増加している。病院や施設では医療事故や感染拡大の危険性があり，施設や在宅などでは生活の場でも転倒や転落事故が発生している。地域でも高齢者ドライバーによる交通事故も増加している。看護師は高齢者の生命と生活を守るために常にリスクマネジメント，危機管理とセーフティマネジメント（安全管理）の能力を高め，組織的にもその体制の構築を行う。

❏ チームアプローチ（多職種連携）

　困難な課題を多くもつ高齢者に対しては看護師だけでは対応できない。多職種で協働することで問題解決を図る力は倍増する。また，さまざまな視点で高齢者をみることにより，効果・効率的なケア，高齢者にとって安全・安楽なケアの方法が明らかになりそれらを提供できる。そのためには，多職種で情報を共有し，意見交換する時間，共通言語も必要となる。多職種連携においては顔のみえる病棟や施設，在宅ケア機関などの各機関内の職員同士で行うカンファレンスをはじめ，機関外との連携会議，地域包括支援センターが行う地域ケア会議など，連携の場は多様化している。最近では，インターネットシステムを利用した連携システムも活用されている。

➡ 喪失
　失っていくこと。高齢者は身体面（髪や歯等）だけでなく生活面（できなくなる）や社会面（仕事や友人など）の喪失体験を重ねている。

➡ キーパーソン
　鍵を握る重要人物。高齢者介護の方向性や内容について十分に関わり決定する人。

➡ 主介護者
　主に介護を担う人。キーパーソンと主介護者は一致することもあるが別の人になることもある（例：キーパーソン　長男，主介護者　嫁）。

➡ カンファレンス
　会議，協議のこと。例えば，高齢者患者の問題解決に向けて看護師に加え，多職種が協議することなどがある。

➡ 地域ケア会議
　地域包括ケアシステムを実現するための手法。事例検討を通じて地域課題を明らかにする会議。

□ 地域包括ケアシステム

　地域包括ケアシステムとは，高齢者が要介護状態になっても住み慣れた地域で自分らしい生活を最期まで送れるように地域がサポートしあう社会のシステムである。国主導ではなく，市区町村が主体となり，地域住民や民間企業，ボランティアの力を活用し，住まい・医療・介護・生活支援・介護予防を包括的に支援する体制である。看護師は病院だけでなく，地域包括ケアにおけるリーダーとしての役割も求められている。

○ 注

(1)　厚生労働省編（2016）：平成28年版厚生労働白書，4-7，日経印刷.

(2)　同前書.

(3)　同前書.

(4)　社団法人日本老年医学会（2001）：「高齢者の終末期医療およびケア」に関する日本老年医学会の「立場表明」，日本老年医学会誌，38，582-583.

(5)　岡本充子他（2015）：エンド・オブ・ライフを見据えた"高齢者看護のキホン"100，69，日本看護協会出版会.

(6)　厚生労働省編（2016）：前掲書，21.

(7)　厚生労働省編（2016）：前掲書，21-26.

(8)　厚生労働省編（2016）：前掲書，31-34.

(9)　「国際生活機能分類——国際障害分類改訂版」（日本語版）厚生労働省ホームページ（http://www.mhlw.go.jp/houdou/2002/08/h0805-1.html）（2017.4.23）

(10)　Butler, R.（1963）：The life review: An interpretation of Reminiscence in the Aged, *Psychiatry*, 26, 65-76.

(11)　野村豊子（1998）：回想法とライフレビュー——その理論と実際，7-9，中央法規出版.

(12)　安藤満代（2013）：医療と看護ケアのためのライフレビュー，7-8，大学教育出版.

(13)　バーバラ，K. H. ＆バレット，S. H.／野村豊子監訳（2016）：ライフレヴュー入門——治療的な聴き手となるために，213，ミネルヴァ書房.

○ 参考文献

細田多穂監修（2016）：人間発達学テキスト，6，17，南江堂.

竹下研三（2014）：人間発達学——ヒトはどう育つのか，122-123，134-138，中央法規出版.

後藤佐多良（2012）：健康に老いる老化とアンチエイジングの科学，13，東京堂出版.

島内節編著（2016）：これからの在宅看護論，14，ミネルヴァ書房.

井藤英喜編著（2005）：老人の医療 第2版（看護のための最新医学講座第17巻），39，中山書店.

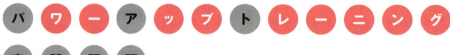

実践問題

Q1 加齢により衰えやすい機能はどれか。
1．判断力
2．言葉の理解
3．エピソード記憶
4．短期記憶

（解答） 4：加齢により衰えやすい機能は，記憶範囲の低下と感覚記憶の低下である。判断力，言葉の理解，個人の経験に関してのエピソード記憶は維持される。

Q2 高齢者の身体的変化で正しいのはどれか。2つ選べ。
1．胃液・消化管ホルモン分泌の増加
2．収縮期血圧の上昇
3．皮下脂肪の増加
4．胃液分泌の増加
5．関節可動域の低下

（解答） 2, 5：各臓器は萎縮し，機能は低下する。循環器機能は，動脈硬化により，血管の弾性が低下し，収縮期血圧は上昇する。各設問の答えは以下である。
　　　　1．（×）胃液・消化管ホルモン分泌は低下する
　　　　2．（○）収縮期血圧の上昇
　　　　3．（×）皮下脂肪は減少する
　　　　4．（×）胃液分泌は低下する
　　　　5．（○）関節可動域の低下

Q3 ハヴィガースト，R.J.による発達課題のうち，老年期の発達課題で適切なのはどれか。2つ選べ。
1．個人としての自立を達成する
2．経済的生活水準を確立，維持する
3．健康の衰退に適応する
4．大人の社会的な役割を果たす
5．死に対する準備と受容

（解答） 3, 5：ハヴィガースト，R.J.による発達課題は，喪失と適応であり，「体力や健康の衰退に適応する」である。その他は，成人期の発達課題である。各設問の答えは以下である。
　　　　1．（×）個人としての自立を達成する……成人期
　　　　2．（×）経済的生活水準を確立，維持する……成人期
　　　　3．（○）健康の衰退に適応する……老年期
　　　　4．（×）大人の社会的な役割を果たす……成人期
　　　　5．（○）死に対する準備と受容……老年期

第2章

高齢者を取り巻く医療保健福祉施策と人権を守る看護

本章で学ぶこと
1. 統計データから高齢者の現状を理解する。
2. 生活のなかでの高齢者が関わる医療保健福祉各制度の内容を学ぶ。
3. 高齢者の人権を守る制度を学ぶ。

1 わが国の高齢者に関する統計データ

❏ 総人口

2017（平成29）年わが国の総人口は1億2676万6000人で，前年に比べ20万3000人（0.16％）の減少である（総務省統計局 人口推計）。総人口は，2008（平成20）年には1億2808万人とピークに達した。しかし，その後は減少局面に入っており，2011（平成23）年以降はマイナスで推移している。わが国の年齢別人口（人口ピラミッド）は，66～68歳（第一次ベビーブーム），41～44歳（第二次ベビーブーム）を中心とした2つのふくらみをもったつぼ型となっている（図2-1-1）。

人口増減率を都道府県別にみると，増加は東京都が0.80％と最も高く，沖縄県（0.40％），埼玉県・愛知県（0.32％）となっている。減少は40都道府県となり，秋田（-1.30％），青森県（-1.13％），高知県（-1.00％）で人口減少率が1％を超えている。

わが国の65歳以上の高齢者人口は，1950（昭和25）年には総人口の5％に満たなかったが，1970（昭和45）年に7％を超え，さらに，1994（平成6）年には14％を超えた。高齢化率はその後も上昇を続け，現在，27.3％（2016年9月15日現在，総務省）に達している。高齢化率7％は高齢化社会，14％以上で高齢社会，21％以上では超高齢社会といわれる。

❏ 総人口と年齢3区分人口の推移

2016（平成28）年の年齢3区分の人口は，15歳未満人口（年少人口）が1578万人（12.4％）15～64歳人口（生産年齢人口）は7656万2000人

▶高齢化率
　65歳以上の老年人口が総人口に占める割合。

▶高齢化社会
　高齢化率が7％を超えた社会。

▶高齢社会
　高齢化率が14％を超えた社会。

▶超高齢社会
　総人口に占める高齢者の割合が高齢社会よりも高くなった状態をいう。明確な定義はないが，65歳以上の人口の比率が20～21％に達したときにいう。

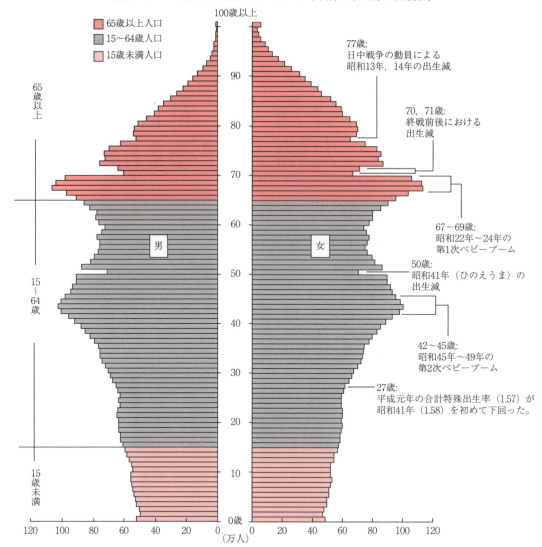

図2-1-1 わが国の人口ピラミッド（平成28年10月1日現在）

出所：総務省統計局（2017）：人口推計（平成28年10月1日現在）.

（60.3％），65歳以上人口（老年人口）3459万1000人（27.3％）75歳以上人口1690万8000人（13.3％）であった。年少人口は過去最低であり，生産年齢人口は1992（平成4）年以降低下を続けている。それに反し，老年人口は初めて27％を超え，過去最高となった。また，75歳以上人口は2015（平成27）年に引き続き15歳未満人口を上回っている（図2-1-2）。

1950年と2060年を年齢3区分別に総人口に占める割合をみてみると，1950年は0～14歳と15～64歳の合計で総人口の95％を占めており，65歳以上は5％程度と若い人口構造であった。これに対し，2060年推計結果では，年少人口と生産年齢人口の割合は大きく減少しており，一方老年人口，特に，75歳以上後期高齢者の人口割合は増加している（平成27年版厚生労働白書，5頁参考）（図2-1-3）。

🔹 **後期高齢者**
75歳以上。65歳以上75歳未満を前期高齢者という。

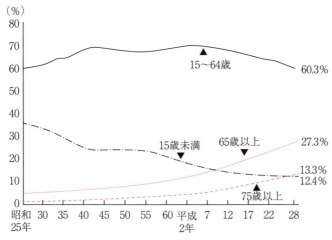

図2-1-2　年齢3区分別人口の割合の推移（昭和25〜平成28年）

出所：総務省統計局（2017）：人口推計（平成28年10月1日現在）．

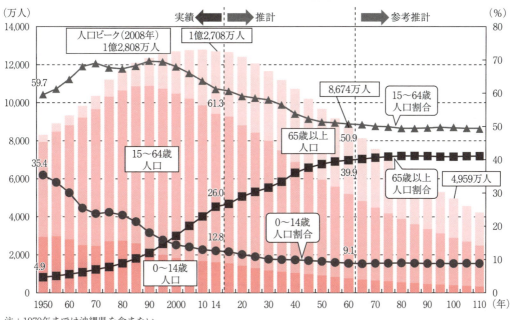

図2-1-3　わが国の人口推移

注：1970年までは沖縄県を含まない．
資料：2014年以前：総務省統計局「国勢調査」（年齢不詳の人口を按分して含めた）および「人口推計」．
　　　2015年以降：国立社会保障・人口問題研究所「日本の将来推計人口（平成24年1月推計）」［出生中位・死亡中位推計］．
出所：厚生労働省（2015）：平成27年版厚生労働白書，6，日経印刷．

❏ 少子高齢化と人口減少

　人口構成の変化を人口ピラミッドで見てみると，1950年代は若年層が多く富士山型であった．2014（平成26）年時点の人口ピラミッドで，団塊ジュニア世代以降の少子化や平均寿命の延伸などによる少子高齢化が反映され，ひょうたん型に近い形へと変化した．さらに2060年には少子高齢化が進展し逆ピラミッド型へと変化していくと見込まれる．
　65歳以上の高齢世代人口と20〜64歳の現役世代人口の比率の推移を見て

◘ 高齢者
　65歳以上。

みると，1950年時点では65歳以上の高齢者1人を10人の現役世代で支えていた。2015年になると65歳以上の高齢者1人に対して現役世代2.1人へと急激に減少している。今後も支え手は減少し続け，2050年には1.2人の現役世代で65歳以上の高齢者を支える見込みとなる。

❏ 人口減少への影響

　わが国の総人口は，2008（平成20）年に1億2808万人とピークに達した。しかし，2016（平成28）年に1億2693万人と減少している。今後は出生数の減少と死亡数の増加により長期的な減少の過程に入る。

　国立社会保障・人口問題研究所「日本の推計人口（平成29年推計）」の出生中位推計では，2040年の1億1092万人を経て，2053年には1億人を割って9924万人と推計されており，人口減少は避けられない状況となっている。今後わが国が直面する人口減少については，人口全体の数が減ることに加え，出生数が減る段階で人口の年齢構成において若年層の構成比率が低くなる「少子高齢化」がさらに急速に進んでいく。そのため経済，地域社会，社会保障・財政に大きな影響を与えることが懸念される。

◘ 少子高齢化
　合計特殊出生率（一人の女性が15〜49歳までに出産する数）が低下し，平均寿命が伸び高齢化率が高くなることから15歳以下の年少人口の割合が低く65歳以上の老年人口の割合が高い社会を意味する。

　地方での人口減少は，労働力人口の減少や消費市場の縮小を引き起こし，地域住民の生活に不可欠な生活サービスの確保が難しくなると考えられる。また，社会保障・財政の影響としては，社会保障の担い手の減少により，社会保障制度の安定的な維持や財政の健全化にも影響がおよぶ。国としては，2014（平成26）年，内閣官房に「まち・ひと・しごと創生本部」が設置され，12月に「まち・ひと・しごと創生長期ビジョン」を策定した。

　今後，人口減少の克服を達成するためには，出生率の上昇に向けて官民をあげた具体的な施策の実行が求められている。

❏ 主要国の高齢化率

　各国の高齢化速度の比較は倍加年数で表される。

◘ 倍加年数
　高齢化率が7％から14％になるまでに要した年数。

　欧米主要国においてはフランス126年，スウェーデン85年，ドイツ40年，イギリス46年である。わが国は，1970（昭和45）年に7％を超えると，その24年後の1994（平成6）年には14％に達している。わが国の高齢化は世界に例をみない速度で進行している。アジア主要国をみてみると，韓国が18年，中国が23年と予測されており，わが国よりもさらに高齢化が進展する見込みである。

❏ 平均寿命，健康寿命

　平均寿命は，医学の進歩，生活環境の改善により延び，2016（平成28）わが国の年の平均寿命は，男性80.98年，女性87.14年と世界トップクラスの長寿国となっている。また，健康寿命も，2013（平成25）年，男性71.19年，女性74.21年と世界トップクラスである。

◘ 平均寿命
　零歳の者があと平均何年生きられるかを示した数。

◘ 健康寿命
　心身ともに健康で自立して活動し生活できる期間。

　不健康な期間（平均寿命と健康寿命との差で，日常生活に制限がある）は，2001年から2013年にかけて，男性で8.67年から9.02年，女性で12.28年か

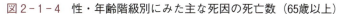
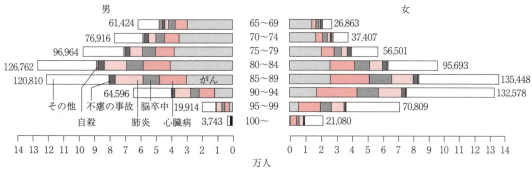

図2-1-4 性・年齢階級別にみた主な死因の死亡数（65歳以上）

出所：厚生労働省（2017）：平成29年我が国の人口動態，20．

ら12.40年へとあまり差はみられない。日常生活に制限のある「不健康な期間」の拡大は，個人や家族の生活の質の低下を招くとともに，医療費や介護給付費などの社会保障費の増大にもつながる。平均寿命の伸び以上に健康寿命を伸ばす（不健康な期間を短縮する）ことが重要となる。

死亡の動向

　死亡数・死亡率（人口千対）は，公衆衛生の向上，医学・医療の進歩により死亡の状況は改善され，戦後1947（昭和22）年の死亡数114万人，死亡率14.6が，1966（昭和41）年には死亡数が最も少なく67万人となり，1979（昭和54）年には死亡率（人口千対）が最も低い6.0となった。しかし，高齢人口を反映して死亡数は増加傾向に転じ，2003（平成15）年には100万人を超え，2015（平成27）年では，死亡数129万人，死亡率10.3（人口1000人対）となった。80歳以上の死亡数は増加しており，61.3％になった。

　2015（平成27）年の死亡数を死因順位別にみると，第1位は**悪性新生物**（がん），第2位は心疾患，第3位は肺炎であった（図2-1-4）。

　年齢段階で死因をみると，65歳〜79歳は，第1位は悪性新生物（がん）で，第2位は心疾患，第3位は脳血管疾患となっている。90歳以上になると，悪性新生物による死因の割合が少なくなり，第1位が心疾患となる（図2-1-4）。

　死因の推移では，戦後の結核や胃腸炎による感染症が低下し，悪性新生物，心疾患，脳血管疾患などの**生活習慣病**（慢性疾患）が死因の多くを占めるようになり，疾病構造は変化してきた。

　死亡場所の推移をみると，1951（昭和26）年頃では「自宅」で死亡するものは80％を占めていた。1957（昭和51）年の時点で「医療機関」での死亡者数が「自宅」での死亡者数を逆転した。2014（平成26）年では医療機関での死亡が77.3％，自宅が12.8％となっており，介護施設での死亡も少しずつであるが増えてきている。2017（平成29）年の自宅における死亡の死因別構成割合は，「心臓病」「がん」が全体の半数を占めている。

▶ **悪性新生物**
　悪性腫瘍のことで，何らかの原因で変異し増殖を続け周囲の正常な組織を破壊する腫瘍である。がん，肉腫などがある。

▶ **生活習慣病**
　がん，脳卒中，高血圧，動脈硬化，心臓病，糖尿病，脂質異常症，生活習慣が発症に深く関与しているとされている。食生活や運動，喫煙，飲酒，睡眠，ストレス等が関係している。

図2-1-5 受療率

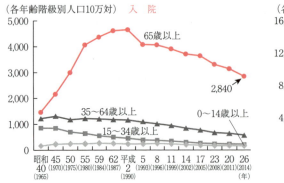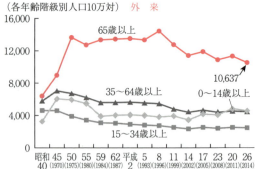

出所：内閣府（2016）：平成28年版高齢社会白書, 22, 日経印刷.

❏ 高齢者の自殺

2016（平成28）年での60歳以上の自殺者は，前年から減少し8,871人である。8年前の2008（平成20）年は11,793人であり，2割以上減少している。また，年齢階層別に見てもすべての年齢階層で前年に比べ減少している。

原因と動機として最も多いのは「健康問題」である。

高齢者は，身体の変化や配偶者との離別，役割の喪失，孤立などでうつ病にかかりやすいが，認知症との混同などから適切な治療に結びつきにくい。また，介護は家族の身体的・精神的負担となることが多く，介護者は介護負担から抑うつとなり自殺に至る危険性が高い。うつ病・うつ状態の自殺予防は，早期発見と適切な治療が必要であると同時に，住民の健康教育や相談機関の拡充および地域の支援体制も重要になる。

❏ 受療率

2014（平成26）年の全国の受療率（人口10万対）は，「入院」1,038，「外来」5,696である。

性別にみると，入院では「男」977，「女」1,095，外来では「男」5,066，「女」6,292となっており，年齢階級別にみると，入院では「65歳以上」2,840，「75歳以上」4,205，外来では「65歳以上」10,637，「75歳以上」11,906となっている。年齢階級別にみると，入院，外来ともに「65歳以上」が最も高くなっている（図2-1-5）。

疾患別にみると，入院では，前期高齢者（65歳～74歳）までは，第1位精神疾患（統合失調症），第2位悪性新生物（がん），第3位循環器系の疾患（脳血管疾患）であり，後期高齢者になると，第1位循環器系の疾患（脳血管疾患），第2位呼吸器系の疾患，第3位精神疾患となる。外来受診は，前期高齢者では，第1位消化器（齲歯），第2位循環器（高血圧），第3位骨筋系であり，後期高齢者では第1位循環器，第2位骨筋系，第3位消化器となっている。

▶受療率
　推計患者数を人口10万対で表した数である。
　受療率（人口10万対）
　＝推計患者数／推計人口
　×100,000

有訴者率

　有訴者率とは，病気やけが等で自覚症状のある者の人口千人当たりの割合をいう。「平成28年国民生活基礎調査」（厚生労働省）によると，2016年の有訴者率は，305.9（人口千対）である。性別にみると，男271.9，女337.3で，女が高くなっている。

　症状別では，男女ともには「腰痛」が最も高く，次いで「肩こり」となっている。有訴者率は年齢階級が高くなるにしたがって上昇し，「80歳以上」では520.2となっている。

通院者率

　「平成28年国民生活基礎調査」（厚生労働省）によると，通院者率は390.2である。

　性別は，男性372.5，女性406.6であり，女性が高い。男性は「高血圧症」が最も高く，「糖尿病」となる。女性も「高血圧症」が最も高く，つぎに「眼の病気」となっている。年齢階級別にみると，年齢階級が高くなるにしたがって上昇し，「80歳以上」で730.3となる。

高齢者の世帯状況

　65歳以上の者のいる世帯は2017（平成29）年現在，2416万5000世帯（全世帯の48.4％）である。65歳以上の者がいる世帯の世帯構造をみると，「夫婦のみの世帯」が752万6000世帯（31.1％）で最も多く，「単独世帯」が655万9000世帯（27.1％），「親と未婚の子のみの世帯」が500万7000世帯（20.7％）つづく。

　65歳以上の一人暮らし高齢者の増加は男女ともに顕著である。2015（平成27）年は592万人で，男性約192万人，女性約400万人，対高齢者人口比（1000人／％）は男性13.3％，女性21.1％となっている。

　「日本の世帯数の将来推計（2013（平成25）年1月推計)」によると2035年には約762万人となり，男性約260万人，女性約501万人，対高齢者人口比（1000人／％）は男性16.3％，女性23.4％とされている。高齢者の一人暮らしには，健康上の問題や，**孤独死**など解決すべき問題は多い。また「単身世帯」の性別では，男性31.3％，女性68.7％で女性が男性の倍近くとなっている。

　また世帯の性別年齢構成では，男「65〜69歳」（30.8％），女「75〜79歳」（22.0％）で多くなっている。

要介護者等のいる世帯の状況

　2016（平成28）年，介護保険法の要支援・要介護と認定された者のいる世帯を世帯構造にみると，「**核家族世帯**」が37.9％，「**単独世帯**」が29.0％，「その他の世帯」が18.3％であった。

　「単独世帯」と「核家族世帯」の割合は年々増えてきており「**三世代世帯**」の割合は年々減ってきている。また，要介護度の低い者は「単独世

通院者率
傷病で通院している者の人口千人当たりの割合をいう。

孤独死
ひとり暮らしの人がだれにも看取られずに，当人の住宅などで死亡すること。

核家族世帯
①夫婦のみの世帯：世帯主とその配偶者のみで構成する世帯をいう。
②夫婦と未婚の子のみの世帯：夫婦と未婚の子のみで構成する世帯をいう。
③ひとり親と未婚の子のみの世帯：父親又は母親と未婚の子のみで構成する世帯をいう。

単独世帯
世帯員が1人だけの世帯をいう。

三世代世帯
世帯主を中心とした直系三世代以上の世帯をいう。

表2-1-1　要介護度別にみた介護が必要となった主な原因（上位3位）

(%)

要介護度	第1位		第2位		第3位	
総　　数	認知症	18.0	脳血管疾患（脳卒中）	16.6	高齢による衰弱	13.3
要支援者	関節疾患	17.2	高齢による衰弱	16.2	骨折・転倒	15.2
要支援1	関節疾患	20.0	高齢による衰弱	18.4	脳血管疾患（脳卒中）	11.5
要支援2	骨折・転倒	18.4	関節疾患	14.7	脳血管疾患（脳卒中）	14.6
要介護者	認知症	24.8	脳血管疾患（脳卒中）	18.4	高齢による衰弱	12.1
要介護1	認知症	24.8	高齢による衰弱	13.6	脳血管疾患（脳卒中）	11.9
要介護2	認知症	22.8	脳血管疾患（脳卒中）	17.9	高齢による衰弱	13.3
要介護3	認知症	30.3	脳血管疾患（脳卒中）	19.8	高齢による衰弱	12.8
要介護4	認知症	25.4	脳血管疾患（脳卒中）	23.1	骨折・転倒	12.0
要介護5	脳血管疾患（脳卒中）	30.8	認知症	20.4	骨折・転倒	10.2

注：熊本県を除いたものである。
出所：厚生労働省（2016）：平成28年国民生活基礎調査の概況，29（http://www.mhlw.go.jp/toukei/saikin/hw/ k-tyosa/k-tyosa16/dl/16.pdf）

帯」世帯の割合が高くなり，要介護度の高い者は「核家族世帯」「三世代世帯」世帯に属する割合が高くなっている。

　介護が必要となった主な原因を要介護別にみると，要介護者では「脳血管疾患（脳卒中）」が18.4％，「認知症」が24.8％と最も多くなっている。要支援者では「関節疾患」が17.2％，「高齢による衰弱」が16.2％となっている（表2-1-1）。

❑ 主な介護の状況[8]

　主な介護者は，要介護者等と「同居」している人が58.7％で最も多い。次いでホームヘルパーなど「事業者」が12.0％となる。「同居」している人の，要介護者等との続柄は，「配偶者」（25.2％）で，「子」（21.8％），「子の配偶者」（9.7％）となる。性別は，男34.0％，女66.0％であるが，実は年々男性の介護者の割合が高くなっている。

　年齢階級別にみると，男性は「60〜69歳」が28.5％，女性も「60〜69歳」が32.5％で一番多い。また今後，増加が予想されるのが「息子介護」である。80歳を過ぎた親の介護を40歳代後半〜60歳代前半の独身の息子が一人で担うというのが，近年はさらなる増加傾向にある。

② 医療保健福祉施策の変遷

　高齢者問題は，長寿化の進展，世帯規模の縮小や女性の就労の拡大，扶養意識の変化による家庭での介護能力の低下など，複雑さを増している。このように取り巻く状況の変化に応じて，高齢者の保健・医療・福祉施策が展開されてきた（表2-2-1）。

表 2-2-1　高齢者保健福祉施設の経緯

年　代	高齢化率	主な政策	
1960年代 高齢者福祉政策の始まり	5.7% (1960年)	1963年	老人福祉法制定 ◇特別養護老人ホーム創設 ◇老人家庭奉仕員（ホームヘルパー）法制化
1970年代 老人医療費の増大	7.1% (1970年)	1973年	老人医療費無料化
1980年代 社会的入院や寝たきり 老人の社会的問題化	9.1% (1980年)	1982年 1989年	老人保健法の制定 ◇老人医療費の一定額負担の導入等 ゴールドプラン（高齢者保健福祉推進十か年戦略）の策定 ◇施設緊急整備と在宅福祉の推進
1990年代 ゴールドプランの推進	12.0% (1990年)	1994年	新ゴールドプラン（新・高齢者保健福祉推進十か年戦略）の策定 ◇在宅介護の充実
介護保険制度の導入準備	14.5% (1995年)	1996年 1997年	連立与党3党政策合意 介護保険制度創設に関する「与党合意事項」 介護保険法成立
2000年代 介護保険制度の実施	17.3% (2000年) 23.1% (2010年)	2000年 2005年 2008年 2011年 2014年 2017年	介護保険法施行 介護保険法の一部改正 介護保険法の一部改正 介護保険法の一部改正 介護保険法の一部改正 介護保険法の一部改正

出所：厚生労働省（2016）：平成28年版厚生労働白書, 97, 日経印刷.

老人福祉法とその後の展開

　わが国の高齢者福祉対策は，1963（昭和38）年の老人福祉法制定によって進展した。それまでの高齢者福祉サービスに関連する法律は生活保護法であり，経済的に困窮した高齢者の保護は養老施設で行っていた。老人福祉法の制定によって，老人福祉施設は，老人デイサービスセンター，老人短期入所施設，養護老人ホーム，特別養護老人ホーム，軽費老人ホーム，老人福祉センター，老人介護支援センターとなった。また，在宅サービスとして，訪問介護事業の前身である老人家庭奉仕員派遣事業が制度化された。

　1970年代後半になると，要介護高齢者の在宅生活を支える在宅福祉三本柱と呼ばれる，ホームヘルプサービス，ショートステイ（短期入所生活介護），デイサービス事業が新設された。

老人保健法の制定とその後

　1973（昭和48）年に老人医療費の無料化の措置が制度化された。しかし，老人医療費の医療保険制度の財政の不安定化を招いたことから，1982（昭和57）年に老人保健法が制定された。

　老人保健法は，疾病の予防，治療，機能訓練等の事業を総合的に実施することを目的とし，高齢者の医療，医療サービスを担うことになった。また，病院を退院後家庭復帰が容易になるように，病院と自宅の中間に位置

養護老人ホーム

　65歳以上で環境上の理由および経済的理由により居宅において養護を受けることが困難な者が入所し養護される。

特別養護老人ホーム

　65歳以上の老人で，身体上または精神上の著しい障害のため常時介護が必要であるが居宅での介護が困難なもの。

軽費老人ホーム

　60歳以上のもので身体機能の低下等により自立した日常生活を営むことに不安を認められる者で家族による援助が困難な者。無料ないし低額な料金で給食など日常生活上必要な便宜を提供される。

▶ 老人保健施設
　介護を必要とする高齢者の自立を支援し，家庭への復帰を目指すために，医師による医学的管理下，看護，介護のケアと作業療法士・医学療法士等によるリハビリテーションを促進する施設である。

▶ 療養型病床
　症状が安定している患者に医学的管理下での看護，介護や機能回復訓練などの医療を行う施設。2018年で廃止が決まっている。

するリハビリテーションを目的とする老人保健施設が創設された。

　また，医療法の改正により，1992（平成4）年に「老人訪問看護制度」と「療養型病床」が創設された。

　2000年代に入り，高齢者医療保険の見直しが行われ2008（平成20）年に後期高齢者医療制度が実施された。

■ 高齢者の保健福祉の基盤整備の推進

　1980年代後半になると，高齢者介護問題が大きな社会問題となり，高齢者介護の基盤整備を図るために高齢者保健福祉推進十か年戦略（ゴールドプラン）が策定された。この計画は，1990（平成2）年度から1999（平成11）年度までに，ホームヘルパー10万人，デイサービスセンター1万カ所，ショートステイ5万床，特別養護老人ホーム24万床等の目標達成とするものであった。1994（平成6）年ゴールドプランを改定し目標値を引き上げた新ゴールドプランを策定した。高齢社会による介護システム構築が高まり，介護保険法が2000（平成12）年から介護保険制度が実施された。

■ 高齢社会対策基本法

　人口高齢化の進行は，わが国の経済，雇用，社会保障制度，地域社会のあり方など広範な分野に影響を及ぼすことから，高齢化社会対策の必要性が叫ばれた。政府は，「社会のシステムが高齢社会にふさわしいものとなるよう，国及び地方公共団体はもとより，企業，地域社会，家庭及び個人が相互に協力しながらそれぞれの役割を果たすことが必要である」として，1995（平成7）年に高齢社会対策基本法が制定された。

　高齢社会対策基本法は，高齢社会対策を総合的に推進し，経済社会の健全な発展と国民生活の安定向上を図ることを目的としている。施策としては，就業及び所得，健康及び福祉，学習及び社会参加，生活環境について国が講ずべき施策を規定している。

③ 介護保険制度，各種サービス

▶ 措置制度
　サービスを受けられるかどうかを行政が決定し提供することである。具体的にいうと，サービスが必要な場合は，行政に申し込み，行政が決めた施設しか使えないなどの問題があった。しかしサービスの質や量に対し行政が責任をもつという明確さがある。現在は，利用契約制度に移行しつつある。

■ 介護保険制度の背景

　1990年代はじめ，高齢化の進展に伴い，要介護者の増加，介護期間の長期化など介護ニーズはますます増大することが見込まれていた。一方，核家族化の進行，介護する家族の高齢化，子どもの数の減少などから，介護の問題が，家族にとって，身体的・精神的にも負担が大きくなってきていた。

　そのようななか，従来の老人福祉法に基づく「措置制度」と老人保健法に基づいて看護や介護を提供する2つの仕組みによるサービス提供には限界があった。1994（平成6）年の21世紀福祉ビジョンでは，「新・高齢者

保健福祉推進十か年戦略（新ゴールドプラン）」の施策とともに新介護システムの構築が提言され，本格的に介護保険制度の検討が開始された。

1997（平成9）年介護保険法が制定され，2000（平成12）年4月から介護保険制度が実施された。介護保険は，わが国では，医療保険，年金保険，労働者災害補償保険，雇用保険に続く5番目となる社会保険である。

介護が必要になったときにサービスや手当を社会保険制度から給付する仕組みをもっている国は，世界中にいくつか存在する。しかし介護保険単独の法制度を創設し，介護保険料の徴収や保険給付を幅広く行う本格的な制度をもつのは，ドイツに続き日本，韓国の3国となる。ドイツでは1993年に介護保険法が成立し，1995年から実施された。日本では，ドイツの介護保険制度を参考に議論が行われ，1997年に介護保険法が成立し，2000年から実施された。そして韓国では，ドイツと日本両国の介護保険制度，特に日本の制度を参考に検討が進められ，2007年に成立し，2008年7月から実施された。

> ▶ 介護保険法
> 要介護状態となった者が日常生活を営むことができるよう，保健医療福祉サービスに係る給付を行うことを目的とする法律。

❏ 介護保険制度の展開

介護保険法が施行され，居宅サービスを中心に介護サービスの利用は大幅に拡大した。急激な介護給付費の増加に伴い，保険料負担や公費負担も増加し制度が改正されていった（図2-3-1）。

介護保険制度は3年ごとの診療報酬改定や，市町村は3年を一期として介護保険事業計画を策定し見直しをしている。

介護保険の主な改正は，2005（平成17）年では，介護給付の見直しと要支援者への介護予防を重視したサービス提供，2015（平成27）年は医療依存度の高い高齢者や単身，高齢者世帯の増加に対応して，地域包括ケアの促進，定期巡回・随時対応型サービスや複合サービス（小規模多機能型居宅介護）が創設された。2014（平成26）年には「医療介護総合確保推進法」に基づき改正された。予防給付（訪問介護・通所介護）の一部が地域支援事業に移行し，介護福祉施設（特別養護老人ホーム）の入所基準が要介護3以上の重度者に限定された。また，相対的に負担能力のある所得の高い利用者の自己負担額割合を2割に引き上げた。

❏ 介護保険の創設の目的

主に次の4点である。[9]

❶ 介護に対する社会的支援

介護問題について社会全体で支える仕組みを構築し，安心して生活ができる社会をつくり家族等の介護者の負担軽減を図る。

❷ 要介護者の自立支援

介護を要する状態でもその有する能力に応じて，自らの意思に基づき自立した日常生活を送ることができるよう支援する。

❸ 利用者本位とサービスの総合化

利用者の選択に基づき，希望を尊重し多様な事業主体から介護サービス

図2-3-1 介護保険制度の改正の経緯

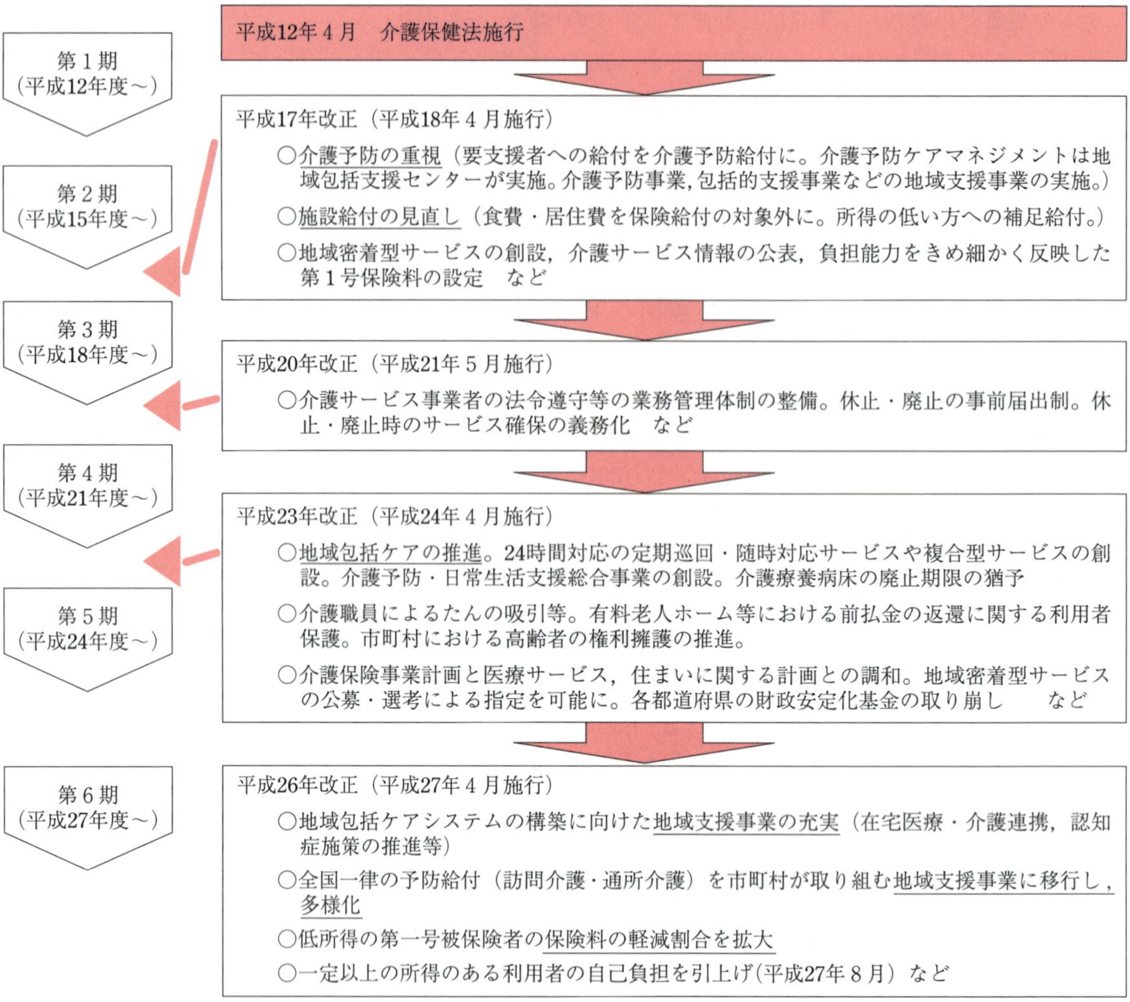

第1期 (平成12年度〜)	**平成12年4月　介護保健法施行**
第2期 (平成15年度〜)	**平成17年改正（平成18年4月施行）** ○介護予防の重視（要支援者への給付を介護予防給付に。介護予防ケアマネジメントは地域包括支援センターが実施。介護予防事業，包括的支援事業などの地域支援事業の実施。） ○施設給付の見直し（食費・居住費を保険給付の対象外に。所得の低い方への補足給付。） ○地域密着型サービスの創設，介護サービス情報の公表，負担能力をきめ細かく反映した第1号保険料の設定　など
第3期 (平成18年度〜)	**平成20年改正（平成21年5月施行）** ○介護サービス事業者の法令遵守等の業務管理体制の整備。休止・廃止の事前届出制。休止・廃止時のサービス確保の義務化　など
第4期 (平成21年度〜)	**平成23年改正（平成24年4月施行）** ○地域包括ケアの推進。24時間対応の定期巡回・随時対応サービスや複合型サービスの創設。介護予防・日常生活支援総合事業の創設。介護療養病床の廃止期限の猶予 ○介護職員によるたんの吸引等。有料老人ホーム等における前払金の返還に関する利用者保護。市町村における高齢者の権利擁護の推進。 ○介護保険事業計画と医療サービス，住まいに関する計画との調和。地域密着型サービスの公募・選考による指定を可能に。各都道府県の財政安定化基金の取り崩し　　など
第5期 (平成24年度〜)	
第6期 (平成27年度〜)	**平成26年改正（平成27年4月施行）** ○地域包括ケアシステムの構築に向けた地域支援事業の充実（在宅医療・介護連携，認知症施策の推進等） ○全国一律の予防給付（訪問介護・通所介護）を市町村が取り組む地域支援事業に移行し，多様化 ○低所得の第一号被保険者の保険料の軽減割合を拡大 ○一定以上の所得のある利用者の自己負担を引上げ（平成27年8月）　など

出所：厚生労働省（2016）：公的介護保険制度の現状と今後の役割（平成27年度），28.

を総合的・一体的に受けられる利用者本位の制度とする。介護サービスの利用手続きは，被保険者である要介護者とサービス事業者との間の利用契約制とする。

❹　社会保険方式の導入

被保険者が共同連帯の理念に基づき公平に保険料を負担する社会保険方式を導入する。

介護保険法においては，その目的を次のように定めている，「加齢に伴って生ずる心身の変化に起因する疾病等により要介護状態となり，入浴，排せつ，食事等の介護，機能訓練並びに看護及び療養上の管理その他の医療を要する者等について，これらの者が尊厳を保持し，その有する能力に応じ自立した日常生活を営むことができるよう，必要な保健医療サービス及び福祉サービスに係る給付を行うため，国民の共同連帯の理念に基づき介護保険制度を設け，その行う保険給付等に関して必要な事項を定め，もって国民の保健医療の向上及び福祉の増進を図ることを目的とする」（第

■ 社会保険方式
　一定期間の保険料拠出を給付の条件とし，保険料を財源とし給付を行う方式。

表2-3-1　第1号被保険者と第2号被保険者

	第1号被保険者	第2号被保険者
加入対象者	65歳以上の者	40歳以上65歳未満の医療保険加入者（＊）
受給権者	要介護者・要支援者	要介護者・要支援者のうち，老化に起因する特定疾病による者
保険料負担	市町村ごとに所得段階別定額保険料	健康保険：標準報酬×介護保険料率（事業主負担あり） 国民健康保険：所得割，均等割等に按分（公費負担あり）
賦課・徴収方法	市町村が徴収 年金額一定以上は特別徴収（年金天引き），それ以外は普通徴収（直接徴収）	医療保険者が医療保険料と一緒に徴収し，介護納付金として納付。その後市町村に交付

注：（＊）40歳以上65歳未満の医療保険未加入者（生活保護の被保護者の大多数）は，介護保険に加入せず，介護保険を利用する際は，生活保護の介護扶助を受ける。
出所：増田雅暢（2017）：介護保険，広井良典，山崎泰彦編著，社会保障論 第3版，111，ミネルヴァ書房.

1章）。

保険者と被保険者，介護保険料

　介護保険の保険者は，市町村及び特別区（東京都23区）保険料の徴収，要介護認定を行う。

　介護保険の被保険者は，保険料を納め，必要時に介護保険を利用できる。第1号被保険者（65歳以上の者）と第2号被保険者（40歳から64歳までの医療保険介入者）に分類される。

　第1号被保険者は，市町村の区域内に住所を有する65歳以上の者である。生活保護を受給している65歳以上の者も第1号被保険者となる（生活保護費から介護保険料が支払われる）。

　第2号被保険者は，市町村の区域内に住所を有する40歳から64歳までの医療保険加入者であり，加齢に起因する特定疾病による場合に限り，保険給付を受けることができる（表2-3-1）。2017年7月現在，第1号被保険者は3457万人である。

　第1号被保険者の介護保険料は所得段階別の定額保険料となっており，サービス基盤の整備の状況やサービス利用の見込みに応じて，市町村ごとに介護保険料の額は違う。

　第2号被保険者の介護保険料は，被保険者が加入する医療保険の保険料とともに徴収される。第2号被保険者から徴収された介護保険料は，社会保険診療報酬支払基金を通じて各市町村に分配される（図2-3-2）。

介護保険の財政

　介護保険は，給付費の50％を保険料で負担し，残りの50％を公費（税金）で負担する財源構成となっている。税金は市町村（12.5％），都道府県（12.5％），国（25％）の負担であり，保険料は，第1号被保険者（22％），第2号被保険者（28％）となっている（図2-3-3）。

■保険者
　保険制度を運営するもの。

■被保険者
　保険料を支払い保険事故（要介護状態となった時）が生じたときに保険給付の対象となる者をいう。

図2-3-2 介護保険制度のしくみ

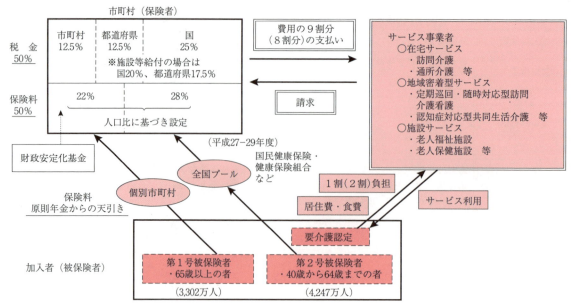

出所：厚生労働省（2015）：公的介護保険制度の現状と今後の役割（平成27年度），7．

図2-3-3 保険料徴収のしくみ

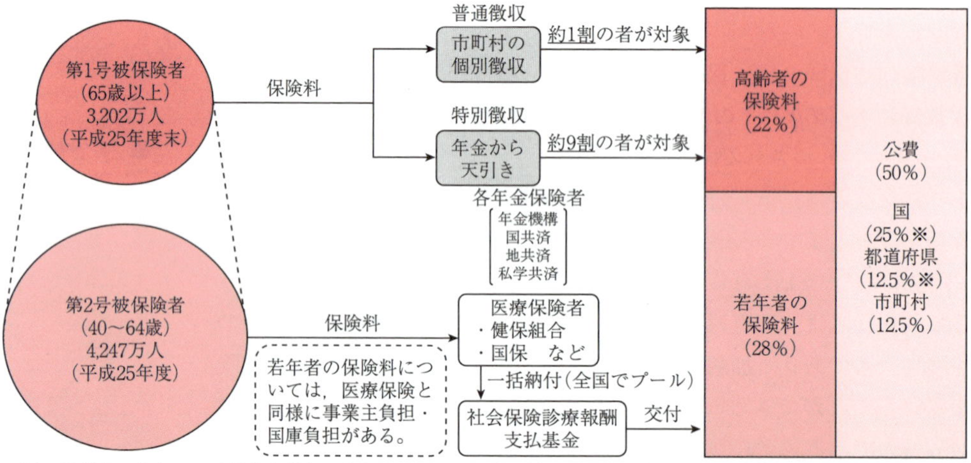

※国の負担分のうち5％は調整交付金であり，75歳以上の方の数や高齢者の方の所得の分布状況に応じて増減。
※施設等給付費（都道府県が指定権限を有する介護老人福祉施設，介護老人保健施設，介護療養型医療施設，特定施設に係る給付費）は国20％，都道府県17.5％。
注：第1号被保険者の数は，「平成25年度介護保険事業状況報告年報」によるものであり，平成25年度末現在の数である。
　　第2号被保険者の数は，社会保険診療報酬支払基金が介護給付費納付金額を確定するための医療保険者からの報告によるものであり，平成25年度内の月平均値である。
出所：厚生労働省（2015）：公的介護保険制度の現状と今後の役割（平成27年度），16．

　また，給付費は施設等給付費と居宅給付費がある。施設等給付費は国が20％，都道府県が17.5％，市町村が12.5％負担する。居宅給付費は，国が25％，都道府県，市町村が各12.5％負担する。

❏ 被保険者の介護保険料

　また市町村での介護保険財政の安定を図る目的で，都道府県に財政安定

図2-3-4 介護サービスの利用手続き

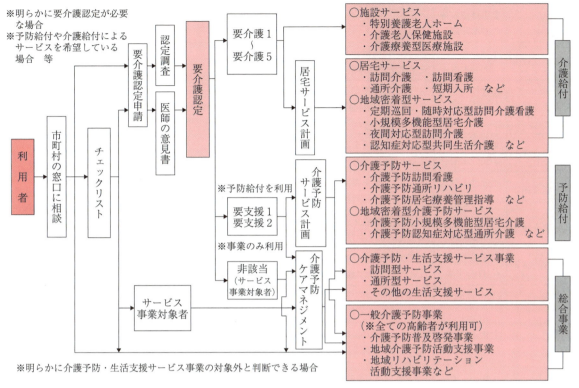

資料：厚生労働省ホームページ 公的介護保険制度の現状と今後の役割（平成27年度）．
出所：厚生労働統計協会編（2016）：国民の福祉と介護の動向2016/2017, 154, 厚生労働統計協会．

化基金が設定されている。財政安定化基金は保険料収入の不足が生じた場合などに、交付または貸付を行っている。

介護サービスの利用手続き

介護保険の被保険者が**要介護状態**または**要支援状態**となった場合に、保険給付を用いて各種の介護サービスの提供がなされる（図2-3-4）。

被保険者あるいは家族が市町村に対して要介護認定の申請を行う。被保険者や家族が申請できない場合は、指定居宅介護支援事業所、介護保険施設等に申請代行してもらうことができる。申請後要介護、要支援状態にあることを判定するために、要介護認定の手続きがされる。要介護認定の結果、一定の要介護・要支援状態に判断されると介護（介護予防）サービス計画が作成され、これに基づいて介護サービスが提供される。

要介護認定のしくみ

要介護認定（要支援認定を含む）は、介護の必要量を全国一律の基準に基づき、客観的に判定するしくみである。一次判定及び二次判定の結果に基づき、市町村が申請者について要介護認定を行う。
一次判定は、訪問調査において市町村の認定調査員による心身の状況調査（認定調査）及び主治医意見書に基づき「要介護認定基準時間」（表2－

▶ **要介護状態**
「身体上又は精神上の障害があるために、入浴、排せつ、食事等の日常生活における基本的な動作の全部又は一部について、厚生労働省令で定める期間（6か月）にわたり継続していて、常時介護が要すると見込まれる状態」とされている（介護保険法第7条1項）。

▶ **要支援状態**
「常時介護を要する状態の軽減もしくは悪化の防止に特に資する支援を要すると見込まれる」状態とされている（介護保険法第7条2項）。

表2-3-2　要支援・要介護状態区分の概要

区　分	要介護認定等基準時間	状態の目安
要支援1	25分以上30分未満	〈社会的に支援が必要な状態〉 日常生活の基本動作はほとんど自分でできるが，悪化防止のための何らかの支援が必要
要支援2	25分以上30分未満	〈社会的に支援がさらに必要な状態〉 身の回りの動作能力がさらに低下し何らかの支援が必要だが，状態の維持・改善の可能性が高い
要介護1	30分以上50分未満	〈部分的に介護を要する状態〉 立ち上がり・歩行や日常生活の基本動作，身の回りの動作に何らかの介助が必要
要介護2	50分以上70分未満	〈軽度の介護を要する状態〉 立ち上がり・歩行や日常生活の基本動作，身の回りの動作に部分的な介助が必要
要介護3	70分以上90分未満	〈中程度の介護を要する状態〉 立ち上がり・歩行や日常生活の基本動作，身の回りの動作に全面的な介助が必要
要介護4	90分以上100分未満	〈重度の介護を要する状態〉 日常生活全般で動作能力がかなり低下し，介護なしでは日常生活を営むことが困難
要介護5	110分以上	〈最重度の介護を要する状態〉 日常生活全般で動作能力が著しく低下し，介護なしでは日常生活を営むことが不可能

注：1．要介護認定当基準時間は，一次判定の際にコンピュータ処理により算出される時間。介護の必要性を測る「ものさし」であって，実際に行われている介護時間とは異なる。
　　2．「日常生活の基本動作」とは，排せつ，食事，入浴，衣服の着脱など。「身の回りの動作」とは，身だしなみ，掃除ほか。
資料：内閣府（2012）：平成24年版女性労働白書，46.
出所：増田雅暢（2017）：介護保険，広井良典，山崎泰彦編著，社会保障論 第3版，114，ミネルヴァ書房.

図2-3-5　要介護認定制度

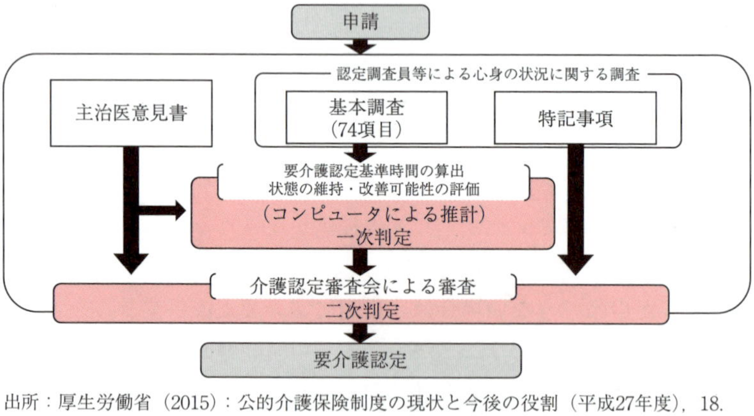

出所：厚生労働省（2015）：公的介護保険制度の現状と今後の役割（平成27年度），18.

3-2）の算出を合わせてコンピュータ判定を行う。二次判定では，保健・医療・福祉の学識経験者5名により構成される介護認定審査会により，一次判定結果，主治医意見書等に基づき審査判定を行う（図2-3-5）。

　介護認定審査会は，申請があった被保険者に要介護・要支援・非該当の審査判定を行う。認定基準は，要支援1・2と要介護1〜5までの7つに区分されている。それぞれの状態の目安は表2-3-2を参照する。

　市町村は被保険者からの申請から30日以内に要介護認定を行わなければならない。

要介護認定の有効期間は，新規の場合は原則として6か月である。ただし，介護認定審査会の意見に基づき市町村が必要と認める場合にあっては12か月まで延期された。更新の場合は原則12か月であるが，介護認定審査会の意見に基づき3〜11か月の範囲で短縮することや，要介護から要介護の更新であれば上限24か月まで延長できる。

要介護認定結果に不服のある場合は，被保険者は都道府県に設置された介護保険審査会に対して不服申し立てを行うことができる。

介護サービス計画，介護予防サービス計画の作成

介護保険では利用者が自らの意思に基づいて利用するサービスを選択し決定することが基本となる。要介護認定を受けた要介護被保険者は，居宅介護支援事業者に介護サービス計画を依頼し，これに基づいて各種のサービスを利用することになる。介護サービス計画書は，本人の心身の状況や家族の状態，ニーズなどを踏まえて指定居宅介護支援事業者に所属する**介護支援専門員**（ケアマネジャー）が作成する。介護予防サービス計画書は，要支援被保険者の要支援状態の悪化を防止する目的で，地域包括支援センターの保健師等が作成する。

要介護被保険者で介護保険施設に入所する場合は，施設の介護支援専門員が施設サービス計画書を作成する。

サービス計画書は，ほかの保険給付とは違い10割給付となり，利用者負担は発生しない。

保険給付

介護保険の保険給付には，要介護認定を受けた被保険者に対する**介護給付**，要支援認定を受けた被保険者に対する**予防給付**，市町村が独自に条例で定める**市町村特別給付**の3つがある。

介護給付の対象となるサービスは，居宅介護サービス，施設サービス，地域密着型介護サービスである。まず**図2-3-6**で介護保険給付の体系を示す。

居宅サービス

居宅サービスは，要介護者の在宅での介護を支援するための介護サービスである。訪問，通所，短期入所などのサービスが提供される（**表2-3-3**）。

施設サービス

介護保険では，介護老人福祉施設・介護老人保健施設・介護療養型医療施設の施設サービスを利用することができる。介護老人福祉施設は老人福祉法では特別養護老人ホームとも呼ばれている。介護保険施設は要介護被保険者のみ使用ができる。

また2015（平成27）年4月からは介護老人福祉施設入所は原則要介護3

介護支援専門員
要介護者等が自立した日常生活を営むのに必要な援助に関する専門的知識及び技術を有するものであり，都道府県が行う実務研修受講試験に合格し実務研修過程を修了し登録した者である。

介護給付
要介護認定を受けた被保険者に対する保険給付。

予防給付
要支援認定を受けた被保険者に対する保険給付であり，要介護状態にならないよう予防することを目的とする。

市町村特別給付
市町村が独自に要介護，要支援者等に対して保険給付以外のもので市町村の条例で定めた給付をおこなう。「横だしサービス」とも呼ばれる。

図2-3-6　介護保険給付の体系

	予防給付におけるサービス	介護給付におけるサービス
都道府県が指定及び監督	◎介護予防サービス 【訪問サービス】 ○介護予防訪問入浴介護 ○介護予防訪問看護 ○介護予防訪問リハビリテーション ○介護予防居宅療養管理指導 【通所サービス】 ○介護予防通所リハビリテーション 【短期入所サービス】 ○介護予防短期入所生活介護 ○介護予防短期入所療養介護 ○介護予防特定施設入居者生活介護 ○介護予防福祉用具貸与 ○特定介護予防福祉用具販売	◎居宅サービス 【訪問サービス】 ○訪問介護 ○訪問入浴介護 ○訪問看護 ○訪問リハビリテーション ○居宅療養管理指導 【通所サービス】 ○通所介護 ○通所リハビリテーション 【短期入所サービス】 ○短期入所生活介護 ○短期入所療養介護 ○特定施設入居者生活介護 ○福祉用具貸与 ○特定福祉用具販売 ◎居宅介護支援（居宅サービス計画の作成等） ◎施設サービス ○介護老人福祉施設 ○介護老人保健施設 ○介護療養型医療施設
市町村が指定及び監督	◎介護予防支援（介護予防サービス計画の作成等） ◎地域密着型介護予防サービス ○介護予防小規模多機能型居宅介護 ○介護予防認知症対応型通所介護 ○介護予防認知症対応型共同生活介護（グループホーム）	◎地域密着型サービス ○定期巡回・随時対応型訪問介護看護 ○小規模多機能型居宅介護 ○夜間対応型訪問介護 ○認知症対応型通所介護 ○認知症対応型共同生活介護（グループホーム） ○地域密着型特定施設入居者生活介護 ○地域密着型介護老人福祉施設入所者生活介護 ○看護小規模多機能型居宅介護 ○地域密着型通所介護
その他	○住宅改修	○住宅改修

◎地域支援事業

○介護予防・日常生活支援総合事業 (1)　介護予防・生活支援サービス事業 　・訪問型サービス 　・通所型サービス 　・生活支援サービス 　・介護予防ケアマネジメント	(2)　一般介護予防事業 　・介護予防把握事業 　・介護予防普及啓発事業 　・地域介護予防活動支援事業 　・一般介護予防事業評価事業 　・地域リハビリテーション活動支援事業
○包括的支援事業（地域包括支援センターの運営） 　・総合相談支援業務 　・権利擁護業務 　・包括的・継続的ケアマネジメント支援業務	○包括的支援事業（社会保障充実分） 　・在宅医療・介護連携推進事業 　・生活支援体制整備事業 　・認知症総合支援事業 　・地域ケア会議推進事業
○任意事業	

（市町村が実施する事業）

出所：厚生労働統計協会編（2017）：国民の福祉と介護の動向2017/2018，155，厚生労働統計協会．を一部改変。

表 2-3-3　介護保険制度における居宅サービス等

サービスの種類	サービスの内容
訪問介護 （ホームヘルプサービス）	ホームヘルパーが要介護者の居宅を訪問して，入浴，排せつ，食事等の介護，調理・洗濯・掃除等の家事，生活等に関する相談，助言その他の必要な日常生活上の世話を行う
訪問入浴介護	入浴車等により居宅を訪問して浴槽を提供して入浴の介護を行う
訪問看護	病状が安定期にあり，訪問看護を要すると主治医等が認めた要介護者について，病院，診療所または訪問看護ステーションの看護師等が居宅を訪問して療養上の世話または診療の補助を行う
訪問リハビリテーション	病状が安定期にあり，計画的な医学的管理の下におけるリハビリテーションを要すると主治医等が認めた要介護者等について，病院，診療所または介護老人保健施設の理学療法士または作業療法士が居宅を訪問して，心身の機能の維持回復を図り，日常生活の自立を助けるために必要なリハビリテーションを行う
居宅療養管理指導	病院，診療所または薬局の医師，歯科医師，薬剤師等が，通院が困難な要介護者について，居宅を訪問して，心身の状況や環境等を把握し，それらを踏まえて療養上の管理および指導を行う
通所介護 （デイサービス）	老人デイサービスセンター等において，入浴，排せつ，食事等の介護，生活等に関する相談，助言，健康状態の確認その他の必要な日常生活の世話および機能訓練を行う
通所リハビリテーション （デイ・ケア）	病状が安定期にあり，計画的な医学的管理の下におけるリハビリテーションを要すると主治医等が認めた要介護者等について，介護老人保健施設，病院または診療所において，心身の機能の維持回復を図り，日常生活の自立を助けるために必要なリハビリテーションを行う
短期入所生活介護 （ショートステイ）	老人短期入所施設，特別養護老人ホーム等に短期間入所し，その施設で，入浴，排せつ，食事等の介護その他の日常生活上の世話および機能訓練を行う
短期入所療養介護 （ショートステイ）	病状が安定期にあり，ショートステイを必要としている要介護者等について，介護老人保健施設，介護療養型医療施設等に短期間入所し，その施設で，看護，医学的管理下における介護，機能訓練その他必要な医療や日常生活上の世話を行う
特定施設入居者生活介護 （有料老人ホーム）	有料老人ホーム，軽費老人ホーム等に入所している要介護者等について，その施設で，特定施設サービス計画に基づき，入浴，排せつ，食事等の介護，生活等に関する相談，助言等の日常生活上の世話，機能訓練および療養上の世話を行う
福祉用具貸与	在宅の要介護者等について福祉用具の貸与を行う
特定福祉用具販売	福祉用具のうち，入浴や排せつのための福祉用具その他の厚生労働大臣が定める福祉用具の販売を行う
居宅介護住宅改修費 （住宅改修）	手すりの取り付けその他の厚生労働大臣が定める種類の住宅改修費の支給
居宅介護支援	在宅の要介護者等が在宅介護サービスを適切に利用できるよう，その者の依頼を受けて，その心身の状況，環境，本人および家族の希望等を勘案し，利用するサービス等の種類，内容，担当者，本人の健康上・生活上の問題点，解決すべき課題，在宅サービスの目標およびその達成時期等を定めた計画（居宅サービス計画）を作成し，その計画に基づくサービス提供が確保されるよう，事業者等との連絡調整等の便宜の提供を行う。介護保険施設に入所が必要な場合は，施設への紹介等を行う

出所：厚生労働統計協会編（2017）：国民の福祉と介護の動向2017/2018，厚生労働統計協会，155.

第2章■高齢者を取り巻く医療保健福祉施策と人権を守る看護　41

表2-3-4　介護保険制度における施設サービス

サービスの種類	サービスの内容
介護老人福祉施設	老人福祉施設である特別養護老人ホームのことで，寝たきりや認知症のために常時介護を必要とする人で，自宅での生活が困難な人に生活全般の介護を行う施設
介護老人保健施設	病状が安定期にあり入院治療の必要はないが，看護，介護，リハビリを必要とする要介護状態の高齢者を対象に，慢性期医療と機能訓練によって在宅への復帰を目指す施設
介護療養型医療施設	脳卒中や心臓病などの急性期の治療が終わり，病状が安定期にある要介護状態の高齢者のための長期療養施設であり，療養病床や老人性認知症疾患療養病棟が該当する
介護医療院 （平成30年4月より施行）	主として長期にわたり療養が必要である要介護者に対し，療養上の管理，看護，医学的管理の下における介護および機能訓練その他必要な医療ならびに日常生活上の世話を行う施設

注：介護療養型医療施設の経過措置期間（平成30年3月末まで）は，平成29年の法改正により，平成36年3月末まで6年間延長されている。
出所：表2-3-3と同じ。

以上の高齢者が入所となった。各施設については**表2-3-4**にまとめた。

地域密着型サービス

　地域密着型サービスは，高齢者が住み慣れた地域での生活を続けることを支援するサービスで，2006（平成18）年4月に創設された介護保険のサービスである。市町村が指定・監督を行うため，原則として居住する市町村内で提供されるサービスのみ使用できる。そのサービスの種類と内容は**表2-3-5**にまとめた。

　2012（平成24）年4月に，医療ニーズの高い利用者の状況に応じたサービスの組み合わせにより地域における多様な療養支援のために，「訪問看護」と「小規模多機能型居宅介護」を組み合わせて提供する「複合型サービス」が創設された。

　しかし，提供するサービス内容のイメージがしにくいとの指摘があり，2015（平成27）年度介護報酬改定において「看護小規模多機能型居宅介護」と名称を変更した。内容は，退院直後の在宅生活へのスムーズな移行，がん末期等の看取り期，病状不安定期における在宅生活の継続，家族に対するレスパイトケア，相談対応による負担軽減である。

地域包括支援センターによる地域支援事業

　2005（平成17）年介護保険法改正により，高齢者が要介護，要支援状態になることを予防し，地域における包括的・継続的なマネージメント機能を強化するために地域支援事業が実施された。地域支援事業には，介護予防・日常生活支援総合事業，包括的支援事業，各市町村の判断により行う任意事業がある。この事業の実施において中核的な役割を担う組織が地域包括支援センターである。この機関は，市町村または市町村から委託を受けた法人が設置・運営主体となり，保健師，社会福祉士，主任介護支援専門員という3職種の専門職が配置されている。機関の設置・運営について

▶小規模多機能型居宅介護
　小規模な居住系サービスの施設で，通いを中心としながら訪問，短期間の宿泊などを組み合わせて食事，入浴などの介護が受けられる。

▶看護小規模多機能型居宅介護
　小規模多機能型居宅介護や訪問看護を組み合わせるサービスで，居宅要介護者のニーズに応じたサービスを提供する。

▶地域包括支援センター
　地域高齢者が要支援，要介護状態にならないように予防することをマネジメントする組織。

表2-3-5 介護保険制度における地域密着型サービス

サービスの種類	サービスの内容
定期巡回・随時対応型訪問介護看護	重度者を始めとした要介護高齢者の在宅生活を支えるため，日中・夜間を通じて，訪問介護と訪問看護が密接に連携しながら，短期間の定期巡回型訪問と随時の対応を行う
小規模多機能型居宅介護	要介護者に対し，居宅またはサービスの拠点において，家庭的な環境と地域住民との交流の下で，入浴，排せつ，食事等の介護その他の日常生活上の世話および機能訓練を行う
夜間対応型訪問介護	居宅の要介護者に対し，夜間において，定期的な巡回訪問や通報により利用者の居宅を訪問し，排せつの介護，日常生活上の緊急時の対応を行う
認知症対応型通所介護	居宅の認知症要介護者に，介護職員，看護職員等が特別養護老人ホームまたは老人デイサービスセンターにおいて，入浴，排せつ，食事等の介護その他の日常生活上の世話および機能訓練を行う
認知症対応型共同生活介護（グループホーム）	認知症の要介護者に対し，共同生活を営むべく住居において，家庭的な環境と地域住民との交流の下で，入浴，排せつ，食事等の介護その他の日常生活上の世話および機能訓練を行う
地域密着型特定施設入居者生活介護	入所・入居を要する要介護者に対し，小規模型（定員30人未満）の施設において，地域密着型特定施設サービス計画に基づき，入浴，排せつ，食事等の介護その他の日常生活上の世話，機能訓練および療養上の世話を行う
地域密着型介護老人福祉施設入所者生活介護	入所・入居を要する要介護者に対し，小規模型（定員30人未満）の施設において，地域密着型施設サービス計画に基づき，可能な限り，居宅における生活への復帰を念頭に置いて，入浴，排せつ，食事等の介護その他の日常生活上の世話および機能訓練，健康管理，療養上の世話を行う
看護小規模多機能型居宅介護	医療ニーズの高い利用者の状況に応じたサービスの組み合わせにより，地域における多様な療養支援を行う
地域密着型通所介護	老人デイサービスセンター等において，入浴，排せつ，食事等の介護，生活等に関する相談，助言，健康状態の確認その他の必要な日常生活の世話および機能訓練を行う（通所介護事業所のうち，事業所の利用定員が19人未満の事業所。原則として，事業所所在の市町村の住民のみ利用）

注：「看護小規模多機能型居宅介護」は，従来，「複合型サービス」と称していたが，平成27年度介護報酬改定において名称が変更された。
出所：表2-3-3と同じ。

は中立の確保，人材確保支援などの観点から，地域包括支援センター運営会議がかかわることとなり，市町村や地域のサービス事業者や被保険者の代表が入ることとなっている。

　地域包括支援センターは，公正・中立な立場から，①総合相談支援，②虐待の早期発見，防止などの権利擁護，③包括的・継続的ケアマネジメント支援，④介護予防ケアマネジメントという4つの機能を担う，地域の中核機関である。

□介護保険制度の現状と今後

　2000（平成12）年に，急激な高齢化への対応策のひとつとしてスタートした介護保険制度だが，当初の予想よりも早く進む高齢化に伴って規模の増大への対応を迫られている状況である。例えば65歳以上の被保険者であ

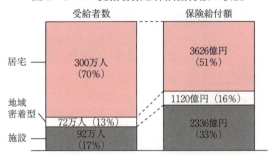

図2-3-7 受給者数と保険給付額の状況

資料：厚生労働省：介護保険事業状況報告月報．
出所：表2-3-3と同じ，164．

る第1号被保険者は，当初2165万人であったのが，2017年7月には3457万人と1.7倍以上に増えている。また実際に介護保険制度を利用する人の数となる，要介護認定者の数も，当初218万人であったのが，2017年7月には，638.3万人（要支援者含む）で約3倍弱と大幅に増えている。

これら利用者の大幅な増加に伴い，当初3.6兆円だった介護保険の総費用も，2016年には10.4兆円と2.9倍弱に増えている。

各サービス別の受給者数と，保険給付額の状況を図2-3-7に示す。

これらの状況を受け，2000年から6回の改正が行われている（図2-3-1）。今後も介護保険制度が円滑に実施されるために解決していくべき課題を2つあげる。

❶ 財政の安定化

厚生労働省の推計によれば，2025年には介護費用が20兆円に達すると見込まれている。この費用の負担を誰がどのようにするのかを現時点から，明確に決めていくことが必要とされる。また受給者数が増えるため総費用は増えるが，少しでも保険給付の伸びを抑えるために，保険給付の範囲や内容の見直し，適切なケアマネジメントによる適切な給付が必要である。

❷ 介護人材の確保

高齢者介護は，人と人とで行われる場面が多く，その方面の努力も進められているとはいえ，省力化，機械化には限界がある労働分野である。介護分野で働く人数は，介護保険制度創設当初の55万人が，2014（平成26）年度には177万人と増加しているのだが，慢性的に人材が不足している。

介護人材の状況を見ると，非正規の職員，女性が多い。厚生労働省による「賃金構造基本統計調査」（2016年）の結果によると，施設で働く介護職員の平均月給（ボーナスなど除く。非正規含む）は21万5200円で，全産業の平均30万4000円を大きく下回っている。政府はこのような状況を改善しようと，介護従事者の処遇改善に取り組み具体的な給与引き上げ策も講じたが，人材不足が解決されるまでには至っていない。今後とも処遇改善や社会的地位の向上に取り組んでいく必要がある。

4 医療保険制度

医療保険の特徴

医療保険制度は，被保険者の病気やけがに対応する社会保険制度である。あらかじめ収入に応じた保険料を集めておき，医療を受けたときに決められた割合で保険者から医療側に支払われる。日本の保険診療の流れについては，**図2-4-1**を参照。

日本では，1922（大正11）年に初めて制定され，1961（昭和36）年の改正で国民皆保険を確立した。

医療保険制度の体系は，被用者保険である職域保険（健康保険，船員保険，共済組合）と，地域保険である国民健康保険，後期高齢者医療制度に大別される（図2-4-2）。

後期高齢者医療制度

1973（昭和48）年高齢者の患者負担を軽減する観点から老人医療費を無料化する政策がとられた。

しかし，無料化による診療の増大等から老人医療費の急増をもたらし，その後見直しがすすめられてきた。

そして，2006（平成18）年6月21日に公布された「健康保険法等の一部を改正する法律」により，「老人保健法」が「高齢者の医療の確保に関する法律」（平成20年4月1日施行）と全面的に改正され，2008（平成20）年4月1日から，後期高齢者医療制度を実施することとなった。

後期高齢者医療制度の被保険者は，市町村に住所を有する75歳以上の者

> **医療保険**
> 社会保険の種類の一つである疾病等の治療に要する医療費を保障するために，あらかじめ保険料を拠出し，疾病にかかったり障害を負った場合に必要となる医療費の一定部分について保険から給付を受けるものである。

> **後期高齢者医療制度**
> 75歳以上の後期高齢者だけを集めた独立した制度。

図2-4-1　保険診療の流れ

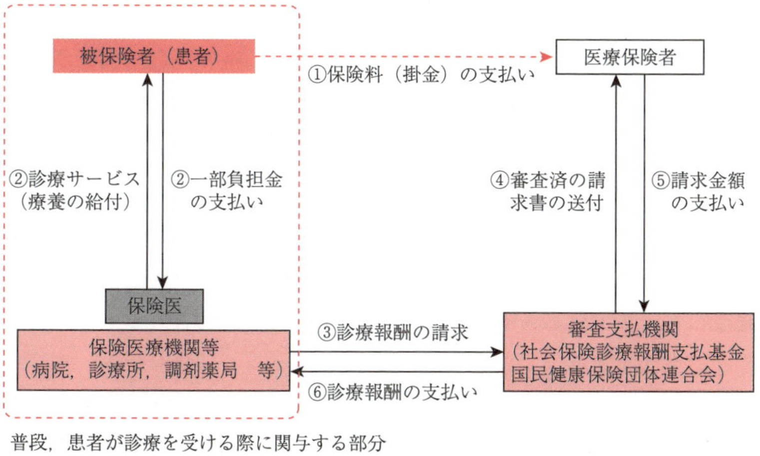

普段，患者が診療を受ける際に関与する部分

出所：厚生労働省（2017）：我が国の医療保険について（http://www.mhlw.go.jp/stf/seisakunitsuite/bunya/kenkou_iryou/iryouhoken/iryouhoken01/index.html）（2017.10.5）

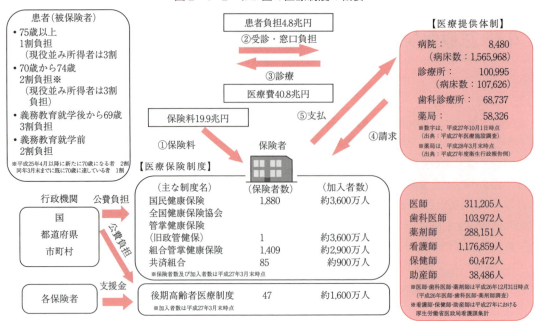

図2-4-2 わが国の医療制度の概要

出所:図2-4-1と同じ。

及び65〜74歳で一定の障害の状態にあり後期高齢者医療広域連合の認定を受けた者である。

保険料徴収は市町村が行い，財政運営は都道府県単位で設置される広域連合が行う。

被保険者数は，2015（平成27）年度末現在1624万人で，2014（平成26）年度末より3.0％（47万人）増となっている。

患者負担は1割で，現役並みの所得を有する者は3割負担となる。財源構成は，患者負担を除き，公費が約5割，現役世代からの支援が約4割，後期高齢者自身の保険料が1割となっている。

5 高齢者虐待防止法

法律制度の経緯

2000（平成12）年介護保険法が施行され，普及，活用が進むなか，高齢者に対する身体的・心理的虐待，介護や世話の放棄・放任等が，家庭や介護施設などで表面化し，社会的な問題となった。高齢者の尊厳の保持にとって虐待を防止することがきわめて重要であることにかんがみ，虐待を受けた高齢者に対する保護，養護者に対する支援のための措置を定めて，2005（平成17）年「高齢者に対する虐待の防止，高齢者の養護者に対する支援等に関する法律」（以下，「高齢者虐待防止法」）が成立し，2006（平成18）年から施行された。この法律は，家庭や施設で介護を受けている高齢

▶虐待
力の強い者が，抵抗する力がない極めて弱い者に対して，身体的あるいは精神的な攻撃を加えること。

表2-5-1　養護者による高齢者虐待の分類

種　類	内　容
身体的虐待	高齢者の身体に外傷が生じ，又は生じるおそれのある暴行を加えること。
介護・世話の放棄・放任（ネグレクト）	高齢者を衰弱させるような著しい減食，長時間の放置，養護者以外の同居人による虐待行為の放置など，養護を著しく怠ること。
心理的虐待	高齢者に対する著しい暴言又は著しく拒絶的な対応その他の高齢者に著しい心理的外傷を与える言動を行うこと。
性的虐待	高齢者にわいせつな行為をすること又は高齢者をしてわいせつな行為をさせること。
経済的虐待	養護者又は高齢者の親族が当該高齢者の財産を不当に処分することその他当該高齢者から不当に財産上の利益を得ること。

出所：厚生労働省（2006）：高齢者虐待防止法の基本（http://www.mhlw.go.jp/topics/kaigo/boushi/060424/dl/02.pdf#search）（2017.5.6）

者を虐待から守る初めての法律となった。

　高齢者虐待防止法では，高齢者は65歳以上の者と定義され，高齢者虐待を，養護者による高齢者虐待，及び養介護施設従事者等による高齢者虐待に分けている。虐待防止と養護者の支援のため，国民や国，地方公共団体，保健・医療・福祉関係者などの責務を規定している。

　養護者及び養介護施設従事者等による高齢者虐待（身体的虐待，介護・世話の放棄・放任，心理的虐待，性的虐待，経済的虐待）の内容は（**表2-5-1**）になっている。

　高齢者虐待の防止，虐待を受けた高齢者の迅速かつ適切な保護および適切な養護者に対する支援について，市町村が第一義的に責任を持つ役割を担うことが規定されている。通報を受けた市町村長は，高齢者の生命又は身体に重大な危険が生じている場合は，地域包括支援センターの職員等を高齢者の自宅等に立ち入らせ，必要な調査・質問をさせることができるとしている。

　また，虐待を受けている高齢者を保護するための老人短期入所施設，特別養護老人ホーム等への入所措置などの居室を確保するものとしている。家族等養護者に対する支援でも，市町村は養護者に対し，家族の養護の負担を軽減するため，相談，助言等を行うとともに，高齢者を緊急入所させるための居室の確保を義務づけている。

◻高齢者虐待判断件数等

　2015（平成27）年では，養介護施設従事者等による高齢者虐待と認められた件数は，養護者によるものは1万5,976件と，前年度より237件（1.5％）増加している。また，市町村への相談・通報件数は，養介護施設従事者等によるものが1,640件と，前年度より520件（46.4％）増加している。養護者によるものは2万6,688件，前年度より897件（3.5％）増加している。

▶養介護施設従事者等
　介護老人福祉施設など養介護施設又は居宅サービス事業など養介護事業の業務に従事する者。

▶養護者
　高齢者の世話をしている家族，親戚，同居人等。

養護者と被虐待高齢者は，同居が49.2％と多く，続柄は息子（40.3％），夫（21.0％），娘（16.5％）である。また，家族形態としては，未婚の子と同居（33.0％）が多く，次いで夫婦のみの世帯（21.5％）となっている。

虐待事例への市町村の対応は「被虐待高齢者の保護として虐待者からの分離」（29.2％）が多く，そのうち介護保険サービスの利用，住まい，施設利用になっている。

支援としては，権利擁護に関して成年後見制度の利用手続き，利用開始となっている。

虐待の種別としては被虐待高齢者と認知症程度，要介護度程度，日常生活自立度（寝たきり度）などと関係がある。入所系施設では，「認知症日常生活自立度Ⅳ/Ⅴ」と「障害高齢者の日常生活自立度Ｃ」において身体虐待を受ける場合が多い。在宅での要介護度と虐待種別との関係は，「身体虐待」「心理虐待」では介護度が高いほうが割合が低く，「介護等放棄」ではその逆になる。認知症があると虐待種別との関係は「介護等放棄」の割合が高くなる。市町村における高齢者虐待防止対応の実施率をみると，「高齢者虐待の対応の窓口」「虐待を行った養護者に対する相談，指導」または「被虐待高齢者の早期発見の取組」が市町村で80％実施されている一方，「保健医療福祉サービス介入支援ネットワーク」構築への取り組みは半数程度に止まっており，市町村において今後特に積極的な取り組みが望まれる。

🔲 身体拘束

2000年にスタートした介護保険制度では，当初より，介護保険指定基準において「当該入所者（利用者）又は他の入所者（利用者）等の生命又は身体を保護するため緊急やむを得ない場合を除き，身体拘束その他入所者（利用者）の行動を制限する行為を行ってはならない」旨の身体拘束禁止規定が設けられてきた。

また，2001年３月には厚生労働省に設置された「身体拘束ゼロ作戦推進会議」が「身体拘束ゼロへの手引き 高齢者ケアに関わるすべての人に」を作成した。

高齢者の医療環境において，身体拘束原則禁止の除外要因となる「緊急やむを得ない場合」にあたる３要件（切迫性，非代替性，一時性）を理解し身体抑制を最小限にするケアが求められる。

🔲 身体拘束
人間の行動の自由を奪うことである。たとえば徘徊しないように車いすやいす，ベッドに体幹や四肢をひも等で縛ることなど。

⑥ 障害者総合支援法

🔲 障害者福祉とは

障害者福祉の基本理念は障害者基本法に示されており，「全ての国民が，障害の有無にかかわらず，等しく基本的人権を享有するかけがえのない個

人として尊重されるものであるとの理念にのっとり，全ての国民が，障害の有無によって分け隔てられることなく，相互に人格と個性を尊重し合いながら共生する社会を実現するため，障害者の自立及び社会参加の支援等のための施策に関し，基本原則を定め，及び国，地方公共団体等の責務を明らかにするとともに，障害者の自立及び社会参加の支援等のための施策の基本となる事項を定めること等により，障害者の自立及び社会参加の支援等のための施策を総合的かつ計画的に推進することを目的としている」（同法第1条）とある。

定義

その他障害者の自立や社会参加に加え共生社会の実現という大きな基本理念が掲げられている。これには，インクルージョン，ノーマライゼーションなどの考えが反映されている。

障害者総合支援法

2003（平成15）年に従来の措置制度に代えて「支援費制度」が導入された。しかし，精神障害者は対象ではなかったことや，入所施設から地域への移行支援や一般就労支援が進まなかったこと，制度の財政基盤が弱かったことから，障害区分にかかわらず利用者のニーズに応じたサービス提供のしくみとして2006（平成18）年に「障害者自立支援法」が施行された。障害者自立支援法はその後，2013（平成25）年から「障害者の日常生活及び社会生活を総合的に支援するための法律（通称：障害者総合支援法）と名称変更された。同法の❶目的，❷基本理念，❸障害者の範囲，❹サービス体系は以下の通りである。

❶　目　的

「障害者及び障害児が基本的人権を享有する個人としての尊厳にふさわしい日常生活又は社会生活を営む」とし，「地域生活支援事業」による支援を含めた総合的な支援を行うことも明記された。

❷　基本理念

・全ての国民が，障害の有無にかかわらず，等しく基本的人権を享有するかけがえのない個人として尊重されること
・全ての国民が，障害の有無によって分け隔てられることなく，相互に人格と個性を尊重し合いながら共生する社会を実現すること
・全ての障害者及び障害児が可能な限りその身近な場所において必要な日常生活又は社会生活を営むための支援を受けられること
・社会参加の機会が確保されること
・どこで誰と生活するかについての選択の機会が確保され，地域社会において他の人々と共生することを妨げられないこと
・障害者及び障害児にとって日常生活又は社会生活を営む上で障壁となるような社会における事物，制度，慣行，観念その他一切のものの除去に資することを掲げています。[11]

障害者
「身体障害，知的障害，精神障害（発達障害を含む）その他の心身の機能の障害（以下「障害」と総称する）がある者であって，障害及び社会的障壁により継続的に日常生活又は社会生活に相当な制限を受ける状態にあるものをいう」（同法第2条1号）。

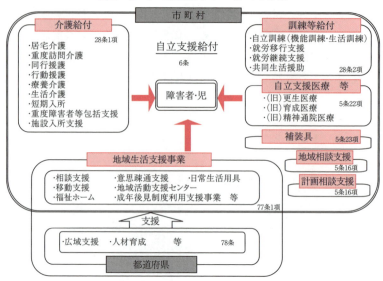

図2-6-1 総合的なサービスの体系

注：自立支援医療のうち旧精神通院医療の実施主体は都道府県等。
出所：厚生労働統計協会（2017）：国民の福祉と介護の動向2017/2018，121，厚生労働統計協会．

❸ 障害者の範囲

身体障害者，知的障害者，精神障害者（発達障害者を含む）に加え，制度の谷間となって支援の充実が求められていた難病等（治療方法が確立していない疾病その他の特殊の疾病であって政令で定めるものによる障害の程度を厚生労働大臣が定める程度である者）としています。

❹ サービス体系

総合的な支援は，自立支援給付と地域生活支援事業で構成されている（図2-6-1）。支給決定までの流れは図2-6-2を参照。

□ 介護給付

❶ 居宅介護（ホームヘルプ）

自宅で，入浴，排せつ，食事の介護等を行う。

❷ 重度訪問介護

重度の肢体不自由者又は重度の知的障害もしくは精神障害により，行動上著しい困難を有する人で常に介護を必要とする人に，自宅で，入浴，排せつ，食事の介護，外出時における移動支援などを総合的に行う。

❸ 同行援護

視覚障害により，移動に著しい困難を有する人に，移動に必要な情報の提供（代筆・代読を含む），移動の援護等の外出支援を行う。

❹ 行動援護

自己判断能力が制限されている人が行動するときに，危険を回避するために必要な支援や外出支援を行う。

❺ 重度障害者等包括支援

介護の必要性がとても高い人に，居宅介護等複数のサービスを包括的に

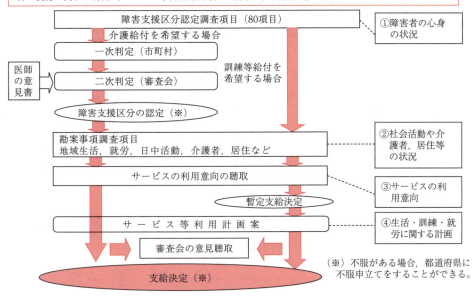

図2-6-2 支給決定について

行う。

❻ 短期入所（ショートステイ）

自宅で介護する人が病気の場合などに，短期間，夜間も含め施設で，入浴，排せつ，食事の介護等を行う。

❼ 療養介護

医療と常時介護を必要とする人に，医療機関で機能訓練，療養上の管理，看護，介護及び日常生活の支援を行う。

❽ 生活介護

常に介護を必要とする人に，昼間，入浴，排せつ，食事の介護等を行うとともに，創作的活動又は生産活動の機会を提供する。

❾ 障害者支援施設での夜間ケア等（施設入所支援）

施設に入所する人に，夜間や休日，入浴，排せつ，食事の介護等を行う。

訓練等給付

❶ 自立訓練

自立した日常生活又は社会生活ができるよう，一定期間，身体機能又は生活能力の向上のために必要な訓練を行う。機能訓練と生活訓練がある。

❷ 就労移行支援

一般企業等への就労を希望する人に，一定期間，就労に必要な知識及び能力の向上のために必要な訓練を行う。

❸ 就労継続支援（A型＝雇用型，B型＝非雇用型）

一般企業等での就労が困難な人に，働く場を提供するとともに，知識及

び能力の向上のために必要な訓練を行う。

雇用契約を結ぶＡ型と，雇用契約を結ばないＢ型がある。

❹　共同生活援助（グループホーム）

共同生活を行う住居で，相談や日常生活上の援助を行う。また，入浴，排せつ，食事の介護等の必要性が認定されている方に介護サービスも提供する。

さらに，グループホームを退居し，一般住宅等への移行を目指す人のためにサテライト型住居がある。2014（平成26）年４月１日から共同生活介護（ケアホーム）はグループホームに一元化された。サテライト型住居については，早期に単身等での生活が可能であると認められる人の利用が基本となる。

❏ 地域生活支援事業

障害をもつ人が自立した日常生活または，社会生活を営むことができるように，地域の特性や利用者の状況に応じて，各自治体でとりくむ事業である。

様々な事業があるが，ここでは下の３つをあげていく。

❶　相談支援事業

障害をもつ人，その家族，介護者などからの相談に応じ，必要な情報の提供や権利擁護のための援助を行い，自立した生活ができるように支援する。

❷　移動支援事業

円滑に外出できるよう，移動を支援する。

❸　地域活動支援センター機能強化事業

創作的活動又は生産活動の機会の提供，社会との交流促進等を行う。

❏ 障害に係る自立支援医療

自立支援医療制度は，心身の障害を除去・軽減するための医療について，医療費の自己負担額を軽減する公費負担医療制度で，次の３つに大別される。[12]

❶　精神通院医療

精神保健福祉法第５条に規定する統合失調症などの精神疾患を有する者で，通院による精神医療を継続的に要する者

❷　更生医療

身体障害者福祉法に基づき身体障害者手帳の交付を受けた者で，その障害を除去・軽減する手術等の治療により確実に効果が期待できる者（18歳以上）

❸　育成医療

身体に障害を有する児童で，その障害を除去・軽減する手術等の治療により確実に効果が期待できる者（18歳未満）

◘ 更生医療
　身体障害者の自立と社会経済活動への参加の促進を図るために行われる更生に必要な医療。

◘ 育成医療
　身体に障害のある児童の健全な育成を図るために行われる生活能力を得るために必要な医療。

7 その他の施策

健康増進対策

　急速な人口高齢化の進展に伴い，疾病構造も変化し，疾病全体に占めるがん，虚血性心疾患，脳血管疾患，糖尿病等の生活習慣病の割合は増加し，死亡原因でも生活習慣病を占め，医療保険に係る国民の負担も増加している。また，生活習慣病の重症化等の結果として，介護保険財政にも影響を与えることになった。本格的な健康づくり対策は，1978（昭和53）年からの第一次国民健康づくり対策，1988（昭和63）年からの第二次国民健康づくり対策（アクティブ80ヘルスプラン）を経て，2000（平成12）年に第三次国民健康づくり対策「21世紀における国民健康づくり運動（健康日本21）」が策定された。その後2002（平成14）年には，「健康日本21」を中心とする国民の健康づくり・疾病予防をさらに積極的に推進するための法的基盤として健康増進法が制定された。2013年から2022年までについては，「21世紀における第2次国民健康づくり運動（第二次健康日本21）」による取り組みが行われている。

　この中では，①健康寿命の延伸及び健康格差の縮小，②がん，循環器疾患，糖尿病，慢性閉塞肺疾患（COPD）といった生活習慣病の発症予防や重症化予防の徹底，③社会生活を営むために必要な機能の維持及び向上，④健康を支え，守るための社会環境の整備，⑤栄養・食生活，身体活動・運動，休養・睡眠，飲酒，喫煙，歯・口腔に関する生活習慣の改善及び社会環境の改善という5つの柱を立て，それぞれの柱に含まれる項目ごとの達成目標を1つないし複数設定している。これらの目標は，おおむね10年間を目途として設定されており，5年後に中間評価，10年後に最終評価を実施して，その後の健康増進の取り組みに反映される[13]。

地域包括ケアシステム

　疾病構造の変化や高齢化により「治し，支える医療」への転換と医療，介護，生活支援等の各種の多様なサービスにより，住み慣れた地域で尊厳ある暮らしの継続を図ることが求められている。

　団塊の世代（約800万人）が75歳以上となる2025年以降は，国民の医療や介護の需要が，さらに増加することが見込まれる。そこで，2013（平成25）年に「持続可能な社会保障制度の確立を図るための改革の推進に関する法律」（以下「社会保障改革プログラム法」という）第4条第4項を成立し，地域包括ケアシステムの定義を「地域の実情に応じて，高齢者が，可能な限り，住み慣れた地域でその有する能力に応じ自立した日常生活を営むことができるよう，医療，介護，介護予防，住まい及び自立した日常生活の支援が包括的に確保される体制」とした（図2-7-1）。

第2章■高齢者を取り巻く医療保健福祉施策と人権を守る看護　53

図2-7-1 地域包括ケアシステムの姿

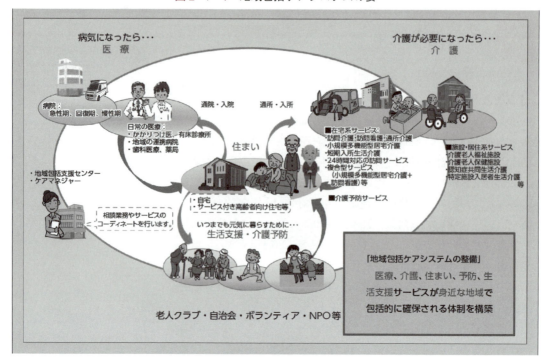

出所：厚生労働省編（2016）：平成28年版厚生労働白書, 149, 日経印刷.

地域包括ケアシステムは，①医療，②介護，③介護予防，④住まい，⑤生活支援の要素から構成される。

地域包括ケアシステムにおいては在宅生活を選択することの意味を本人や家族が理解し，そのための心構えをもつことが重要となる。「住まい」と「介護予防・生活支援」が生活の基礎を構成する。そのうえに，専門職によってニーズに応じ，「医療・看護」「介護・リハビリテーション」「保健・福祉」といったサービスが提供される。こうやって5つの要素が相互に関係し連携し合いながら，在宅生活を支えるしくみを構成する。

また地域包括ケアシステムは，高齢者に限定されるものではなく，障害者や子どもを含め，地域のすべての住民にとってのしくみである。専門職，介護事業者，行政だけでなく，本人（高齢者）や家族，町内会等の住民組織，コンビニエンスストアや商店など地域の諸主体やすべての住民が関わり，「自助」「互助」「共助」「公助」を組み合わせて，「住まい」「生活支援・福祉サービス」「医療」「介護」「予防」の面で相互に支え合うことによって実現することである。

市町村は，地域包括ケアシステムの構築において中心的な役割を担うべき立場にあり，住民に身近な「基礎的自治体」でもある。

市町村は介護保険の「保険者」であることから，介護保険給付における保険者機能を果たすと同時に，介護保険だけではカバーしきれない部分（「自助」の活用や「互助」の組織化，「公助」による支援など）について，一般財源を含め，さまざまな財源，方法によって問題解決を図っていくことが，基礎的自治体としての市町村の重要な役割である。

▶自助
自らの努力でなすこと。

▶互助
たがいに助けあうこと。

▶共助
地域等で助け合うこと。

▶公助
行政等が公的援助を提供すること。

地域包括支援センターは，日常生活圏域における地域包括ケアシステムの推進主体として，介護予防支援（要支援者のケアプラン策定），総合相談支援，権利擁護，地域ケア会議の開催等を通じたケアマネジャーへの支援等の幅広い業務を行っており，今後，その果たすべき役割は地域包括ケアシステムにおいて，ますます大きくなっていく。[14]

「地域包括ケアシステム」の構築に基づき，社会保障制度改革の全体像・進め方を明らかにする社会保障改革プログラム法が2013（平成25）年に制定された。社会保障4経費（年金，医療，介護，子育て）の社会保障改革プログラム法に基づき，法律改正などにより改革を進めているところである。

8　高齢者の人権と権利擁護（アドボカシー）

◻︎ 人権とは

人権とは，誰もが生まれながらに持っている，人間が人間らしく生きていくための権利である。世界でみてみると，国連において1948年12月10日に「世界人権宣言」を採択して宣言した。第1条で「すべての人間は，生れながらにして自由であり，かつ，尊厳と権利とについて平等である。人間は，理性と良心とを授けられており，互いに同胞の精神をもって行動しなければならない」とのべ，世界の人権に関する規律の中の基本となるものである。

日本においては，日本国憲法第11条で「国民は，すべての基本的人権の享有を妨げられない。この憲法が国民に保障する基本的人権は，侵すことのできない永久の権利として，現在及び将来の国民に与へられる」とし，人種・信条・性別・社会的身分・門地などによって差別されないとする法の下の平等，思想及び良心の自由，信教の自由，学問の自由，生存権，教育を受ける権利，勤労の権利など，多くの種類の人権を基本的人権として保障している。

◻︎ 高齢者の人権侵害

ではその誰もがもっている人権を高齢者が侵害されるときというのはどのようなときなのだろうか。内閣府の「人権擁護に関する世論調査」（2012年）によると，高齢者に関してどのような人権問題があるかという問いに対して，「悪質商法の被害が多い」「働く能力を発揮する機会が少ない」「邪魔者扱いされ，つまはじきにされる」などがあげられており，人権侵害が特別なものではなく身近な生活の中にあることがわかる。そして，それらは人権侵害だと意識されずにグレーな状態のままであることも多い。

たとえばよく問題になる介護や医療の現場での身体拘束であるが，「拘束」というとそれが良くない，と思う人が多いだろう。でも病状から点滴

が必要であるのに，そのことが理解できずに針を抜いてしまう認知症の高齢者がいたら，あなたはどう対応するであろうか。第5節で取り上げた虐待と違うのか同じなのか，など，常に自分のなかで問題意識をもっていてほしい。

認知症になって判断力が落ちたり，寝たきりになって自分で動けなくなったりしたときは，さらに人権侵害にあう可能性が高まる。

❏ 人権侵害とアドボカシー

そのような人権侵害に対し，自分の思いや考えを，他の人に伝えることができず，自分で対抗できずに不利益を被っている人たちを支援する活動を，**権利擁護（アドボカシー）**という。権利擁護には3つの要素として「①本人の尊厳」「②本人にとっての最善の利益」「③連帯性とエンパワーメント」があり[15]，それらが複雑に存在し正解はない。

日本において，権利擁護支援のシステムのひとつだといわれているのが成年後見制度である。これについては本章の9節で説明する。

9 成年後見制度

❏ 成年後見制度とは

成年後見制度は，認知症高齢者，知的障害者，精神障害者等などのうち判断能力の不十分な人を法的に支援し，本人の保護と権利擁護を図るためのしくみである。1999（平成11）年12月に民法の禁治産者及び準禁治産者に係る規定の見直しにより，2000（平成12）年4月から成年後見の新制度が施行された。

成年後見制度は，大きく分けて法定後見制度と任意後見制度がある。法定後見制度は，「**後見**」「**保佐**」「**補助**」の3つに分かれており，判断能力の程度など本人の事情に応じた制度を利用できるようになっている（**表2-9-1**）。

❏ 法定後見制度とは

法定後見制度とは，申立権者による家庭裁判所に対する申立てに基づいて，本人の保護者を家庭裁判所が選任することである。

任意後見制度とは，将来判断能力が不十分になった場合に備えて，自分であらかじめ代理人（任意後見人）を選定し，自分の生活，療養看護や財産管理に関する事務について代理権を与える契約（任意後見契約）を公証人の作成する公正証書で結んでおくものである。そのことによって，本人の判断能力が低下した後に，家庭裁判所が選任する「任意後見監督人」の監督の下で，任意後見人が，任意後見契約で決めた事務について，本人を代理して契約などの援助を行う。本人の意思に従った適切な保護・支援が

❏ 権利擁護（アドボカシー）
自己権利や援助のニーズを表明することが困難な人にかわって援助者がニーズ表明を支援し代弁すること。

❏ 後見
精神の障害（認知症，知的障害，精神障害等）により意思能力を「欠く常況にある者」の判断力の不足を補うこと。たとえば日常の買い物ができなかったり，家族の名前，自分の居場所等がわからなくなっている者。

❏ 保佐
精神上の障害（認知症，知的障害，精神障害等）により意思能力が「著しく不十分な者」の判断力の不足を補うこと。たとえば，買い物程度は自分でできるが，重要な財産管理などは補助がないとできない者。

❏ 補助
精神上の障害（認知症，知的障害，精神障害等）により意思能力が「不十分な者」の判断力の不足を補うこと。たとえば重要な財産管理が適切にできるか不安な者。

56

表2-9-1　法定後見制度の概要

	後　見	保　佐	補　助
対象者	判断力が欠けているのが通常な状態	判断能力が著しく不十分	判断能力が不十分
申請者	本人，配偶者，四親等内の親族，検察官，市町村長など		
成年後見人等の同意が必要な行為	（注2）	民法13条所定の行為（注3）（注4）（注5）	申し立ての範囲以内で家庭裁判所が審判で決める「特定の法律行為」民法第13条1項所定の行為の一部）（注1）（注3）（注5）
取り消しが可能な行為	日常生活に関する行為以外の行為（注2）	同上（注3）（注4）（注5）	同上（注3）（注5）
成年後見人等に与えられる代理権の範囲	財産に関するすべての法律行為	申し立ての範囲内で家庭裁判所が審判で定める「特定の法律行為」（注1）	同左（注1）
制度を利用した場合の資格などの制限	医師，税理士等の資格や会社役員，公務員の地位を失うなど（注6）	医師，税理士等の資格や会社役員，公務員の地位を失う	

注：（注1）　本人以外の者の申し立てにより，保佐人に代理権を与える審判をする場合，本人の同意が必要になる。補助開始の審判や補助人に同意権・代理権を与える審判をする場合も同じである。（注2）　成年後見人が契約等の法律行為をした場合には，仮に成年後見人の同意があったとしても，後で取り消すことができる。（注3）　民法第13条1項では，借金，訴訟行為，相続の承認・放棄，新築・改装・増築などの行為が挙げられる。（注4）　家庭裁判所の審判により，民法第13条1項所定の行為以外にも，同意権・取り消しの範囲とすることができる。（注5）　日用品の購入など日常生活に関する行為は除かれる。（注6）　公職選挙法の改正により，選挙権の制限はなくなった。

出所：法務省（2017）：成年後見制度にはどのようなものがあるか（www.moj-go.jp/MINJI/minji17.html#al）（2017.5.1）

可能になる。

日常生活自立支援事業

日常生活自立支援事業[16]とは，認知症高齢者，知的障害者，精神障害者等のうち判断能力が不十分な人に地域において自立した生活が送れるよう，福祉サービスの利用援助や日常的な金銭管理を実施して，日常生活を安定させることを目的とし，厚生労働省が1999（平成11）年「地域福祉権利擁護事業」を設立した。翌年社会福祉法で「福祉サービス利用援助事業」として規定され，2007（平成19）年から「日常生活自立支援事業」に改められた。

❶　実施主体

都道府県・指定都市社会福祉協議会（窓口業務等は市町村の社会福祉協議会等で実施）

❷　対象者

認知症高齢者，知的障害者，精神障害者等であって判断能力が不十分な人で，日常生活を営むのに必要なサービスを利用するための情報の入手，理解，判断，意思表示を本人のみでは適切に行うことが困難であるが，本事業の契約の内容については判断し得る能力を有していると認められる人

第2章■高齢者を取り巻く医療保健福祉施策と人権を守る看護　57

である。

❸　援助内容

・福祉サービスの利用援助，苦情解決制度の利用援助，住宅改造，居住家屋の賃借，日常生活上の消費契約及び住民票の届出等の行政手続に関する援助等

・預金の払い戻し，預金の解約，預金の預け入れの手続等，利用者の日常生活費の管理（日常的金銭管理）

・定期的な訪問による生活変化の察知

❹　利用の仕組み

本人，家族，民生委員，介護支援専門員からの相談を，地域の市町村社会福祉協議が受け付ける。生活支援専門員が支援契約書等の書類を作成し，契約締結審査会で審議後生活支援員が援助を行う。

○注

(1)　総務省統計局（2017）：平成29年6月1日現在人口推計確定値（www.stat.go.jp/data/jinsui/new）（2017.12.10）

(2)　総務省統計局（2017）：出生・死亡数と婚姻・離婚件数（www.stat.go.jp/data/nihon/02.htm）（2017.12.10）

(3)　内閣府（2017）：平成29年版高齢社会白書，53，日経印刷.

(4)　厚生労働省（2015）：平成26年患者調査結果の概要（www.mhlw.go.jp/toukei/saikin/hw/kanja/14/index.html）（2018.1.28）

(5)　厚生労働省（2016）：平成28年国民生活基礎調査の概況（www.mhlw.go.jp/toukei/saikin/hw/k-tyosa/k-tyosa16/dl/02.pdf）（2018.1.5）

(6)　平成27年までは総務省「国勢調査」，平成32年以降は国立社会保障・人口問題研究所「日本の世帯数の将来推計2013（平成25）年1月推計」，「日本の将来推計人口（平成24（2012）年1月推計）」.

(7)　同前調査.

(8)　同前調査.

(9)　厚生労働統計協会編（2016）：国民の福祉と介護の動向2016/2017，150-151，厚生労働統計協会.

(10)　厚生労働省編（2015）：平成27年度　高齢者虐待の防止，高齢者の養護者に対する支援等に関する法律に基づく対応状況等に関する調査結果.

(11)　全国社会福祉協議会（2015）：障害者総合支援法のサービス利用について（http://www.shakyo.or.jp/business/pamphlet.html）（2017.4.30）

(12)　同前書.

(13)　厚生労働省編（2016）：平成28年版厚生労働白書，125，日経印刷.

(14)　三菱UFJリサーチ＆コンサルティング（2016）：〈地域包括ケア研究会〉地域包括ケアシステムと地域マネジメント（地域包括ケアシステム構築に向けた制度及びサービスのあり方に関する研究事業），平成27年度厚生労働省老人保健健康増進等事業，7.

(15)　佐藤彰一（2015）：権利擁護支援Ⅰ権利擁護支援の基本，全国権利擁護支援ネットワーク編，権利擁護支援と法人後見，8，ミネルヴァ書房.

(16)　福田幸夫，森長秀編（2013）：権利擁護と成年後見制度 第2版，弘文堂.

○ 参考文献

厚生労働省編（2016）：平成28年版厚生労働白書，4-152，日経印刷.

厚生労働省編（2015）：平成27年版厚生労働白書，4-152，日経印刷.

厚生労働統計協会編（2011）：国民の福祉の動向2011/2012，112-154，厚生労働統計協会.

厚生労働統計協会編（2016）：国民の福祉と介護の動向2016/2017，178-187，厚生労働統計協会.

内閣府（2016）：平成28年度版高齢社会白書，2-6，日経印刷.

社会福祉士養成講座編集委員会編（2016）：社会保障第5版，128-151，169-187，中央法規出版.

栃本一三郎，浅野仁編著（2009）：高齢期を支える社会福祉システム，1-12，180-198，放送大学教育振興会.

G supple 編集委員会編（2006）：現場でまなぶ老年看護，10，メディカ出版.

張賢徳，中原理佳（2012）：高齢者の自殺，日本老年医学会雑誌，49(5)，547-554.

総務省（2015）：平成27年国勢調査　人口等基本集計結果（http://www.stat.go.jp/data/kokusei/2015/kekka/kihon1/pdf/youyaku.pdf）（2017.4.2）

厚生労働省（2014）：平成25年国民生活基礎調査結果（http://www.mhlw.go.jp/toukei/saikin/hw/k-tyosa/k-tyosa15/dl/02.pdf）（2017.12.10）

総務省統計局（2015）：統計トピックス No. 97　統計からみた我が国の高齢者（65歳以上）（http://www.stat.go.jp/data/topics/pdf/topics97.pdf）（2017.4.2）

厚生労働省（2015）：平成27年簡易生命表（http://www.mhlw.go.jp/toukei/saikin/hw/life/life15/dl/life15-02.pdf）（2017.3.28）

厚生労働省（2015）：平成27年人口動態統計月報年計（概数）の概況（http://www.mhlw.go.jp/toukei/saikin/hw/jinkou/geppo/nengai15/dl/gaikyou27.pdf）（2017.3.30）

高齢者行動計画（国連）（1982）：国際連合・高齢者問題世界会議（http://www.ipss.go.jp/publication/j/shiryou/no.13/data/shiryou/syakaifukushi/198.pdf#search）（2017.3.30）

厚生労働省：日常生活自立度支援事業（http://www.mhlw.go.jp/stf/seisakunitsuite/bunya/hukushi_kaigo/seikatsuhogo/chiiki-fukusi-yougo/）（2017.4.25）

法務省：成年後見制度――成年後見登録制度（http://www.moj.go.jp/MINJI/minji17.html）（2017.4.25）

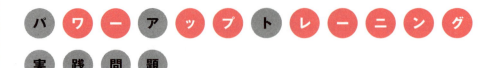

Q1　2015（平成27）年における高齢化率はどれくらいか。
1．3.7%　　　3．26.7%
2．12.7%　　 4．34.7%
（解答）　3

Q2　昭和初期までは死因の第1位であったが，1955年代に入り急に低下し，また1980年ごろより上昇傾向が続き，2011年には第3位となり現在まで継続している疾患はどれか。
1．悪性新生物　　3．心疾患
2．肺炎　　　　　4．脳血管疾患
（解答）　2：2015（平成27）年の死亡数を死因順位別にみると，第1位は悪性新生物（がん），第2位は心疾患，第3位は肺炎となっている。年齢段階別に死因をみると65歳〜79歳は，第1位は悪性新生物（がん），第2位は心疾患，第3位は脳血管疾患となっている。90歳以上になると，悪性新生物による死因の割合が少なくなり，第1位が心疾患となる。

Q3　「平成28年国民生活基礎調査」によると，要介護状態になった原因疾患でないものはどれか。
1．脳血管疾患　　3．認知症
2．肺炎　　　　　4．高齢による衰弱
（解答）　2：要介護が必要となった主な原因をみると，1位「認知症」，2位「脳血管疾患（脳卒中）」，3位「高齢による衰弱」である。

Q4　要支援認定者のケアプラン作成は，地域包括支援センターのどの職種が行うか。
1．社会福祉士　　　3．保健師
2．介護支援専門員　4．相談員
（解答）　3：要支援被保険者の要支援状態の悪化を防止する目的で，介護予防サービス計画書が作成される。介護予防サービス計画書は，地域包括支援センターの保健師等が作成する。

■第３章■

老年病の治療と看護

本章で学ぶこと ─────────────────

1　老年病とは何か。代表的な老年病について理解する。

2　老年病の経過，症状，診断，治療の特徴について理解する。

3　老年病の看護の要点について理解する。

1　老年病の特徴

❑ 老年病とは

　老年病は，高齢者に多い疾患と高齢者特有の疾患に大別される。高齢者に多い疾患は，いわゆる生活習慣病といわれ，若年から発症して高齢になると頻度が増加する疾患である。高齢者特有の疾患とは，非高齢者ではまれであり，高齢になって出現する変性疾患を中心にした病気であり，主に日常生活動作（ADL）を損ない高齢者の生活の質（QOL）を損なう疾患である。両者は併存し相乗的に QOL を低下させ要介護高齢者を増加させる。[1]

❑ 代表的な老年病

　高齢者に多い疾患は，糖尿病，高脂血症，高血圧，肥満，脳血管障害，心血管障害，悪性新生物，慢性肺疾患などがあげられる。一方，高齢者特有の疾患としては，老年期認知症，骨粗鬆症，パーキンソン病，老人性白内障，老人性難聴などがある。

❑ 老年病の経過や症状等の特徴

　老年病は生活習慣病や変性疾患など緩徐に進行し発見しにくい。また，各臓器の機能低下のため，ある臓器の疾患に罹患しても次々と多臓器の病気を引きおこし，容易に多臓器障害に進展する。したがって老年病の診療は多臓器障害を総合的にみる必要がある。特に注目すべきは，老年症候群である。本症候群は，高齢者に多くみられ，医療だけでなく介護，看護が必要な症状や徴候の総称と定義され，少なくとも50以上の主要症候があげられる。[2]

　加齢によって，指数関数的に増加し，85歳では平均 8 個以上の老年症候

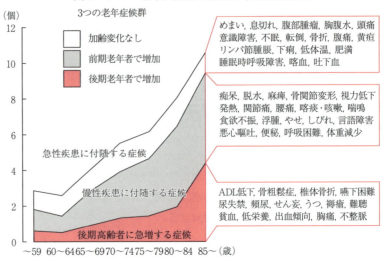

図 3-1-1 老年症候群の分類と年齢別保有数

出所：鳥羽研二（2008）：老年症候群と総合的機能評価，日本内科学会雑誌，98(3)，101-106．

群をもつ。老年症候群は大きく3つに分類され，①急性疾患に付随する症候で，めまい，息切れ，意識障害などがあり，若年者と同程度におこるが，高齢者の場合対処に工夫が必要，②慢性疾患に付随する症候で，前期高齢者から徐々に増加する。認知症，脱水，視力低下，体重減少など，③後期高齢者に急増する症候で，ADLの低下と密接な関連があり，介護が重要となる症候。ADL低下，骨粗鬆症，尿失禁，うつなどがある。このうち，後期高齢者で増加する症候は，高齢者の寝たきりに直結する問題であるため，その出現には注意が必要である。この3つの分類と加齢変化は，高齢者の複合的疾患構造を説明し，医療と介護が不可分であることを示している(3)（図3-1-1）。老年症候群の機能評価として，総合的機能評価ガイドラインが策定されている。(4)

❒ 老年病の診断と留意点

加齢による認知機能の低下があるため，いかに正確に病歴を聴取できるかがポイントである。患者の日常を把握している家族からできるかぎり日常の状態を聴取する。通常の診察にとらわれず患者と介護者の視点に立って疾病および生活機能を評価し，全人的医療を行う。(5)検査の結果でも，加齢や慢性疾患により異常値が示される。これら異常値が現在の疾患によるものか慎重に判断する必要がある。できれば以前の検査データと比較することと経過をしっかり追うことが求められる。しばしば，隠れていた疾患が，偶然発見されることもあるので，他疾患の存在も常に念頭において診察する。

❒ 老年病の治療

高齢者では，薬物アレルギー，過度の薬効，血中濃度上昇による臓器障害といった，薬物有害事象の発生が多い。(6)原因として，複数の疾病を有す

るための多剤併用，慢性疾患による長期服薬，非定型症状に対する薬剤の追加がある。また，臓器機能低下による過量投与，認知機能低下によるアドヒアランス低下や誤服用などもある。投与方法と量は，腎機能や体重などから投与量を設定するとともに，少量から開始して，効果と有害事象をチェックしながら増量する。処方変更の際には，薬物同士の相互作用により，薬物動態や反応性が変化することがあるので，必ず添付文書で注意事項や代謝・排泄経路を確認する。服薬状況を正しく知るため，日ごろからメディカルスタッフや家族と良好な関係を築いておくことが必要である。高齢者には残された期間の生活の質（QOL）を大切にする医療が最善の医療であるのでかかりつけ医がなるべく対処し，処方を一元管理する。必要な場合に疾患別専門医に意見を求める。調剤薬局も一元化し，かかりつけ薬局で患者の処方情報をすべて把握し，服薬指導，残薬確認，お薬相談も行う。⁽⁷⁾

❏ 看護の要点

❶ その人の老年病の個人背景，生活状況を理解

　長期にわたり喫煙をしてきた者は慢性閉塞性肺疾患（COPD）を発生しやすい。食生活の乱れや運動不足を抱えてきた者は生活習慣病（糖尿病や血管系の疾患等）を患いやすい。喫煙や食生活の乱れは，単なる個人の嗜好の問題だけではなく，その人の抱える苦労と生活，歩んできた人生が影響する。したがって，病気の個人背景，生活様式，人生を理解する必要がある。

❷ できることに目を向け，自己管理を支える

　老年病の多くに，長期にわたる服薬や食事・運動療法，医療処置が求められる。加齢や病気による理解力，運動器や感覚器の低下により，それらが実践できない可能性は十分にある。しかし，一方的に看護者側のやり方を押し付けるのではなく，その人ができることに目を向け，それを活かす方法を考える。高齢者は長き人生を歩んできた生活者であり，その生活を把握し，治療を効果的にするための工夫，継続できる方法を本人とともに考えていく。

❸ 必要な治療・薬剤を医師と検討

　高齢者は多くの病気を抱えており，通院先も多い。それぞれの医療機関から薬剤を処方されており，なかには同じような作用の薬剤が重複して処方されているかもしれない。また，内服することを忘れ，自宅にたくさんの薬剤が残っていることも考えられる。したがって，患者の認知機能や生活機能，介護者の状況も踏まえて服薬管理能力があるのか，また，副作用が出現していないかを確認し，そのうえで，医師や薬剤師等と共に薬剤処方を再検討し，一包化や種類や量を減らす，中止することも考える。

❹ 病気とうまくつきあう方法を考える

　加齢にともなう病気は，完治は難しい。たとえば，生活のなかにうまく休憩や体操を取り入れる，関節の負担を軽減するために足台や靴ベラ等を

使う，実行したか忘れないように実行したらカレンダーに印をつける等，病と長くつきあう方法，少しでも苦痛が軽減できる方法をともに考える。また，医師から処方された薬剤が適切な方法で自己管理できるように相談する。

2 骨筋系疾患

1 骨粗鬆症

疾患の定義

骨強度の低下により，骨がもろくなり骨折しやすくなる骨疾患で，閉経以降の女性に好発する。骨強度は，骨の量（骨量，骨密度）と骨の質（骨質）によって決まる。骨粗鬆症では，骨吸収と骨形成のバランスが崩れ，骨吸収が骨形成を上回るため骨量（骨組織の量）が減少し，骨量を骨の体積で割った骨密度が低下する場合が多い。骨量が減少し骨密度が低下する主な原因には，閉経と加齢がある。閉経や加齢が原因となる骨粗鬆症を原発性と呼び，その他の疾患による骨粗鬆症を続発性と呼ぶ。一般的に，骨粗鬆症といえば原発性骨粗鬆症を指していることが多い。

高齢者の病態の特徴

閉経ではエストロゲン欠乏により骨吸収が亢進するため，一方，加齢では骨形成が低下するため，骨量が減少し骨密度が低下すると考えられている。加齢による変化は70歳ごろから現れることが多い（図3-2-1）。

高齢者の診断

骨粗鬆症の診断は，骨密度（若年成人平均骨密度との比較）と脆弱性骨折の有無で判断し，以下の①〜③のいずれかに該当する場合に骨粗鬆症と診断する。① YAM（young adult mean：若年成人骨密度の平均値）の70％以下の骨密度の場合。②椎体圧迫骨折または大腿骨近位部骨折がある場合。③YAM の80％未満の骨密度で，肋骨，骨盤，上腕骨近位部，橈骨遠位端，下腿骨のいずれかの部位の骨折がある場合。

骨粗鬆症の診断時には，癌の骨転移や副甲状腺機能亢進症，甲状腺機能亢進症，多発性骨髄腫などの疾患による続発性骨粗鬆症を鑑別する。特に，高蛋白血症と貧血のある高齢者では多発性骨髄腫に注意する。

高齢者の治療

骨量は運動刺激により増加する。逆に，力学的負荷がないと骨量は減少し，骨が脆弱化する。骨粗鬆症の治療として，1日30分程度のウォーキングやストレッチなどの軽い運動を継続することを目標とする。また，食事

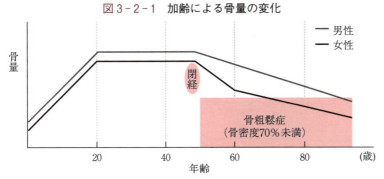

図3-2-1 加齢による骨量の変化

出所：折茂肇監修（2009）：骨粗鬆症検診・保健指導マニュアル，3，ライフサイエンス出版．より一部改変．

からのカルシウム摂取は骨粗鬆症の予防と治療のどちらにも重要である。日本人はカルシウム摂取量が不十分であると知られており，骨量を増やすには1日800 mg以上のカルシウムが必要とされる。

非外傷性の椎体圧迫骨折や大腿骨近位部の骨折歴があれば，骨密度に関係なく薬物治療が推奨される。高齢者においては大腿骨近位部骨折に有効な薬剤を第一選択とする。経口薬が原則で，週1回内服薬や月1回内服薬などが使用可能である。物忘れのために服薬順守が十分でない場合などは，注射薬が選択されることもある。また，ビタミンD欠乏状態を合併している場合は，ビタミンDの補充がすすめられる。ただし，ビタミンDの補充により高カルシウム血症を生じることがあるので，血清カルシウム値などを定期的にモニターしながらビタミンD製剤を使用する必要がある。骨粗鬆症治療の目的は骨折防止であり，通常6か月以上の継続治療が必要である。治療の効果を発揮するためには80％程度以上の服用率が求められる。特に，ビスホスホネート製剤は朝起床時に内服するなど，服用率の確認とともに正しい服薬方法で服用できているかの確認も必要である。

看護の要点

❶ 転倒や骨折のリスクアセスメント

骨密度や骨量の検査結果を把握し，転倒のリスクとして，過去の転倒経験，感覚器・運動機能，認知機能の低下，性格（せっかちなど），さらには履いている靴の種類にも目を向け，リスクが高いかどうかを判断し，それに応じた対応策を考える。

❷ 骨折による痛みのコントロール

骨粗鬆症は骨折を繰り返し，痛みは持続し，慢性化しやすい。このため，うつ状態に陥る可能性がある。薬剤を適切に使用し，痛みの軽減に努める。

❸ 生活機能の自立，環境の整備（図3-2-2）

骨粗鬆症，転倒などで骨折を繰り返すと，痛みや再骨折の恐怖心から，徐々に生活範囲が狭くなる。また，IADLやADLの低下，廃用症候群（生活不活発病）がすすみ，寝たきりになりやすい。腰痛がある場合コルセットを装着し，局部に負担がかからぬよう，杖や歩行器，足台，火バサミ

図 3-2-2　自宅での転倒予防

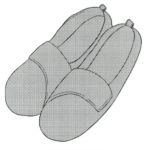
滑りにくい靴

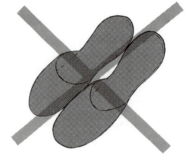
スリッパはさける

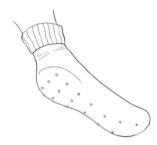
滑り止め付き靴下

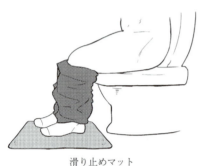
滑り止めマット

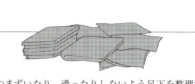
つまずいたり，滑ったりしないよう足下を整理する

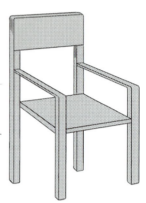
安定した椅子を使う

（物をつかむのに腰を曲げないため使用）等を活用する。また，無理のない範囲で転倒予防トレーニング，筋肉トレーニング，散歩，日光浴，体操を継続する。また，転倒予防のために環境面では床や廊下などの段差・たわみ，コードや敷物などに注意をし，自宅では整理整頓を行う。必要に応じて，手すりやスロープ，滑り止めを施す。また，椎体圧迫骨折の場合，腰をひねったり，上肢をあげたりする行動はしないよう日常の動作に注意する。

❹　適切な食事，薬剤の投与

カルシウム，ビタミンD・K，たんぱく質，マグネシウムの多い食品（いわし，さけ，チーズ，ヨーグルト，牛乳，しいたけ，小松菜，納豆等）の摂取をうながす。薬剤についてはその人の管理能力に応じて，指導や手技の確認を行う。

2 脆弱性骨折（大腿骨近位部骨折，椎体圧迫骨折）

疾患の定義

大腿骨近位部の骨折は，多くは転倒によって生じ，その後寝たきりとなり廃用症候群を引きおこす可能性がある。大腿骨近位部骨折は関節内骨折である大腿骨頸部骨折と関節外骨折である大腿部転子部骨折に大別される。大腿骨近位部骨折は，骨粗鬆症などによる骨の脆弱性が背景に存在していることが多い。脊椎（頸椎，胸椎，腰椎，仙椎）の椎体部の骨折は，胸腰椎

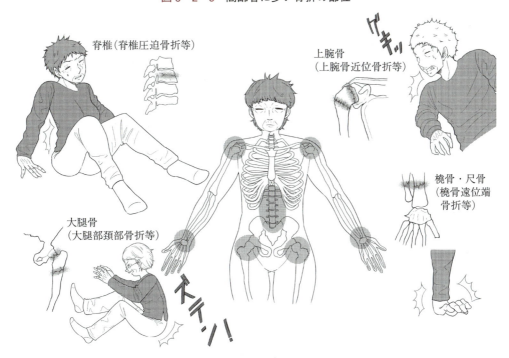

図 3-2-3　高齢者に多い骨折の部位

に多く認められ，特に第12胸椎（Th12）と第1腰椎（L1）が好発部位である。骨粗鬆症が原因で生じることが多いが，転移性骨腫瘍による椎体圧迫骨折，強い外力により生じる外傷性椎体圧迫骨折などもある（図3-2-3）。

◻ 高齢者の病態の特徴

大腿骨近位部骨折は後期高齢者に多く，再骨折の危険性が高く，高齢者の生命予後を悪化させる疾患である。このため，手術後の早期から離床し，歩行訓練を開始することが重要である。高齢者が寝たきりとなる原因の第3位である。椎体の骨折は，脊柱変形（円背，亀背など）を引きおこし，それにともなう運動機能低下，心肺機能低下，逆流性食道炎などの消化器疾患が，高齢者の QOL や ADL の低下を招く。

◻ 高齢者の診断

高齢者が転倒後に股関節の痛みを訴える場合には，大腿骨近位部骨折を疑う。単純レントゲン検査や CT 検査などの画像診断が基本となる。また，高齢者の腰背部痛や身長の低下を認めた場合，椎体圧迫骨折を疑う。

骨折は，単純レントゲン検査や CT 検査などが基本検査となるが，椎体骨折の場合は MRI 検査が有用である。MRI 検査では，自覚症状があっても単純レントゲン検査では異常を認めない早期の椎体骨折の診断や，骨折の新旧の判断が可能である。

◻ 高齢者の治療

保存療法と手術療法がある。大腿骨頸部骨折の手術では，骨癒合をめざ

第3章■老年病の治療と看護

す骨接合術と人工の骨頭を挿入する人工骨頭置換術が行われるが、高齢者の場合は骨癒合が得られる可能性が少ないため、人工骨頭置換術が選択されることが多い。大腿部転子部骨折の治療では、骨接合術が選択される。骨接合術には、プレートを用いた固定と髄内釘を用いた固定術が施行される。椎体圧迫骨折の治療の基本は保存療法である。骨粗鬆症による軽度の骨折圧迫骨折の場合は、簡易コルセットなどの外固定をし、前屈（お辞儀する動作）を避けるように指導し安静にする。安静にすることで、3〜4週ほどで腰背部痛などの症状が改善する場合が多い。圧迫骨折が高度な場合、脊柱管（脊髄部）が骨片で圧迫を受けている場合、いつまでも疼痛が残る場合などには手術が必要になることがある。

❑ 看護の要点

大腿部近位部骨折の大腿骨頸部骨折の手術看護について以下に示す。椎骨圧迫骨折の看護については前項の骨粗鬆症を参照。

❶ 術前の看護

術前は安静の保持が求められるが、腓骨神経麻痺や深部静脈血栓症のリスクがあるので浮腫や皮膚の色等の観察に努める。また、骨折にともなう出血やショックをおこす可能性もあるので、バイタルサイン等の観察にも努める。

❷ 術後の看護

疼痛や創感染、深部静脈血栓症、腓骨神経麻痺、呼吸器合併症、尿路感染症、褥瘡等の合併症の予防、早期発見に努める。合併症の発症は、在院日数を長くし、在宅復帰を遅らせるために、早期離床をうながす。

ただ、脱臼がおきないように軽度の外転中間位を保持し、医師の出す安静度にしたがって離床する。また、深部静脈血栓症予防のため、弾性ストッキングの着用、足関節運動をうながす。安静度が自立になるまでは、食事介助や排泄介助等の生活援助が必要となる。本人の疼痛にも注意し、患部の移動は特に注意する。誤嚥に注意し、本人にできることを見きわめ、声をかけ、セルフケアを促す。

離床がすすむと、転倒のリスクが高くなるので、杖や歩行器等を自立度によって活用し、スリッパを避け、着脱しやすく歩きやすい運動靴タイプの履物にする。水分はしっかり摂取し、トイレに行くときは本人に遠慮なく声をかけるように言い、排泄のパターンを把握し誘導する。

おむつ装着や身体拘束は本人の苦痛を増加させるばかりでなく、自立度を下げ、結果的には看護や介護の負担増にもなる。それらが本当に必要なのかを考え、導入した場合でも早期に解除するように努める。

❸ 退院指導

患者は高齢であるため、自宅での生活に援助が必要と判断した場合は、介護保険等の制度や利用できるサービスを説明し、入院中に申請し、退院後は不安なく生活できるように整える。

3 脳血管疾患

1 脳梗塞

❑ 疾患の定義

脳梗塞とは，脳動脈の狭窄や閉塞により脳組織の虚血がおこり，その結果，脳組織が壊死に陥る疾患である。障害部位により片麻痺などのさまざまな局所神経症状をきたす。現在，脳血管障害による死亡者の半数以上を脳梗塞が占め，寝たきりの原因疾患の第1位でもある。

❑ 高齢者の病態の特徴

要介護5（寝たきり）の原因疾患の第1位が脳血管障害である。脳血管障害の内訳では，脳梗塞が約4分の3で最も頻度が高く，脳出血は約15％，くも膜下出血は約6％である。高血圧治療の進歩により脳出血は減少したが，ライフスタイルの欧米化，高齢化にともなって脳梗塞は増加傾向にある。

脳梗塞では，①直径数百μm以下の細い血管（穿通枝）が閉塞して生じる小梗塞であるラクナ梗塞，②主幹動脈のアテローム硬化を原因として生じるアテローム血栓性脳梗塞，③心房細動などにより心腔内に生じた血栓が遊離して流れて脳動脈を閉塞する心原性脳塞栓症の3種類の病型に分けることができる（図3-3-1）。近年は，ラクナ梗塞が減り，糖尿病や脂質異常症などの危険因子の増加からアテローム血栓性脳梗塞が増加し，心房細動による心原性脳塞栓症も増加している。心房細動は脳塞栓症のリスクが高いため，脳塞栓症の予防のために積極的に経口抗凝固薬を使用することが推奨されている。非弁膜症性心房細動患者の経口抗凝固薬の適応の判断には，$CHADS_2$スコアが用いられる（87頁：表3-7-2参照）。

❑ 高齢者の診断

脳血管障害の早期発見のため，地域の高齢者およびその同居者に脳血管障害の症状（片麻痺，感覚障害，構音障害，失語，失認など）を周知し，発症時の早期受診をうながす指導が重要である。

たとえば，米国のシンシナティ病院前脳卒中スケールでは，①顔のゆがみ（左右非対称），②上肢挙上（片方が挙がらないか，他側と比べてすぐ下がってしまう），③言語（まったく話せない，不明瞭な言葉，間違った言葉）の3項目で，1項目でも異常を認めた場合には，脳血管障害を強く疑うとしている。また，一過性脳虚血発作（TIA：transient ischemic attack）は，局所の脳虚血による一過性の神経脱落症状（片麻痺など）で，急性脳梗塞の発症をともなわないものと定義され，TIAが出現した場合は，早期に脳

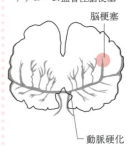

図3-3-1 脳梗塞の種類

アテローム血栓性脳梗塞

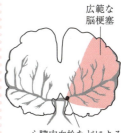

心原性脳梗塞症

梗塞を発症するリスクが高いため，早急に専門医療施設の受診をすすめる。脳梗塞の診断には CT 検査や MRI 検査が必須であり，特に，超急性期の脳梗塞の診断には MRI 拡散強調像が有用である。

◻ 高齢者の治療

　脳梗塞急性期では，血栓溶解療法の適応を検討する。rt-PA（recombinant tissue-type plasminogen activator：遺伝子組換え組織プラスミノーゲンアクチベーター）による血栓溶解療法の適応時間は脳梗塞発症から4.5時間以内で，ウロキナーゼによる血栓溶解療法の適応時間は脳梗塞発症から6時間以内である。しかし，その適応には多くの除外項目があるので注意が必要である。

　血栓溶解療法の適応外の場合は，血栓除去デバイスによる血管内治療が選択される場合もあるが，多くの場合は脳梗塞の病型に応じて，点滴による薬物療法が用いられる。心原性脳塞栓症に対しては抗凝固薬，非心原性脳梗塞（アテローム血栓性脳梗塞，ラクナ梗塞）に対しては抗血小板療法が有効である。また，リハビリテーションは脳梗塞の合併症・後遺症を防ぐために非常に重要であり，発症早期から導入する。

　慢性期の治療では，再発予防が重要である。心原性脳塞栓症の再発予防には経口抗凝固薬が用いられ，非心原性脳梗塞（アテローム血栓性脳梗塞，ラクナ梗塞）の再発予防には経口抗血小板薬が用いられる。また，脳血管障害の発症には，高血圧，糖尿病，脂質異常症，喫煙などの動脈硬化のリスクファクターが関与しており，これらの危険因子を包括的にコントロールすることが必要である。特に，高血圧は最大のリスクファクターであり，血圧を140/90 mmHg 未満にコントロールすることが推奨される。また，後遺症の軽減には，リハビリテーションの継続が重要である。

◻ 看護の要点

❶ 急性期の看護

　発症からどの程度の時間が経過しているか確認する。医師の治療方針がすみやかに決定したら，本人の不安に配慮し全身状態の観察に努めながら治療をすすめる。点滴や安静等の治療が続くので自己抜去をしないように注意する。トイレの回数が増加するので，転倒しないように介助や見守りを行う。後遺症として麻痺や言語障害，高次脳機能障害等が起きた場合，その障害受容をうながすために，傾聴や障害を補う介助や見守り，生活行動（食事や排泄，入浴等）を自分で行う方法を検討する。

❷ 慢性期の看護

　リハビリテーションをすすめ，生活機能の向上をめざす。後遺症状に応じて，装具や福祉用具を活用しながら自立生活できることをめざす。退院前には家屋調査を行い，段差解消や手すり設置等の検討も行う。再発予防には，抗凝固剤（ワーファリンなど）や抗血小板剤の薬剤が処方される。この場合出血しやすいので全身の出血斑に注意し，抜歯は止血が困難にな

るので，これらの薬剤を内服中であることを歯科医師に伝えるように説明する。

再発を繰り返すと，自立度が落ちてくる。自宅での生活を支えるための介護保険申請を行い，要介護度に応じたサービスを利用する。また，自宅で転倒，再発作がおきても早期発見ができるように安否確認できる体制も築いておく。

2 脳出血，くも膜下出血

疾患の定義

脳出血は脳実質内の出血であり，出血によって生じる血腫の圧迫による片麻痺などの局所神経症状および頭蓋内圧亢進症状を示す。原因としては高血圧が最も重要である。血腫の部位（被殻出血，視床出血，脳幹出血，小脳出血，皮質下出血など）や血腫の大きさによってさまざまな程度の症状が出現する。

くも膜下出血は，主に脳表面の血管病変（脳動脈瘤や脳動静脈奇形など）の破綻によってくも膜下腔へ出血が生じた病態である。脳動脈瘤破裂の場合には，急激かつ重篤な経過をたどることが多く，死亡や重度の後遺症を残す割合が多い。また，三大合併症として，再出血，脳血管攣縮，正常圧水頭症が知られている。くも膜下出血発症後，出血部は一時的に止血されているが，血圧上昇などで再出血することがある。これを再出血といい，症状は大幅に悪化する。再出血は発症後24時間以内に最もおこりやすく，再出血すると予後は著しく不良になる。脳血管攣縮は，くも膜下出血発症後に出血した血液中の成分によって引きおこされる持続的な血管攣縮である。脳血管攣縮は，くも膜下出血発症後の約72時間以降に出現し，2週間ほど持続する。脳血管攣縮がおきると脳虚血が生じる。その結果として，約半数の患者には脳梗塞が出現し，予後不良となる。正常圧水頭症を合併した場合には，数週から数か月後に認知症，尿失禁，歩行障害などの症状が出現してくる。

高齢者の病態の特徴

脳出血の出血部位で最も多いのは被殻出血（約40％）で，次に多いのが視床出血（約30％），脳幹出血，小脳出血，皮質下出血がおよそ10％ずつである。一般的に出血量によって予後は異なるが，典型例では，脳幹出血（多くが橋出血）と視床出血（出血量が少ない場合は除く）は予後が悪い。

高齢者のくも膜下出血では，脳動脈瘤（図3-3-2）の破裂が原因となることが多い。

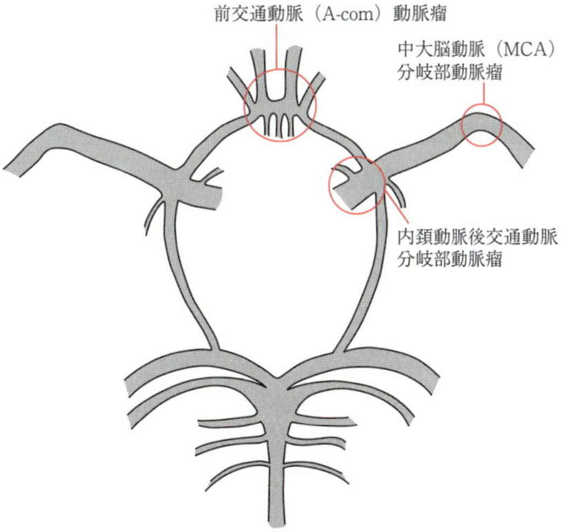

高齢者の診断

脳出血の症状は出血部位により異なる。被殻出

図3-3-2　脳動脈瘤好発部位
前交通動脈（A-com）動脈瘤
中大脳動脈（MCA）分岐部動脈瘤
内頚動脈後交通動脈分岐部動脈瘤

血や視床出血では突然の頭痛，意識障害，片麻痺，麻痺側の感覚障害，脳幹出血では突然の意識障害，呼吸障害，四肢麻痺，小脳出血では突然の後頭部痛，回転性めまい，反復する嘔吐，などで発症することが多い。しかし，同じ部位であっても出血量によって症状は異なる。また，高齢者では典型的な症状が現れない場合があるので注意が必要である。脳出血の診断には，画像診断のCT検査が有用である。

　くも膜下出血では，典型的には，バットで殴られたような，突然の激しい頭痛で発症し，悪心・嘔吐，意識障害，痙攣などをともなうことが多い。ただし，高齢者ではがまんできる程度の頭痛で発症することもあり，注意が必要である。

　CT検査での画像診断が有用である。しかし，CT検査でくも膜下腔に出血が確認できない場合は，髄液検査やMRI検査を実施する。くも膜下出血の原因や病変部の位置・形状を確認するため，3次元CT血管造影（3D-CTA：3D computed tomography angiography）や磁気共鳴血管撮影（MRA：magnetic resonance angiography），などを行う。

❏ 高齢者の治療

　脳出血の治療方針の決定には，CT検査による出血部位の確認と意識レベルの評価が重要である。意識が清明で，脳ヘルニア（血腫やその周辺の浮腫によって脳が本来の位置から押し出される状態）を疑わせる身体所見や画像所見がなければ内科的治療を行う。脳ヘルニアを疑わせる身体所見としては，進行性の意識障害，瞳孔散大，対光反射消失，呼吸障害，徐脈をともなう血圧上昇などがある。

　意識レベルが低下し，脳ヘルニアを疑わせる所見があれば，脳ヘルニアを避けるための救命目的で外科的治療を行うことがある。深昏睡の状態では，一般的に手術の適応外である。また，脳梗塞と同様に，リハビリテーションは脳出血の合併症・後遺症を防ぐために非常に重要であり発症早期から導入する。脳出血の再発予防には，血圧の管理が最も重要である。

　くも膜下出血では，早期の手術により再出血や脳血管攣縮を防ぐことが重要であり，手術が可能な場合は脳血管攣縮発症前（出血後72時間以内）までの早期に行うことが望ましい。脳動脈瘤破裂によるくも膜下出血の場合，開頭する動脈瘤頸部クリッピング術や開頭しない動脈瘤コイル塞栓術が知られている。動脈瘤頸部クリッピング術は，開頭し直接動脈瘤をクリップで挟んで止血する術式で，確実性が高く，血腫の除去もできるため脳血管攣縮の予防などにも役立つ。動脈瘤コイル塞栓術は，マイクロカテーテルを用いた血管内手術であり低侵襲な治療法であるが，塞栓術が困難な動脈瘤もある。また，動脈瘤コイル塞栓術では，くも膜下腔に存在する血腫を除去することができない。

◻ 看護の要点
❶ 高血圧の管理

脳出血の危険因子は高血圧，過度の飲酒，喫煙等である。そのなかでも高血圧が主な要因となる。血圧ノートやカレンダーに自分の血圧を記載し，医師の定期的な受診とともに食事療法（塩分やカロリー制限）や運動療法を行う。高齢者は味を感じにくくなるため濃い味を好む傾向にあるが，減塩への注意喚起は重要である。しかし，減塩したことによって食欲，食事摂取量が低下，低栄養にならぬように注意する。

運動は激しい運動は避け，1日30分を超える程度が望ましい。ただ，高齢者の場合は，転倒予防に注意する。また，寒暖の差に注意し，冬季は特にトイレや脱衣所・浴室などの暖房にも心がける。入浴は熱すぎると血圧が上昇するので40℃前後の湯温で，5～10分以内が目安となる。以上のように，日常生活のなかで血圧のコントロールに注意し，脳出血の予防に努める。

❷ 出血時の看護

脳出血の好発部位は被殻，視床，皮質下である。また，くも膜下出血は脳動脈の破裂が原因となることが多い。出血をおこすと，頭蓋圧亢進症状（頭痛，嘔気，嘔吐，うっ血乳頭，意識障害，瞳孔不同，対光反射の減弱・消失，呼吸の変化，血圧の上昇，脈圧の増大，片麻痺の増強・出現，腱反射の異常，異常姿勢，体温の上昇）が出るので，状態改善まで継続して観察する。

❸ 術後の管理

脳室ドレナージ術や開頭による血腫除去術等が行われることがある。高齢者はせん妄が出現しやすく，ドレナージや点滴自己抜去がおきやすいので注意が必要である。くも膜下出血の場合，再破裂のリスクがあるので降圧と鎮静を行うため，廃用症候群（生活不活発病）併発に注意をはらう。症状，特に血圧上昇に注意しながら，早期からリハビリを開始する。

4 悪性腫瘍

1 悪性腫瘍総論

◻ 高齢者の病態の特徴

悪性腫瘍は高齢者の疾患のなかで頻度の高いものであり，死因の第1位を占める。悪性腫瘍罹患率は，加齢とともに指数関数的に増加する。高齢者の発癌には，喫煙，食事などの生活習慣が影響している。

死亡率が高い部位は，男性では，肺，胃，大腸，肝臓，膵臓であり，女性では，大腸，肺，結腸，胃，膵臓の順である。高齢者の悪性腫瘍は腫瘍そのものによる障害のほか，本人の加齢にともなう臓器機能の低下を考慮する必要があり，疾患の重症度は，両者を考慮しなければならない。実際，

高齢癌患者の60～80％は，他の合併症を有する。[8]

　高齢者では，多重癌の問題がある。同じ臓器に原発性の癌が複数できることを「多発癌」，他の臓器にも原発癌が見られる場合を「重複癌」といい，多発癌と重複癌を包括して「多重癌」という。多重癌の頻度は加齢とともにほぼ直線的に上昇し，80歳以上では約20％に達するので，一つの癌を発見したときは，他臓器の癌の存在も念頭におくこと。特に喫煙などは，多重癌を引きおこしやすい。[9]

❏ 高齢者の診断

　高齢者癌の症状は，非高齢者に比べて不明瞭なことが多く，症状も出にくいので発見が遅れ重症になることがあるので，積極的に検診を行う必要がある。また，他の疾患で受診中に検査により偶然発見されることも多い。同じ癌でも，高齢になるにしたがい臨床病理学的に異なる場合がある。

　たとえば，胃癌では幽門部発生が増加してきたり，早期癌では90％以上が分化型腺癌であったりする。大腸癌では，右側結腸発生が増加し，粘液癌や低分化腺癌が増加する。肝臓癌では，肝硬変をともなわない癌が増加するなどである。また，診断の手順は，通常年齢と関係なく行われるが，合併症のため実施できない検査が増加するため，正確な診断ができない場合もある。[10]

❏ 高齢者の治療

　原則として暦年齢（実年齢）ではなく，身体の状態が想定される治療に耐えられるかの判断が重要である。そのため，全身状態の指標の一つで，患者の日常生活の制限の程度を示すパフォーマンスステータス（Performance Status：PS）を評価する。PS に問題なければ，癌の種類や進み具合（病期，ステージ）を正確に診断したうえで，確立された「標準治療」を，負担が大きくても推奨する。ただ，PS が悪く「標準治療」では，不利益の方が大きいと判断される場合は，たとえ，治療効果は劣っても，「高齢者」が比較的安全に受けられる治療法を検討する。さらに積極的な治療による不利益の方が大きいと判断された場合には，支持療法や緩和ケアが推奨される。

　高齢者では，腎機能や肝機能など主要臓器の能力低下と合併症の増加が治療に影響を与える。薬物が肝臓や腎臓で代謝や排泄される速度が低下し，血中濃度が上昇する場合があるので，薬物の代謝される臓器を確認し，障害されていない臓器で代謝される治療薬への変更や量の調節を行う。合併症の治療薬が，癌治療に必要な薬剤と相互作用を引きおこす可能性があるので，患者の服薬状況を正確に把握し，必要に応じて変更も考慮する。手術においては，循環・呼吸系の機能を評価してから，適応を決める必要がある。重篤な合併症があり標準治療が行えない場合は，次善の治療を選択する。[11]

❏ 看護の要点

❶ 意思決定の支援

高齢者の悪性腫瘍は一般的に進行が穏やかなものが多い。痛みがあっても我慢して訴えないこともある。そのために発見が遅れることがある。また治療においては自然経過をみるか，手術や抗癌剤や放射線療法等の治療をするのか，高齢者の意思や体力，介護力，経済力等を踏まえて，意思決定できるように支援する。

❷ 苦痛の緩和

治療による後遺症や副作用の出現に注意して，その苦痛を緩和する。高齢者は薬剤を代謝する機能が退化しており，副作用が出やすい。抗癌剤の副作用である貧血や易感染，嘔吐，嘔気等の苦痛を緩和する。また，舌癌に対する口腔内放射線治療が行われた場合，口腔乾燥感が強くなるので，保湿や口腔ケアに努める。手術はせん妄や認知機能低下，日常生活動作（ADL）の低下をともなうために，早期離床およびリハビリテーションを行う。痛みに対しては医師から処方された薬剤を投与し，精神的にも温かい言葉をかけ，うつ状態にならぬようにする。

❸ 生活支援のための制度やサービスの利用

治療による後遺症および ADL 低下のため，自宅生活に不安がある場合，介護保険を申請し，サービスを利用する。癌の末期の場合，介護保険が利用でき，訪問看護や往診は医療保険が活用できる。

2 肺 癌

❏ 疾患の定義

肺に発生した悪性腫瘍で肺から発生したものを原発性肺癌といい，通常肺癌といえば原発性肺癌を指す。一方，他の臓器にできた癌が，肺に転移してできた癌を転移性肺癌という。年間約 8 万人が肺癌になり 7 万人が死亡する，癌のなかで最も死亡数が多い。組織学的には，小細胞癌と非小細胞癌からなり，非小細胞癌は，扁平上皮癌，腺癌，大細胞癌からなる。その特徴は表 3-4-1 に記した。

❏ 高齢者の病態の特徴

肺癌は40歳以降年齢とともに増加する。肺癌罹患者数の約50％，死亡者数の約60％を75歳以上の患者が占め，40歳以前の肺癌死亡者は非常に少ない。組織型では，40代50代など若年者では腺癌の比率が高く，高齢になるにつれて喫煙者に多い扁平上皮癌，小細胞癌，特に扁平上皮癌の割合が増加する。おそらく，タバコにより年齢とともに遺伝子異常が蓄積されるためと推察される。

高齢の肺癌患者は，多くの合併症をもっており，特に腎機能・肝機能低下，骨粗鬆症，筋力低下，呼吸機能・心機能低下などは，治療のみならず，診断にも影響する。また，高齢により多臓器にも癌が発生しやすいため，転移性肺癌が発見される率も増加する。

表3-4-1　肺癌の組織学的にみた特徴

	非小細胞肺癌			小細胞癌
	扁平上皮癌	腺　癌	大細胞癌	
およその頻度	35%	45%	5 %	15%
好発部位	肺門部	肺野部	肺野部	肺門部
喫煙との関係	強い	あり	あり	強い
症　状	咳，痰，血痰	症状出にくい	症状出にくい	咳，痰，血痰
腫瘍マーカー	SCC	CEA，CA19-9	CEA	NSE，pro-GRP
特　徴	無気肺などをおこしやすい	女性の肺癌で多い。症状が出にくい	増殖が速い	転移しやすい

出所：医療情報科学研究所編（2007）：病気がみえる vol. 4 呼吸器，182-200，メディックメディア.

❏ 高齢者の診断

　診断に関して，高齢者に対して特別な方法をとるわけではなく，非高齢者と同様に診断を進める。ただし，骨折や心不全その他合併症の影響で検査，特に侵襲的検査が行えない場合は，実施可能な検査のみ行い判断する。症状は，種類，発生部位，進行度によって異なり，咳，痰，倦怠感，体重減少，胸痛などさまざまであるが，血痰の場合は，肺癌や結核の可能性が高く専門病院を受診するようすすめる。しかし，通常最も多いのは無症状で，検診や，他の病気で胸部エックス線や CT を撮ったときに偶然発見される。肺癌の確定診断は，通常喀痰細胞診や気管支鏡などを用いて採取した細胞や組織による病理学的診断によりなされる。

❏ 高齢者の治療（薬物療法含む）

　肺癌は，早期であれば手術が最も治癒の期待できる治療法であるが，進行している場合は，手術のほかに放射線治療や抗癌剤・分子標的薬治療，さらにこれらを組み合わせた治療が行われる。

　日本肺癌学会からの「肺癌診療ガイドライン2016」では，高齢者の定義を75歳以上としている。[15]

　肺癌の治療選択には，基本的に全身状態と臨床病期により決定される。全身状態は，通常 PS（74頁参照）により決定されるが，高齢者の治療を決定するうえで最も重要な点は，余命，諸臓器機能，合併症を含む全身状態である。手術適応の決定においても，基本的な心肺機能検査をはじめ，血液・生化学所見や年齢などを総合的に評価・検討することが必要である。高齢のため，異なる薬剤の使用をすすめる場合や投与量を減らす場合もある。最新治療である分子標的薬の使用に関しても，細部においては若干の相違はあるが高齢者もほぼ非高齢者と同様である。小細胞肺癌の場合は，限局型の場合は，年齢による違いはないが，進展型の場合の一次治療では，年齢別に記載されている部分がある。

❑ 看護の要点

❶ 術後の管理

　術後胸腔ドレーンが挿入される場合，その管理に努める。閉塞や抜去がないよう，チューブの長さや屈折に注意する。また体動が制限されるので，生活の援助を行う。加えて，化学療法が行われる場合，嘔吐や脱毛，貧血，感染，尿量減少，紫斑等の副作用の出現に注意し，制吐薬の投与やうがいやマスクの装着等感染予防に努める。放射線治療をする場合，照射部位となる皮膚の観察に努め，入浴時にはぬるま湯で皮膚をかるくすすぐ（石鹸などでこすらない）。放射性肺炎の発症にも注意する。

❷ 合併症予防，苦痛の緩和

　肺癌の転移により，上大静脈を圧迫閉塞する場合があり，顔面や頸部の腫脹，静脈拡張をきたす（上大静脈症候群）。また，反回神経に浸潤すると嗄声がおき，誤嚥しやすくなる。高齢者は自分から訴えることが少ないため，肺だけでなく，全身の症状観察に努め，苦痛の緩和を行う。

5　アレルギー疾患と免疫

❑ 免疫のメカニズム

　身体は，免疫によって細菌やウイルスなどから守られ，免疫は自然免疫と，獲得免疫の2種類からなる。

　自然免疫は身体が生まれつきもっている免疫で，自然免疫系の細胞は，病原体がもつ特定の分子構造パターン（細菌なら細菌，ウイルスならウイルスに共通した分子構造）を認識できる受容体をあらかじめ備え，病原体などが体内に侵入すると，まずこの細胞が素早く対処する。そして，さらに獲得免疫系の指導役となる。相手を特定せずにパターン認識により，どのような外敵にも無差別に攻撃をしかけることから「非特異的免疫」とも呼ばれる。

　獲得免疫は無数にある異物に対し，それぞれに特異的に反応できるシステムである。普段はそれぞれの異物に対する少量の対応細胞をつくっておき，異物が侵入してきたときだけその対応細胞が増殖し対応にあたる。そのためあらゆる異物に対処できる高度なシステムであるが，始動まで時間がかかる。特定の異物に対応するので「特異的免疫」とも呼ばれる。[16]

　また，獲得免疫は，一度侵入してきた病原体を記憶し，再びその病原体に感染したときには，抗体や感作Tリンパ球（記憶をもつTリンパ球）を素早く増殖させ対処してくれるので，再度同じ病原体が侵入しても，病気にかかりにくくなる。つまり，一度麻疹を罹患すると二度と罹患しなくなる。

　外部の異物に対して，過剰に免疫反応がおこった場合をアレルギーという。つまり，病原体でないダニや花粉や食物に対しておこった免疫反応で

第3章■老年病の治療と看護　77

ある。通常アレルギーという場合，ほとんどの場合 IgE が関与する。

高齢者の病態の特徴

老化にともなって免疫系の機能が低下し，高齢者は感染抵抗性が低下する。インフルエンザウイルス感染により亡くなるのは高齢者がほとんどであるし，癌や肺炎の増加もしかりである。免疫系は高齢になると低下するが，最も低下するのはT細胞機能である。なぜなら，T細胞を作製する胸腺が早くから萎縮しはじめるため，血中に出てくるT細胞の数が老化により減少する。そのため，細胞性免疫は，胸腺の委縮にともない高齢になると低下する。ツベルクリンの皮内反応など細胞性免疫による遅延型反応の低下が著しい。一方，液性免疫の場合B細胞は，比較的加齢の影響を受けにくいので，免疫グロブリン量は，加齢ではあまり変化がなく，ウイルスワクチンに対する抗体産生もあまり低下しない。[17]

高齢者の診断

最も重要なのは問診であり，アレルギー疾患の発症の様子，その前に何をしていたか，環境や仕事場での変化はないかなどくわしく聞く必要がある。高齢者の場合，記憶があいまいになりやすいので，家族などよくわかる人に確認する必要がある。症状も合併症があるため，修飾されて非高齢者のように典型的な症状が現れにくく診断に難渋する。たとえば高齢者喘息では，COPD の合併がある場合，普段から喘鳴があると，喘息と気がつかない場合がある。また，高齢者では症状から喘息と COPD の鑑別は困難な場合がよくみられる。特に，微量の誤嚥が続くと，慢性の細気管支炎をおこし，喘息と誤診されたりする。

しかも，検査所見は年齢と反比例し，総 IgE 値や特異的 IgE 抗体の値は低下し，皮膚テストの陽性度も減弱する。また，基礎疾患に対する投薬によりアレルギー疾患の症状が修飾されている可能性もある。このようなことから若年層より診断が難しいのが高齢者のアレルギー疾患の診断である。高齢者喘息の場合は，若い人に多いアレルギーによるアトピー性喘息の割合が減り，アレルギーを介さない非アトピー型喘息の割合が増える。非アトピー型の場合は，原因抗原がなく特異的 IgE 抗体を検出できないことも，診断を難しくしている。

高齢者の治療（薬物療法含む）

基本は各疾患の治療法に準ずる。高齢者は，複数の医療機関からいろいろな薬をもらっているので，まず，現在の服薬情報を正しく把握する必要がある。気管支喘息の場合，成人喘息患者の約40％は65歳以上であり，喘息死に至っては，約85％は65歳以上であり，まず喘息死を防ぐことが必要である。[18]

喘息治療の基本は，吸入ステロイドと気管支拡張剤の長期吸入である。うまく薬剤を吸入することができず，効かないため症状が悪化してしまう

場合や，わずらわしいといって黙って中止し内服薬だけにしてしまう場合が往々にしてある。

また，吸入薬には，ドライパウダー，定量噴霧式など多種類あり，患者や家族に使いやすい吸入薬を選択し，実技指導を行うことが，アドヒアランス向上につながる。気管支拡張剤の β_2 刺激薬は，加齢とともに効果が低下するので，過度に使いがちだが多量に使うと動悸や震えが出現する。気管支拡張剤であるテオフィリンは，高齢者では排泄の遅れで血中濃度が上昇し，副作用が出やすくなるので減量が必要である。花粉症などで使用する，抗コリン薬や第1世代抗ヒスタミン薬は，緑内障や前立腺肥大に使用できないことなど制限があるので，使用には注意が必要である[19]。

また，高齢者の食物・薬剤アレルギーの場合，すでに罹患している疾患に対する投薬によりアレルギー疾患が修飾される場合がある。たとえば心臓疾患に対する低用量アスピリン投与は，食物依存性運動誘発アナフィラキシーの増悪因子である。アレルギー疾患の治療では，合併症とその投薬内容もきちんと把握したうえで総合的な長期管理が必要である。

■ 看護の要点

❶ 服薬管理と発作時の対処法

高齢者の喘息は内服管理が困難でさまざまな要因で発作がおきる。発作時の対処のまずさから重症化することが多いので，内服状況のチェックや服薬管理の方法を確認する。また，発作時の吸入について，適切な量と時間，方法が守られているか確認する。

❷ アレルギーの原因，全身状態の確認

高齢者の場合，ハウスダストやダニ等の直接原因となるものだけでなく，自律神経失調症や精神的不安定な状態，感染等も誘発要因となっているので，全身状態もよく確認する。

❸ 発作時の対処と適切な受診

発作時には吸入を行い，喘息が収まらない場合はすぐに受診を行う。これについて理解できているか確認し，理解が乏しい場合，重ねて説明を加える。喘息死する者は高齢者が多いので，緊急時の対応については文字に示し本人の自宅の目のつく所に貼っておく。COPD や心不全等の疾患を持つ者もいるので，これらの状態の観察も行う。

⑥ 呼吸器疾患

1 肺 炎

■ 疾患の定義

まず，原因微生物により細菌性肺炎と非細菌性微生物による非定型肺炎

第3章■老年病の治療と看護　79

表3-6-1　各肺炎別にみた特徴

	細菌性肺炎	非定型肺炎
症　状	湿性咳嗽，膿性痰，発熱	乾性咳嗽，比較的軽い症状
一般検査	白血球増加，好中球増加，CRP の顕著な増加	白血球や好中球の増加に乏しい
胸部聴診所見	断続性ラ音が聴取される	異常所見に乏しい
胸部 XP	肺胞性陰影主体	肺胞性陰影や，間質性陰影など多彩な陰影
主な病原微生物	肺炎球菌，インフルエンザ菌，黄色ブドウ球菌，クレブシエラ	マイコプラズマ，クラミジア，リケッチア
基本治療薬	ペニシリン，セファロスポリン	マクロライド，テトラサイクリン，ニューキノロン

出所：医療情報科学研究所編（2007）：病気がみえる vol. 4 呼吸器，70-86，メディックメディア．

に分けられる。両者は使用する抗菌剤が異なるため，特に初期治療において，鑑別が重要となる。主な違いを表3-6-1に記す。

　発症の場所により市中肺炎と院内肺炎に分類される。市中肺炎は，日常生活をしていた人に発症した肺炎で，肺炎球菌，インフルエンザ菌，マイコプラズマ，クラミジアなどが多い。院内肺炎は，入院後48時間以降に新たに発症した肺炎で，多くは基礎疾患を有する易感染患者に発症した肺炎で，黄色ブドウ球菌，緑膿菌，クレブシエラ，MRSA，真菌などが多く，耐性菌や重複感染の頻度も高い。

❑ 高齢者の病態の特徴

　肺炎の死亡率は年々増加し2015年には，10万人当たり96.5人であり，疾患別死亡率の第3位である。年齢別にみると70歳以上が約9割を占め，高齢者の肺炎が増加している。高齢化により基礎疾患を抱えた易感染状態や免疫力低下した患者の増加による弱毒性病原体による肺炎や，抗菌剤の大量使用による耐性菌による肺炎などの増加による。高齢者の特徴的病態として，誤嚥性肺炎がある。咳反射や嚥下反射は，大脳基底核から産生されるドパミンにより刺激された，迷走神経や舌咽神経で産生されるサブスタンスPにより引きおこされる。老化にともなっておきる生理的な変化や脳血管障害や神経系疾患によるドパミンやサブスタンスPの産生低下は，咳反射や嚥下反射の機能低下を引きおこし誤嚥が生じる。嚥下反射の低下により細菌が唾液とともに肺に無意識のうちに流れ込み（不顕性誤嚥），肺のなかで細菌が増殖して肺炎を引きおこすので難治性で繰り返される。もともと肺機能が低下しているので，容易に呼吸不全におちいり，重症になりやすく，注意を要する。

❑ 高齢者の診断

　通常，咳，痰，発熱がみられることが多く，胸部X線検査と血液検査を組み合わせて肺炎の診断を行う。しかし高齢者の場合，症状が遷延性ではっきりしない場合が多い。その場合，食欲減退や不活発，会話をしなくな

るなど呼吸器以外の全身的症状の悪化が目安となる。診断されたら同時に重症度を判定し，入院の必要性を判断する。さらに起因菌同定のため，痰や血液培養による起因菌の同定を試みる。肺炎球菌やレジオネラ菌が疑われた場合は，尿中抗原の迅速測定を行う。誤嚥性肺炎でも発熱，咳，喀痰など通常の症状を訴えないことも多く，食事中のむせこみ，常に喉がゴロゴロ鳴っている，唾液が飲み込めない，食事に時間がかかる，痰が汚いなど誤嚥の疑われる患者で，元気がない，倦怠感を訴える場合は誤嚥性肺炎を疑い胸部X線を撮ること。

❏ 高齢者の治療

治療の主体は抗菌薬投与である。抗菌薬投与により1〜2週間の治療で改善するが，慢性疾患の罹患や重症の場合生命に危険がおよぶことがある。高齢者の抗菌薬投与における注意点は，抗菌薬の副作用が出やすくなっていること，腎機能が低下しているため，薬物動態が変化することである。そのため，糸球体濾過量（GFR）推算式より必ず腎機能を評価する。高齢者では，全身管理の必要性が高く，脱水の補正，栄養状態の改善，酸素療法，痰の処理などが重要になる。誤嚥性肺炎への対処は，摂食・嚥下リハビリテーション，口腔ケア，体位，ドパミンやサブスタンスPを増加させる薬剤投与などがある。[23]

❏ 看護の要点

❶ 肺炎予防・早期発見

高齢者の主な死亡原因に肺炎があり，その予防は重要である。日々のうがい，手洗い，マスクの着用のほかに，歯周病にも注意し，歯磨きに努め，口腔内を清潔に保つようにする。肺炎球菌ワクチンによる予防注射も定期的に行う。肺炎の症状には発熱や呼吸困難，咳等があるが，高齢者の場合，症状が非定型的であり，自覚が乏しく，発見が遅れることがある。

感冒の症状があれば肺炎を視野に入れ，体温を測定，呼吸数や頻脈，食欲や活動性の低下，会話や意識状態などの全身の観察に努める。

❷ 肺炎の治療と苦痛の緩和

入院した場合，呼吸困難や発熱，それにともなう脱水，機能低下，せん妄の発生に注意する。酸素吸入の場合，パルスオキシメーターによる酸素飽和度の測定を行い，数値の維持（$SpO_2 \geqq 90\%$）を図り，低下しないように注意する。また，不快感のためマスクを取ったりすることがあるので，マスクが直接皮膚に触れる部分の保護や口腔の保湿やケアに努める。さらに，輸液や抗菌剤投与のため，点滴を必要とすることが多いが，点滴ルートが抜けないよう，注意する。悪寒や発熱時には適宜，罨法を行い，布団や衣類，温度の調整を行う。

飲水ができない場合，痰の喀出が困難となるので，誤嚥に注意しながら，保湿を図り，痰の喀出の介助を行う（体位排痰ドレナージ，用手的排痰手技，吸引等）。

❸　安静による機能の低下を予防

　酸素の値や全身状態に注意しながら，症状に応じた運動を徐々に行う。食事が許可になれば自分でできることはうながしながらも観察に努め，必要時介助を行う。誤嚥していないか注意し，水分がむせる場合，とろみをつける。声かけを行い，認知機能を確認しながら刺激を与える。回復に応じて酸素吸入や点滴等のチューブが抜けるが，常に転倒に注意しながら早期に歩行を促す。

2　慢性閉塞性肺疾患（COPD）

❑ 疾患の定義

　COPD（Chronic Obstructive Pulmonary Disease）は，「タバコ煙を主とする有害物質を長期に吸入曝露することで生じた肺の炎症性疾患である。呼吸機能検査で正常に復すことのない気流閉塞を示す。気流閉塞は末梢気道病変と気腫性病変がさまざまな割合で複合的に作用することにより起こり，通常は進行性である。臨床的には徐々に生じる労作時の呼吸困難や慢性の咳，痰を特徴とするが，これらの症状に乏しいこともある」と定義される。[24]日本では有害物質の長期吸入は喫煙がほとんどであり，それにより引きおこされた炎症性疾患であり，生活習慣病である。40歳以上の人口の8.6%，約530万人の患者が存在すると推定され，大多数が未診断，未治療の状態である。全体では死亡原因の9位，男性では7位を占めている。[25]

❑ 高齢者の病態の特徴

　もともと長期の喫煙が原因であるので，一部の遺伝性を除き患者は高齢者がほとんどである。気道閉塞の程度を示す1秒率（1秒量÷努力性肺活量）や1秒量の低下は年齢とともに進行するので，加齢はCOPD発症に大きな影響をおよぼすが，喫煙者ではその進行が，非喫煙者に比べて早く，しかも末梢気道から肺胞の組織破壊も進行する。COPDは，体重減少，筋力低下，骨粗鬆症，引きこもりなど高齢で重症なほど肺以外の症状が重症度にも影響をおよぼすことから，併存症も含めた病状の評価や治療が必要になる。

　高齢者では，インフルエンザなどの感染症により急性増悪がおきやすく，低酸素血症を引きおこし著しく予後を悪化させる。

❑ 高齢者の診断

　高齢者ということで特に，診断に変わりはない。長期喫煙歴に慢性の咳・痰，労作時呼吸困難があればCOPDが疑われる。確定診断はスパイロメトリーによる呼吸機能検査が必要である。1秒率が気道閉塞の程度の目安となり，気管支拡張薬を吸入した後の1秒率が70%未満であり，その他の閉塞性障害をきたす疾患を除外できればCOPDと診断される。[26]

　肺気量分画では，加齢にともない残気率が増加するが，COPDではより顕著となる。肺拡散能は，肺胞の破壊により顕著に低下する。予後は，

１秒量の低下，息切れの程度と急性増悪の頻度の増加と関係する。画像診断では，重症例では胸部X線画像で肺の透過性亢進や過膨脹所見がみられる。高分解能CTでは肺胞の破壊が検出され，早期の気腫病変も発見できる。

☐ 高齢者の治療（薬物療法含む）

COPDに対する管理の目標は，①症状および生活の質（QOL）の改善，②運動能と身体活動性の向上および維持，③増悪の予防，④疾患の進行抑制，⑤全身併存症および肺合併症の予防と治療，⑥生命予後の改善にある[27]。治療選択に関わる重症度は病期とともに呼吸困難，増悪頻度などの症状を加味して，総合的に判定したうえで治療を選択し，段階的に増強する。

とりわけ禁煙，気管支拡張薬を中心とする薬物治療，呼吸リハビリテーションが治療の基本である。高齢者の場合，心疾患や骨・筋疾患，栄養障害など多くの合併症があるので，症状や肺機能検査の値などによる重症度だけでなく，合併症やQOLなどを十分に考慮したチーム医療にて総合的に治療を行う。喫煙は呼吸機能を急速に悪化させるので，禁煙は絶対必要である。増悪予防に，インフルエンザワクチンや肺炎球菌ワクチン接種は必須である。薬物療法は長時間作動型の抗コリン薬やβ_2刺激薬などの気管支拡張薬が使用され，効果や副作用の面から通常吸入薬が使用される。増悪を繰り返す場合は，吸入ステロイド薬が追加となる。非薬物療法では，呼吸訓練・運動療法・栄養療法などの呼吸リハビリテーションが中心となる。高度の低酸素血症には在宅酸素療法（HOT）も処方される。さらに進行した場合は，換気補助療法が行われる[28]。

☐ 看護の要点

❶ 早期発見・治療

高齢者は息切れがあっても老化によるものと決めつける傾向にあり，早期発見が遅れる。咳や痰，息切れの症状が慢性的に続き，重症になるまで放置されることもあるので，風邪がなかなか治らないようなときは，受診をうながし，COPDも疑い，呼吸状態の観察とともに検査を行う。

❷ 感染予防と増悪予防

上気道感染・肺炎・インフルエンザ等の感染による急性増悪が最も多いので，ワクチン接種やうがい，手洗い，人ごみを避ける，マスク装着などの感染予防に努める。また，便秘による怒責にも注意し，水分摂取や食物繊維の多い食事，運動もすすめ，便秘予防する。また，直接の原因であるタバコも禁煙とする。

❸ 呼吸困難の対応・呼吸リハビリ

呼吸困難が生じるとパニック状態に陥り，息苦しさによる苦痛が増す。前もって，口すぼめ呼吸，腹式呼吸，リラクゼーション方法を指導しておき，その実践を一緒に行い，自分一人でもできるようにする。また，水分摂取をして排痰をスムーズにする，エネルギー消費の少ない咳（ハフリン

グ）方法も指導する。また，増悪症状を理解し，薬剤の内服，病院への連絡方法や連絡経路についてのアクションプラン（初動対応）の実践も指導する。柔軟運動，ストレッチ体操なども生活に組み入れる。

❹ 栄養のあるものを摂取

進行すると痩せて体重が減少していく。高タンパク，高エネルギー食が基本となるが，1回での摂取量が少ない場合，食事回数を増やすことで栄養価を確保する。

❺ 在宅酸素療法への支援

自宅での酸素機器利用（居室や入浴，排泄時等），外出や通院時の酸素機器利用，酸素ボンベ周りの火気厳禁，機器の位置や管理法，経鼻カニューレの交換，災害時の対応等，酸素機器業者と一緒に具体的な理解と方法を指導する。自宅の様子，生活スタイルを早期に把握し，自宅に帰っても訪問看護に連携して，自宅療養を支援する。

7　循環器疾患

1 高血圧

❏ 疾患の定義

高血圧は血圧が高いという病態である。高血圧とは，繰り返して測定し血圧が正常より高い場合をいう。血圧値が，収縮期（最高）血圧140 mmHg以上または拡張期（最低）血圧90 mmHg以上（140/90 mmHg以上）であれば，高血圧と診断される。自宅で測定する家庭血圧では，それより低い収縮期血圧135 mmHg以上または拡張期血圧85 mmHg以上（135/85 mmHg以上）が高血圧とされる。

❏ 高齢者の病態の特徴

高血圧は加齢とともに増加し，わが国の国民健康・栄養調査（2011年）によれば，65～74歳の66％，75歳以上の80％が高血圧に罹患している。加齢にともなう生理的・病理的変化により高齢者の高血圧は以下の特徴を有する。すなわち，①収縮期高血圧と脈圧の増大，②血圧動揺性の増大，③白衣高血圧の増加，④早朝昇圧（モーニングサージ）例の増加，⑤起立性低血圧や食後血圧低下の増加，⑥標的臓器（脳，心，腎など）の血流自動調整能の障害である。高齢者は複数の疾患を有することが多く，また，同年代での生理機能の個人差が大きいため，個々に応じた治療目標を定める。

❏ 高齢者の診断

高齢者では血圧の動揺性が増大するために血圧測定を繰り返し行うことで血圧レベルを総合的に評価する。起立性低血圧の合併の有無（起立後3

表 3-7-1　降圧目標

	診察室血圧	家庭血圧
若年，中年，前期高齢者患者	140/90 mmHg 未満	135/85 mmHg 未満
後期高齢者患者	150/90 mmHg 未満 （忍容性があれば140/90 mmHg 未満）	145/85 mmHg 未満（目安） （忍容性があれば135/85 mmHg 未満）
糖尿病患者	130/80 mmHg 未満	125/75 mmHg 未満
CKD 患者（蛋白尿陽性）	130/80 mmHg 未満	125/75 mmHg 未満（目安）
脳血管障害患者 冠動脈疾患患者	140/90 mmHg 未満	135/85 mmHg 未満（目安）

注：目安で示す診察室血圧と家庭血圧の目標値の差は，診察室血圧140/90 mmHg，家庭血圧135/85 mmHg が高血圧の診断基準であることから，この二者の差をあてはめたものである。

出所：日本高血圧学会高血圧治療ガイドライン作成委員会編（2014）：高血圧治療ガイドライン2014，34，日本高血圧学会．

分での20/10 mmHg 以上の血圧低下）にも注意する。白衣高血圧や仮面高血圧（診察室での血圧が正常で家庭での血圧が高値となる）を判断するため家庭血圧の測定をすすめる。必要があれば，24時間血圧測定（ABPM）を行う。食後血圧低下を疑う場合は，食後約 1 時間での血圧測定も行う。

　また，短期間での血圧上昇や血圧コントロールの悪化，治療抵抗性高血圧では二次性高血圧を疑う。高齢者の場合，動脈硬化による腎血管性高血圧，薬剤誘発性高血圧などに注意が必要である。高齢者では，複数の医療機関で多剤を内服しているケースが多く，また，健康食品やサプリメントを摂取している場合も多い。特に，非ステロイド性抗炎症薬や偽性アルドステロン症の原因となるカンゾウ（甘草）を含む漢方薬の服用の有無を必ず確認する。

◻ 高齢者の治療

　原則的に，140/90 mmHg 以上を治療対象とする。ただし，75歳以上で，収縮期血圧141〜149 mmHg の場合や，6 メートル歩行ができないなどの虚弱（フレイル）の状態では個別に治療の対象とするか否かを判断する。降圧目標は，75歳未満の患者では140/90 mmHg 未満を降圧目標とする（表 3-7-1）。75歳以上では150/90 mmHg 未満を降圧目標とし，薬物治療に対する副作用がなければ積極的に140/90 mmHg 未満をめざす。80歳以上の高齢者高血圧患者を対象とした臨床研究では，150/80 mmHg 未満をめざした降圧治療の結果，総死亡21％，脳血管障害（脳卒中）30％，心不全64％，心血管イベント34％の減少を認め，さらに，認知症発症が増加しないことが報告されている。

　高血圧に対する食事療法では，高齢者は一般的に食塩感受性が高く減塩が有効である。運動療法では，心拍数100拍/分程度の軽い運動を 1 回30〜40分，週 3 回以上継続的に行うことをすすめる。高齢者では身体能力の個体差があるので個別に指導を行う。薬物療法では，高齢者は血圧の自動調整能が低下しているため，原則として通常の半量から降圧薬を開始し，1 〜 3 か月かけて緩徐に降圧することが推奨される。第一選択薬はカルシ

ウム拮抗薬，ACE 阻害薬，ARB，少量のサイアザイド系利尿薬である。単剤で降圧目標を達成できない場合，他剤に切り替えるか，第一選択薬の間での併用療法を行う。高齢者に新規の降圧薬を開始するときや降圧薬の変更時に転倒・骨折のリスクが上昇する可能性があり注意が必要である。また，脱水（下痢，発熱，食事摂取量低下，夏季の発汗）により降圧薬の作用が増強することがあり，下痢，発熱，発汗過多，食事摂取量低下などの症状が出現し体調不良の場合にはかかりつけの医療機関に相談するように指導する。

☐ 看護の要点

❶ 高血圧の管理

一日の中で血圧がどのように変動するのか，降圧剤の効果も含めて評価する。自宅では，自動血圧計により，定期的な血圧測定・血圧ノートへの記録を指導し，その結果を受診時に医師に伝え，薬剤の適切な処方につなげる。

❷ 適正血圧をコントロールするための生活の工夫

目標となる血圧や体重の値を医師と相談して定め，無理のない減塩やカロリー制限の食事療法を行う。自宅でよく摂取する食事や食品について，栄養士と連携し具体的な調理法の指導を行う。制限しすぎて，食欲が低下し，低栄養にならないように注意する。

2 心房細動

☐ 疾患の定義

心房細動（AF：atrial fibrillation）とは不整脈の一つで，心房が小刻みに動き，痙攣するような病態で，心房に血栓ができやすくなり，その血栓が心房から頭部に流れて脳の血管が詰まる心原性脳塞栓症（脳梗塞）をおこしやすい。現在では，リウマチ性僧帽弁膜症を背景とした心房細動は少数で，高血圧・糖尿病などを背景とした非弁膜症性心房細動（NVAF：non-valvular atrial fibrillation）が大半を占め，心房細動は生活習慣病の一つといえる。また，甲状腺機能亢進症では心房細動が好発する。

☐ 高齢者の病態の特徴

加齢による心房組織の変性などにより，高齢者は心房細動を引きおこしやすい。欧米のデータでは，70歳では一般人口の3～4％であるが，80歳では8～10％と10人に1人が心房細動に罹患していると報告されている。心房細動を有していても支障なく生活している患者は多く，心房細動自体は一般的に予後の悪い疾患ではない。

ただし，心房細動患者は脳梗塞の発症率が非心房細動患者の5倍程度高く，脳梗塞予備群である。特に，高齢者の心房細動の特徴として，自覚されていない無症候性心房細動が長期間無治療で放置され，心原性脳塞栓を発症してはじめて心房細動の存在がわかることがある。また，高齢者の心

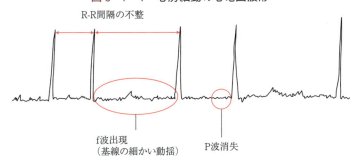

図3-7-1 心房細動の心電図波形

表3-7-2 CHADS₂スコア

心不全	1点
高血圧	1点
年齢≧75歳	1点
糖尿病	1点
脳梗塞やTIAの既往	2点

注：TIA：一過性脳虚血発作。

原性脳塞栓症は重篤で死亡率が高い傾向にある。

❑ 高齢者の診断

　無症状が多いため，心房細動は健康診断や他の病気の心電図検査でたまたま発見されることも多い。動悸が最も多い自覚症状であるが，ほかにも全身倦怠感，息切れ，胸の痛み，めまいなどがある。最終的には，心電図検査を行うことで確定診断される。ただし，発作性心房細動の場合は，発作がおきているときに検査を行わなければ検出できない。24時間ホルター心電計や携帯型心電計を使用することで，発作性心房細動の検出率を高めることができるが限界がある。心房細動の疑いがある場合には，あきらめずに繰り返し心電図をとる（図3-7-1）。有症候性の場合では，動悸を感じたときに自分の脈をとることが診断に役に立つ。

❑ 高齢者の治療

　非弁膜症性心房細動患者の経口抗凝固薬の適応の判断には，CHADS₂スコアが用いられる（表3-7-2）。CHADS₂スコアが1点以上の場合には，経口抗凝固薬の使用が推奨される。高齢者では高齢であること自体が心原性脳塞栓症（脳梗塞）のリスクであり，抗凝固療法が必要となることが多い。一方，高齢者では抗凝固療法による出血のリスクも高まる。したがって高齢者では，薬剤使用によるベネフィットと出血のリスクを十分に考慮し，薬剤の種類，量を慎重に決定すべきである。抗凝固療法を開始した場合は綿密な経過観察が必要である。

　また，心房細動の心拍数を頻脈にならないようにコントロールするレートコントロールや，心房細動を洞調律に戻すためのリズムコントロールに対する薬物療法は，高齢者では副作用の発現率が高いことから慎重に投与する。心房細動に対する根治療法としてカテーテルアブレーションがあり，高齢者に対しても積極的にアブレーション治療を行うケースが増えている。しかし，アブレーション治療では心タンポナーデ，脳卒中などの重篤な合併症があり，高齢者では合併症の発生率が高いことが知られているので注意が必要である。

　甲状腺機能亢進症に合併した心房細動では，甲状腺機能亢進症に対する治療も同時に行う。

❏ 看護の要点

自分で脈拍を1分間測定して，その数とリズムの不整があるか確認をしてもらう。また，胸部不快感，だるさ，ふらつき感等の症状の有無にも注意してもらう。心房細動による脳梗塞については注意が必要であり，手のしびれや麻痺，言語障害，意識障害等の症状が出現したら即受診するように指導する。日ごろから，活動と睡眠をうまくとり，疲れをためず，体調管理に努める。

3 心不全

❏ 病態の定義

心不全とは，心臓の器質的あるいは機能的障害により心臓のポンプ機能が低下し，心拍出量の低下や全身のうっ血をきたす病態である。うっ血による症状が主体となることが多く，うっ血性心不全とも呼ばれる。心不全は，病態であり疾患名ではない。したがって，心不全には必ず原因疾患がある。

❏ 高齢者の病態の特徴

心不全は加齢とともに有病率が上昇する。一般に高齢者の心不全は，容易かつ急激に重篤化し，また治療に難渋することが多い。高齢者における慢性心不全の原因疾患には，虚血性心疾患，心臓弁膜症，不整脈（頻脈性心房細動，徐脈性不整脈など），高血圧などがある。また，心不全には，収縮障害が主体となる収縮不全と，拡張障害が主体となる拡張不全があるが，高齢者においては拡張不全による心不全の頻度が高いことが特徴である。

❏ 高齢者の診断

高齢者では身体活動が低下しており，労作時の呼吸困難に代表される典型的な心不全の症状を呈さないケースや，心不全であるにもかかわらず，食思不振などの消化器症状あるいは見当識障害や意識障害などの精神神経学的所見が前面に出る場合もあり注意が必要である。

また，全身性の浮腫をきたす腎疾患や肝疾患などの他疾患との鑑別も重要である。正確な診断には，身体所見の確認，胸部X線検査，心電図検査，血漿脳性ナトリウム利尿ペプチド（BNP，NT-proBNP）測定，心臓超音波検査などを組み合わせ，総合的に判断する。

❏ 高齢者の治療

ここでは，慢性心不全の治療について述べる。慢性心不全患者では塩分制限や水分制限が必要であるため，高齢者の場合には特に家族や同居者も含めて療養指導を行う。重症心不全患者では3g/日以下の食塩制限が必要であるが，高齢者では過度の塩分制限による食欲減退にも注意する。慢性心不全患者では過度の運動は制限されるべきであるが，筋力低下から寝たきりとなる場合もあり，適切な身体活動を指導する。

薬物療法では，ACE阻害薬は禁忌でないかぎりすべての患者に効果的である。ACE阻害薬で空咳などの副作用が出現し使用が困難な場合はARBを用いる。体液貯留の管理には利尿作用の強いループ利尿薬が有効である。頻脈性心房細動を合併している心不全では，ジギタリスが適応になる。高齢者では腎機能障害をともなう場合が多く，食欲不振，悪心・嘔吐，徐脈などのジギタリス中毒の症状の出現に注意する。心房細動合併心不全では抗凝固療法も必要である。左室収縮不全に基づく慢性心不全患者にはβ遮断薬の有効性が確認されている。

虚血性心疾患を合併した心不全の場合には血行再建術（冠動脈インターベンションやバイパス術）の適応を判断するため，また，弁膜症や先天性心疾患に合併した心不全の場合でも手術の適応を判断するため専門医に相談する。徐脈性不整脈に合併した心不全ではペースメーカー植え込み術が，頻脈性不整脈に合併した心不全ではカテーテルアブレーションによる焼灼術が有効である。また，遷延する低酸素血症に対しては在宅酸素療法（HOT）や非侵襲的陽圧換気療法（NPPV）が必要になる。

❏ 看護の要点

❶ 心不全の悪化予防・早期発見

心不全は増悪での入退院を繰り返し，徐々に心機能が低下する。心不全では麻痺があるなど，障害が外見からはわかるものではなく，目立たず，自覚もないので，発見が遅れやすい。体重測定を決まった時間に行い，体重の増加に注意する（水分貯留で悪化の可能性がある）。また，尿回数と尿量の減少，浮腫，動悸，息切れ，頻脈等の症状変化に注意する。

❷ 感染予防と増悪予防

上気道感染・肺炎・インフルエンザ等の感染による急性増悪が最も多いので，ワクチン接種やうがい，手洗い，人ごみを避ける，マスク装着などの感染予防に努める。

❸ 心臓に負荷をかけないような生活支援

食事してからすぐに入浴する等，二重負荷となる行動はしない。休憩を挟む。重いものを一気に持ち上げない。食事は水分や塩分制限に努める。

❹ ジギタリス中毒，異常早期発見と受診

強心剤であるジギタリスは量が少ないと効かず，量が多いと容易に中毒をおこす。頭痛，嘔吐，食欲不振等はその症状であり，早期発見に努め，異常があれば直ちに医師に報告し，血中濃度を測定して，適正な量の薬剤処方を受ける。低カリウム血症である場合，中毒をおこしやすいので，定期的な受診だけでなく，食事や水分摂取の状況，利尿剤服用状況，尿量等の観察をし，異常の早期発見・早期受診につなげる。

8 内分泌，代謝疾患

1 甲状腺機能亢進症，甲状腺機能低下症

❏ 疾患の定義

　甲状腺ホルモンが過剰になり，甲状腺ホルモンの作用が過度に発揮される状態を甲状腺中毒症と呼ぶ。甲状腺中毒症には，甲状腺ホルモンの合成・分泌が亢進している甲状腺機能亢進症の病態と，甲状腺の破壊により過剰なホルモンが一過性に放出される病態がある。甲状腺機能亢進症の大部分を占めるのがバセドウ（Basedow）病である。バセドウ病は，びまん性甲状腺腫，眼球突出，頻脈（動悸）が代表的症状であるが，多彩な全身症状を呈する。

　甲状腺機能低下症は，甲状腺ホルモンの分泌低下あるいは作用不足による疾患である。甲状腺に異常を認める原発性甲状腺機能低下症と，甲状腺の上位中枢である脳下垂体や視床下部に異常を認める中枢性甲状腺機能低下症に分けられる。甲状腺機能低下症の9割以上は原発性甲状腺機能低下症であり，その中で自己免疫性甲状腺疾患である橋本病（慢性甲状腺炎）がほとんどを占める。甲状腺機能低下症の有病率は加齢とともに上昇し，女性に多い疾患である。

❏ 高齢者の病態の特徴

　高齢者において，甲状腺機能亢進症は精神的に無力状態が前面に出ることがあり，無気力，無表情，非活動的となる。さらに，甲状腺機能亢進症の特徴的な身体所見である甲状腺腫や眼球突出が認められず，動悸・頻脈などの循環器系の症状や，下痢などの消化器系の症状などのみが目立つことがあり注意が必要である。体重減少が著しいことが多く，多食よりは食欲不振となることがある。心房細動の合併も多い。

　高齢者の甲状腺機能低下症の症状は，加齢にともなう変化や不定愁訴に似ているため見逃されたり，認知症やうつ病と誤診されやすいのが特徴である。具体的には，全身倦怠感，易疲労感，記銘力低下，寒がり，皮膚乾燥，便秘などが症状であり，緩徐に進行する。

❏ 高齢者の診断

　動悸，息切れ，全身倦怠感，収縮期高血圧，体重減少，発汗過多，暑がり，下痢，手指振戦，不安，いらいら感，不眠，無気力，無表情，心房細動などを認めた場合，甲状腺機能亢進症を疑う。診断検査として，血中の遊離型甲状腺ホルモンのfreeT4，freeT3，および，甲状腺刺激ホルモン（TSH：thyroid-stimulating hormone）を測定する。さらに，TSH受容体に

対する自己抗体である TSH 受容体抗体（TRAb：thyrotropin receptor antibody）や甲状腺刺激抗体（TSAb：thyroid-stimulating antibody）の測定も行う。頸部超音波検査や甲状腺シンチグラフィ検査なども診断確定のために必要な画像検査である。

高齢者の甲状腺機能低下症の診断は，本症の存在を念頭におき，認知機能の低下やうつ状態を認めた場合，本症の可能性を考える。

❏ 高齢者の治療（薬物療法含む）

バセドウ病の治療には薬物療法，放射性ヨード療法，手術療法があるが，高齢者バセドウ病の場合，抗甲状腺薬による薬物療法を行うことが多い。高齢者バセドウ病では，甲状腺腫が小さく，TRAb の検査値もあまり高くないので，抗甲状腺薬がよく効くとされている。抗甲状腺薬の代表的な副作用である無顆粒球症には十分に注意する。さまざまな合併症を有する場合，副作用のため抗甲状腺薬が使用できない場合，抗甲状腺薬が無効な場合，などでは専門医療施設への紹介が望ましい。

甲状腺機能低下症の治療は，原発性，中枢性ともに甲状腺ホルモン（T4：レボチロキシン）の補充を行う。T4の補充は心筋の酵素需要を増加させて，狭心症や不整脈をおこす危険があるため，冠動脈疾患などの心疾患を有する高齢者の場合には，狭心痛や不整脈の出現に注意しながら慎重に投与しなければならない。

❏ 看護の要点

加齢によりホルモン分泌は低下するものであるが，甲状腺機能低下症は元気がない，動作が緩慢，皮膚の乾燥，寒がり，食欲低下，低体重，便秘，無気力，記憶障害等の症状がある。しかし，高齢者の場合，加齢によるものなのか否か，気づくのが遅くなるので早期発見に努める。

また，認知症やうつ病と間違えやすいので，必ず甲状腺，甲状腺刺激ホルモンの検査を受ける。低値結果に対して，医師から診断を受け，ホルモン補充療法が開始されれば，適切に服用できるように指導を行う。通常，少ない量から薬剤は投与され，徐々に増加していくので，副作用や体調観察を行う。

2 糖尿病

❏ 疾患の定義

糖尿病とは，インスリンの作用不足による慢性の高血糖状態を呈する代謝疾患群である。1型糖尿病では，インスリンを合成し分泌する膵ランゲルハンス島 β 細胞の破壊が生じ，その結果として著しいインスリン分泌低下をきたし高血糖状態となる。

一方，2型糖尿病は，糖尿病になりやすい遺伝的背景に，過食，運動不足，肥満，ストレスなどの環境因子および加齢が加わり発症する。2型糖尿病では，内臓脂肪の蓄積によるインスリン抵抗性の存在が糖尿病の発症

に深く関与している。2型糖尿病は生活習慣病の一つである。

高齢者の病態の特徴

　高齢発症の2型糖尿病の多くは，その発症に加齢にともなう運動不足や内臓脂肪の蓄積が大きく影響している。加齢により筋肉量は減少して高齢者の体組成は相対的に体脂肪量，特に内臓脂肪が増加してくる。すなわちインスリン抵抗性をきたすメタボ体型になっていく。したがって，高齢発症2型糖尿病の多くは空腹時血糖値（FPG）の高くない軽症の糖尿病であることが多い。高齢期に糖尿病を発症した者（糖尿病の罹病期間の短い者）と青壮年期に糖尿病を発症し高齢になった者（糖尿病の罹病期間の長い者）は区別して対応する。今まで良好であった血糖コントロールが原因不明で急速に悪化する場合などでは，膵臓癌などの悪性腫瘍の合併を念頭におき精査を行う。また，高齢者においても1型糖尿病を発症することもある。

高齢者の診断

　糖尿病は，高血糖が慢性に持続することを確認することで診断できる。血液検査にて，①早朝空腹時血糖値126 mg/dL以上，②75 g経口ブドウ糖負荷試験（OGTT）で2時間値200 mg/dL以上，③随時血糖値200 mg/dL以上，④ HbA1cが6.5%以上，のいずれかが確認された場合は「糖尿病型」と判定する。別の日に行った検査で，もう一度「糖尿病型」と判定された場合，糖尿病と診断できる。ただし，初回検査と再検査の少なくとも一方で，必ず血糖値の基準を満たしていることが必要で，HbA1cのみの反復検査による診断は不可である。また，血糖値とHbA1cを同時に測定し，ともに糖尿病型であることが確認されれば，初回のみの検査で糖尿病と診断できる。血糖値が糖尿病型を示し，口渇・多飲・多尿・体重減少などの糖尿病の典型的な症状がある場合，また，すでに糖尿病網膜症と診断されている場合も，初回の血液検査のみで糖尿病と診断できる。

高齢者の治療

　高齢者の血糖コントロール目標は患者の年齢，認知機能，身体機能（基本的ADLや手段的ADL），併発疾患，重症低血糖のリスク，余命などを考慮して個別に設定する。特に，重症低血糖が危惧される場合は，目標下限値を設定し，より安全な治療を行うべきである。表3-8-1に，高齢者糖尿病の血糖コントロール目標（HbA1c値）を示す。患者中心の個別性を重視した治療を行う観点から，表3-8-1の目標値を下回る目標値や上回る目標値でもよい。

看護の要点

❶　低血糖や高血糖の適切な対処

高齢者は生理的な腎機能低下により薬剤の排泄が遅延，低血糖になりや

表 3-8-1　高齢者糖尿病の血糖コントロール目標（HbA1c 値）

患者の特徴・健康状態		カテゴリーⅠ		カテゴリーⅡ	カテゴリーⅢ
		①認知機能正常 かつ ② ADL 自立		①軽度認知障害～ 軽度認知症 または ②手段的 ADL 低下, 基本的 ADL 自立	①中等度以上の認知症 または ②基本的 ADL 低下 または ③多くの併存疾患や機能障害
重症低血糖が危惧される薬剤（インスリン製剤, SU 薬, グリニド薬など）の使用	なし	7.0%未満		7.0%未満	8.0%未満
	あり	65歳以上 75歳未満 7.5%未満 （下限6.5%）	75歳以上 8.0%未満 （下限7.0%）	8.0%未満 （下限7.0%）	8.5%未満 （下限7.5%）

出所：日本糖尿病学会編著（2016）：糖尿病治療ガイド2016-2017，98，文光堂．

すい。また，症状の自覚や訴えが遅れ，発見されても認知症やせん妄と間違われることもあり，対処が遅れるなど，重症化しやすい。また，高血糖の持続による神経障害や虚血性心疾患，脳血管性疾患，腎症等の合併症や高血糖昏睡をおこしやすい。高齢独居者の場合，発見が遅れ，死亡することもある。まずは，低血糖や高血糖の注意しなければならない症状と，それに対処する行動がとれるように指導する。

　低血糖対処時に摂取する食品は手が届く範囲の数か所に置いておく。自己注射はなんども練習を繰り返し，それでも手順を忘れた場合に備え，手順がわかるように，すぐ思い出せるように，イラスト化した紙などを貼っておく。万が一本人ができない場合に備え，家族やサービス提供者（訪問看護や訪問介護等）による緊急支援体制を築いておく。

❷　足病変予防のフットケア

　血流や神経障害による足病変が起きやすい。適切な靴を着用してもらう。定期的に足を観察し，巻爪にも注意し，フットケアを行う（図 3-8-1）。

❸　高齢者にあった食事・運動療法

　厳格な食事指導は守ることができず，反対に食欲低下，低栄養になることがある。また，買い物や調理ができないために，偏った食事になる可能性も高い。高齢者の障害や IADL（手段的日常生活動作）にも注意をはらい，その人の生活の中でできることに着目して，食事療法を考える。配食サービス利用は糖尿病食の配慮をしてもらう。日常の運動も大切である。運動は段差のない，安全な場所で行い，体に過度の負担がかからぬように配慮し，あるいは楽しく持続できる散歩など，高齢者と共に考える。

第 3 章■老年病の治療と看護　93

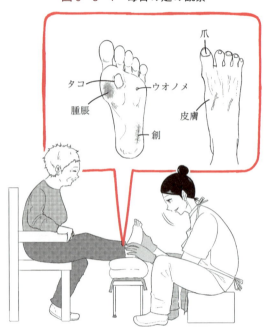

図3-8-1 毎日の足の観察

9 腎泌尿器疾患

1 慢性腎臓病

疾患の定義

慢性腎臓病（CKD：chronic kidney disease）の定義は以下のとおりである。

❶尿検査，画像診断，血液検査，病理検査で腎障害の存在が明らかである。腎臓の障害を示唆する所見としては，蛋白尿（アルブミン尿）が最も重要である。

❷糸球体濾過量（GFR：glomerular filtration rate）が60 ml/分/1.73 m² 未満である。

❶，❷のいずれか，または両方が3か月以上持続する場合にCKDと診断する。

CKDでは，重症度分類が重要であり，原疾患，腎機能（GFR），蛋白尿（アルブミン尿）で評価する。GFRが15 ml/分/1.73 m² 未満を末期腎不全（ESRD：end-stage renal disease）と呼んでいる。また，GFRの低下と尿アルブミン（尿蛋白）の増加は，いずれも心血管疾患（CVD：cardiovascular disease）の危険因子である。

❏ 高齢者の病態の特徴

高齢者 CKD 患者の原因疾患としては，糖尿病腎症，腎硬化症（高血圧が原因の腎疾患），薬剤性腎障害，虚血性腎症（腎への血流障害が原因の腎疾患）などが知られている。特に，尿検査で尿蛋白などの異常を認めずに，徐々に糸球体濾過量（GFR）が低下する場合があるため，CKD の検査では，尿検査のみならず血清クレアチニンを検査し，推定糸球体濾過量（eGFR）を算出することが重要である。

末期腎不全まで進行した場合，透析療法の導入を考慮する。最近は，透析導入患者の高齢化がすすんでいる。

❏ 高齢者の診断

尿検査では，随時尿の検体を採取し尿蛋白濃度と尿クレアチニン濃度を同時に測定し，尿蛋白濃度を尿クレアチニン値で補正した g/gCre で評価する。尿検査で CKD と診断するためには尿蛋白0.15 g/gCre 以上が 3 か月以上持続することが必要である。糖尿病腎症の場合には尿中アルブミン濃度（尿クレアチニン値で補正したもの）で評価してもよい。糸球体濾過量（GFR）は，血清クレアチニン値，年齢，性別から算出される推定糸球体濾過量（eGFR）を用いることが多く，多くの医療施設では血清クレアチニン値の検査を実施すれば自動的に算出している。

ただし，高齢者の場合，筋肉量が減少しているため筋肉の代謝産物である血清クレアチニンが低値になりやすい。したがって，血清クレアチニン値から求められる eGFR が実際の腎機能よりも高く推算されてしまい，腎障害が見逃される可能性があり注意が必要である。

❏ 高齢者の治療

CKD 患者の食事療法では蛋白質摂取制限を指導する。目安として，0.8 g/kg（理想体重）/日の蛋白質摂取制限が推奨される。また，高血圧を合併する高齢者 CKD 患者では，6 g/日未満の塩分制限が推奨される。ただし，高齢者では過度の塩分制限（3 g/日未満など）により，低ナトリウム血症や低血圧をおこす危険があるので，適正量の塩分摂取になるように注意する。

さらに，高血圧を合併した高齢者 CKD 患者においては，140/90 mmHg 未満をめざして緩徐に降圧することが推奨される。糖尿病や蛋白尿をともなう場合には，130/80 mmHg 未満を目標として降圧する。ただし，高齢者における過度の降圧は臓器の虚血症状を引きおこすことがあり注意が必要である。糖尿病を合併する高齢者 CKD 患者の血糖コントロール目標は，前節の　2　糖尿病を参照する。

CKD 患者では，腎でのエリスロポエチン産生低下，尿毒症性物質による造血障害，赤血球寿命低下など複数因子による腎性貧血を呈する。高齢者を含む CKD 患者では，ヘモグロビン（Hb）値が10 g/dL で赤血球造血刺激因子製剤の使用が推奨されている。赤血球造血刺激因子製剤の投与で

も貧血の改善が乏しい場合は，消化管出血など腎性貧血以外の貧血の原因をすみやかに検索すべきである。

　CKD患者においては，腎で排泄される薬剤の体外への排泄は腎機能正常者に比べて遅れるため，腎排泄型の薬物の使用は血中濃度上昇を招き副作用の頻度が増加する。特に，非ステロイド抗炎症薬（NSAIDs）はなるべく使用を避ける。NSAIDsの使用による腎虚血からCKD悪化を誘発したり，間質性腎炎をきたすこともある。画像検査のために使用するヨード造影剤は腎機能を悪化させるおそれがあるために，使用する場合はヨード造影剤の投与量や予防輸液などに関して専門医に相談する。

❑ 看護の要点

❶　適度な安静，食事の生活支援

　腎血流量を保つために安静が必要となるが，安静を重視すると高齢者は廃用症候群をおこしやすい。安静を保ちながらも，関節拘縮や筋力低下を予防するリハビリテーションを行う。また，入院時は食事療法（塩分やタンパク，カリウム制限等）を守れていても，自宅生活では必要な買い物や調理が困難である高齢者もいるので，食事療法については家族やサービス提供者にも協力を得る。

❷　透析への支援

　透析には血液透析と腹膜透析の2種類方法がある。前者は医療機関に通い，血液を体外に出して濾過装置を経由し体内に戻す方法で，後者は自宅で自分の腹膜を使用して透析を行う方法である。それぞれに管理法が違うので，その人に応じて指導管理を行う（例：認知症で医療機関に通えず腹膜透析を選択した場合，訪問看護師と連携をとり，家族にも指導を行う）。透析を受ける高齢者は心身ともにストレスが高い。シャント造設や透析カテーテルの挿入について，時間がかかり，スムーズにいかない場合もある。出血や感染に注意し，透析中はカテーテルが抜けないように注意を向けながら，本人の苦痛が緩和できるように声かけや体位にも心を配る（図3-9-1）。

2 尿路・性器感染症

❑ 疾患の定義

　尿路感染症とは，腎臓，尿管，膀胱，尿道に生じた感染症を指す。尿路感染症は，基礎疾患をもたない単純性尿路感染症と基礎疾患をもつ複雑性尿路感染症に分けられる。

　単純性尿路感染症は若い女性に多く，大腸菌が主な原因菌で，急激に強い自覚症状をもつが，抗菌薬の効果も高く予後が良い。複雑性尿路感染症は高齢者に多く，大腸菌以外の緑膿菌や腸球菌などが原因菌になり，慢性化し再発を繰り返す。抗菌薬を投与するが，根治には基礎疾患の治療が必要である。

図3-9-1 腹膜透析と血液透析

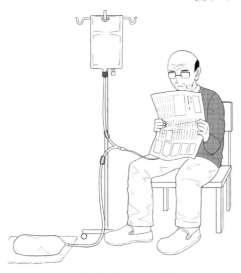
腹膜透析（自宅で可能）

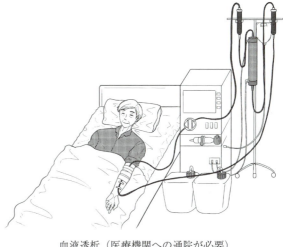
血液透析（医療機関への通院が必要）

高齢者の病態の特徴

　高齢者では，基礎疾患をもつ複雑性尿路感染症を発症しやすい。複雑性尿路感染症の基礎疾患としては，膀胱癌，腎盂・尿管癌，尿管結石，神経因性膀胱などに加え，男性では前立腺肥大症，前立腺癌が知られている。また，膀胱留置カテーテルなどの使用や糖尿病などによる免疫力低下も複雑性尿路感染症の原因となる。

　高齢男性で，悪寒戦慄をともなう高熱，排尿障害，会陰部不快感などを認めた場合は，尿路感染症に加えて，急性前立腺炎も鑑別する。

高齢者の診断

　代表的な尿路感染症である急性単純性腎盂腎炎の場合，発熱（高熱），悪寒，戦慄，腰背部痛，悪心・嘔吐などの症状が出現する。高齢者の場合では，脱水による意識障害をともなうこともある。高熱をきたしやすいインフルエンザや，急性肺炎，急性胆嚢炎などの疾患に間違われることもあるので注意が必要である。尿検査では膿尿や細菌尿を認め，血液検査では白血球増加やCRP上昇を認める。基礎疾患をもつ複雑性腎盂腎炎を鑑別するためには，腹部超音波検査やCT検査などを実施する。

　高齢男性で，膀胱カテーテル留置中に高熱を生じた場合には急性前立腺炎を考える必要がある。診断に役立つ診察・検査として，直腸指診，前立腺超音波検査，CT検査，MRI検査などがある。

高齢者の治療

　尿路感染症の治療は，まず推定される原因菌に対する抗菌薬を投与する。その後，尿培養検査や血液培養検査で判明した起炎菌の薬剤感受性の結果により抗菌薬を変更する。抗菌薬の投与期間は7〜14日間程度である。重症の腎盂腎炎では，まず注射薬の抗菌薬を使用し，その後経口薬に変更す

ることが多い。急性単純性腎盂腎炎の場合は，抗菌薬への反応が良好で予後が良い。慢性複雑性腎盂腎炎の場合は，急性発症や急性増悪時は抗菌薬を投与するが，複雑性腎盂腎炎の原因となっている基礎疾患を治療することが重要である。

急性前立腺炎は適切な抗菌薬による十分な期間の治療が行われれば予後良好な感染症である。しかし，抗菌薬による治療を短期間で終了した場合には，前立腺炎の再発や再燃を生じやすいため注意が必要である。

☐ 看護の要点

❶　清潔に努める

入浴を行う，入浴できない日は清拭や陰部洗浄を行う，清潔な下着に着替えるなど，日ごろから清潔に努め予防する。排泄後のトイレットペーパーの拭き方やおむつ交換時も，便が尿道につかないように注意する。

❷　水分摂取を促す

高齢者はトイレに行く回数を少なくするために水分摂取を控えがちである。また，咳き込んだりしてうまく飲めないために水分摂取が少なくなったり，口渇を感じなくなったりする。水分摂取量や回数を確認し，こまめに水分摂取をうながす。

❸　排尿痛や頻尿，残尿感，発熱等の症状の緩和

受診し，尿検査を行い，医師から抗菌薬が処方された場合，服薬管理だけでなく，耐性菌や再燃にも注意する。発熱時の解熱剤の投与も時間的な間隔を守り，安楽を図るために本人の希望をきいて罨法（氷枕等）を実施する。冷えは症状を悪化させるので，下半身は保温に努める。尿失禁も合併しやすいので，適宜尿漏れライナーやパッドを利用する。

❹　原因となる膀胱留置カテーテル等は取り除く

膀胱留置カテーテルは尿路感染を引きおこす原因となる。留置が本当に必要かをアセスメントし，早期にカテーテル抜去を行う。抜いた後，尿閉や失禁等の下部尿路症状が出現した場合，それに対応するケアを行う。

⑩　消化器疾患

1　食中毒

☐ 疾患の定義

食中毒とは，有毒な微生物や化学物質を含む飲食物を食べた結果生じる健康障害である。従来，赤痢やコレラなどの感染症は食中毒と区別されていたが，1999年4月に施行された「感染症の予防及び感染症の患者に対する医療に関する法律」（感染症新法）において，病因物質の種別にかかわらず飲食に起因する健康障害は食中毒として取り扱われることになった。食

中毒は，その原因になった因子・物質によって，細菌性食中毒，ウイルス性食中毒，化学性食中毒，自然毒食中毒，寄生虫性食中毒，に大別される。なお，食物アレルギーは食中毒に含まれない。

　国内における食中毒は，夏場に多く発生する細菌性食中毒（サルモネラ菌，腸炎ビブリオなど）に加え，冬場にはノロウイルスによるウイルス性食中毒が多い。ノロウイルスによる食中毒の発生は，強い感染力から大規模な拡大となるため注意が必要である。

高齢者の病態の特徴

　高齢者は食中毒をおこしやすい。その要因としては，加齢による体液性免疫および細胞性免疫の減弱，消化管の機能低下，薬剤の常用（免疫抑制薬，制酸薬，消化管運動抑制薬），栄養状態の不良，抗菌薬の不適切な使用，などがある。逆流性食道炎などの治療のために，胃酸の分泌を抑制するプロトンポンプ阻害薬（PPI）や H_2 受容体拮抗薬を常用している場合，胃内の pH が上昇するため胃酸による殺菌効果が減弱する可能性があると報告されている。

高齢者の診断

　食中毒では，嘔吐，腹痛，下痢などの急性胃腸障害の症状をおこす。ノロウイルスによる食中毒の場合，強い嘔吐や下痢が出現するが，嘔吐をともなわず下痢だけの場合もある。また，発熱をともなうこともある。ノロウイルス感染症の確定診断のためには，ノロウイルス抗原迅速定性検査を行う。このノロウイルス抗原迅速定性検査は，急性胃腸炎症状を呈する患者の中で，3歳未満の乳幼児，あるいは65歳以上の高齢者に限り保険適用がある。

高齢者の治療（薬物療法含む）

　食中毒では，予防が第一である。安全な調理方法として，①清潔に保つ，②調理済み食品と生の食品は分離する，③徹底的に調理する，④安全な温度で食品を保管する，⑤安全な水と原材料を使用する，がある。

　ノロウイルス感染症は，基本的には良性の疾患で，2日程度で改善する場合が多い。しかし，体力の衰えている場合には回復に時間がかかる。特に，嘔吐したものが呼吸とともに肺内に入り誤嚥性肺炎を生じると重篤化する。

　ノロウイルス感染症の治療は，自然回復が基本になる。嘔吐や下痢によって水分が失われると脱水になるため，輸液を行う。嘔吐や下痢は，ウイルスを体外に出そうとする自然治癒力の働きであり，止瀉薬（下痢止め）で無理に下痢を止めることは避けるべきである。ノロウイルスはカキなどの海産物からの感染もあるが，実際には，ヒトの嘔吐物や下痢便から感染することが多い。わずかなウイルス量で感染するため，手洗い，手袋着用，マスク着用などのスタンダードプリコーション（標準予防策）を中心に感

染予防対策がきわめて重要である。嘔吐物の処理にはアルコールでの消毒は無効で，次亜塩素酸ナトリウムなどの塩素系薬物を用いて消毒する。

看護の要点

❶ 原因を追究し集団感染に注意

病院や施設などは閉鎖性が高いので，ひとたび感染がおこると高齢者に蔓延する危険性がある。原因菌として，サルモネラ菌，腸炎ビブリオ菌，ノロウイルス，腸管出血性大腸菌等がある。腸管出血性大腸菌にはO157が代表である。原因を確認するために，食中毒をおこした高齢者の食事や便の検査，症状を観察し，原因，感染経路を突き止める。職員も患者・施設入居者も手洗いを徹底し，手拭タオルなどを共用してはならない。原因となる便等は手袋を装着のうえで処理し，的確に消毒し，ビニール袋などで厳重に密封して，専用の廃棄場所に廃棄，すみやかに処分し，集団感染を予防する。また，感染予防の勉強会，感染発生時の対応マニュアル作成も行い，職員が統一した対応をとる。

❷ 脱水予防と栄養管理

ノロウイルスは冬季の感染性胃腸炎の主な原因ウイルスであり，高齢者が罹患すると，嘔吐や下痢などで脱水をおこしやすい。経口摂取できない場合は補液を行うが，経口摂取ができるようになれば，消化の良いもの，味噌汁など塩分を含み，高齢者が好むものを少量ずつ摂取をすすめる。

❸ 吐瀉物，便の適切な処理

ノロウイルスの場合，排泄物の廃棄には0.1％次亜塩素酸ナトリウム希釈液，清掃用には0.02％次亜塩素酸ナトリウム希釈液（市販の塩素系漂白剤などでも代用できる）を使用することが多い。感染マニュアルを守る。

2 イレウス（腸閉塞）

疾患の定義

イレウスは腸管内容物の肛門側への通過が障害された状態で，腸管内腔が物理的に閉塞されておこる機械的イレウスと，腸管への血流や分布する神経の障害により腸管内容が停滞する機能的イレウスに大別される。さらに，機械的イレウスは，腸管への血行障害をともなわない単純性（閉塞性）イレウスと，血行障害をともなう複雑性（絞扼性）イレウスとに分類される。複雑性（絞扼性）イレウスは腸管壊死や穿孔の危険性が高いため，一般的に緊急手術の適応となる。一方，機能的イレウスは，腸管の正常な蠕動運動が停止しておこる麻痺性イレウスと，中毒などで腸管痙攣がおこる痙攣性イレウス分類されるが，痙攣性イレウスはまれである。

なお，欧米では，機械的イレウスを intestinal obstruction（腸閉塞），麻痺や痙攣によるイレウスを paralytic ileus（イレウス）と呼んで区別しているが，日本では腸閉塞とイレウスを同義的に使用することが多い。

高齢者の病態の特徴

イレウスは，腹部手術の既往がある人におこりやすい。症状は，腹痛，腹部膨満，悪心・嘔吐，排ガス・排便の停止などである。小腸が閉塞する原因には，癒着（50〜70％），ヘルニア嵌頓（15％），悪性腫瘍（15％）がある。高齢者の小腸閉塞では，大腿ヘルニア，鼠径ヘルニア，閉鎖孔ヘルニアなどによるイレウスのことがあるので，鼠径部の膨隆などのヘルニアを疑わせる身体所見の有無を確認する。

高齢者の大腸閉塞の原因は，大腸癌や憩室疾患（腸管の壁の一部がそとへ袋状に突出している状態），腸軸捻転症（S状結腸捻転：腸間膜を軸として腸が捻じれる）などがある。腹部手術の既往がある高齢者が腹痛や腹部膨満を訴えたときには，特に，イレウスを疑う。腸軸捻転症は腸間膜を中心として腸管が捻転する疾患で，腸管と腸間膜が一緒に捻転するため通過障害とともに血行障害が生じることが多く，複雑性（絞扼性）イレウスの原因となる。S状結腸が腸軸捻転症の好発部位であり，高齢者に多い。腸重積症は，腸管の一部が肛門側の腸管内に嵌入することで発生する。通過障害，血流障害（腸間膜ごと嵌入するため）をともない，複雑性（絞扼性）イレウスの原因となる。大腸癌や悪性リンパ腫，大腸ポリープなどが腸重積症の原因となることが多い。

一方，腸管の正常な蠕動運動が停止しておこる麻痺性イレウスは，腹部手術後の術後腸管麻痺，急性腹膜炎，糖尿病性自律神経障害，薬剤などが原因となる。高齢者の場合，腸管の蠕動運動を低下させる薬物の使用には注意が必要である。

高齢者の診断

高齢者の場合，腹痛，腹部膨満，悪心・嘔吐，排ガス・排便の停止などの典型的症状が揃わないことがあり，イレウスを疑う場合は，立位腹部単純レントゲン検査を実施し，拡張した腸管ガス像やニボー（niveau）の有無を確認する。ニボーとは，立位のレントゲン検査にて腸管内に貯留したガスや液体により形成される鏡面像（air-fluid level）のことである。複雑性（絞扼性）イレウスを疑う場合は，腹部造影CT検査を積極的に行う。複雑性（絞扼性）イレウスでは，重積した腸管や絞扼された腸管が腹部造影CT検査で確認できることがある。

なお，麻痺性イレウスでは，機械的イレウスと比較して腹痛の程度は軽く，また，腸管内の液体貯留が少ないため立位腹部単純レントゲン検査でニボーを認めないこともある。

高齢者の治療

単純性（閉塞性）イレウスでは，自然に閉塞が解除されることが期待できるため，保存的治療が基本となる。通常では絶飲食，輸液療法，抗菌薬投与，腸管内を減圧するためのイレウス管もしくは経鼻胃管の挿入を行う。イレウス管はやわらかい素材でできた細長いチューブで，鼻腔から挿入す

る。イレウス管の挿入によって腸管内に貯留している内容物を排液し腸管内を減圧できる。

その結果，嘔吐などの自覚症状が改善するだけでなく，腸管浮腫の改善，穿孔の予防にも効果がある。複雑性（絞扼性）イレウスは，原則，緊急手術の適応であり，血行障害部位の解除を行う。もし，腸管壊死が生じている場合は腸管切除を行う。手術は内視鏡下で行われることもある。

看護の要点

❶ イレウスかどうかの判断

高齢者の場合，腹満感を便秘が原因だと思っているケースが多い。また，他に症状の訴えがないので放置されていることがある。腹痛や嘔吐，排ガスの有無，活気の有無等，全身も含めてよく観察し，受診を行う。

❷ 禁飲食と補液，イレウス管の管理

絶飲食のため補液が行われるが，口腔ケアに努め，補液が漏れないよう，チューブ類が抜けないよう，チューブ類の固定はゆとりをもたせて，かつ苦痛がないように注意する。チューブ抜去がみられる場合も，安易に身体拘束などをしない。イレウス管の挿入の長さ，挿入部の状態，排液の量と性状，嘔吐，脱水に注意する。

❸ 再発予防

高齢者は腸の蠕動運動も弱くなり，癒着や腫瘍などの機械的通過障害，血行障害もおきやすいので，再発しやすい。排便や排ガスの有無，腹満感，腹痛等に注意し，異常があった場合は直ちに受診することを指導し，普段から運動や腹部マッサージ等の腸の運動をうながす生活を指導する。

⓫ パーキンソン病

疾患の定義

パーキンソン病は，中脳黒質のドパミン神経細胞の変性を主体とする神経変性疾患である。4大症状として，安静時の振戦，無動・寡動，筋強剛（筋固縮），姿勢反射障害を特徴とする。しかし，運動症状のみならず，自律神経症状や精神症状などの非運動症状も出現する。有病率は日本では人口10万人当たり100〜150人と推定されている（欧米では150〜200人とされる）。発症年齢は50〜65歳に多いが，高齢になるほど発病率が増加する。

典型的な左右差のある安静時振戦（4〜6 Hz）がある場合，または，歯車様強剛（歯車様固縮），動作緩慢，姿勢反射障害のうち2つ以上が存在する場合をパーキンソニズムがあると定義し，パーキンソニズムをきたす疾患でパーキンソン病以外のものをパーキンソン症候群という。ただし，パーキンソン病も含めてパーキンソン症候群と呼ぶこともある。

高齢者の病態の特徴

高齢者では振戦より歩行の障害が目立つことが多い。また，自律神経症状，精神症状，睡眠障害，嗅覚障害，四肢のこわばりや痛みなどの非運動症候が運動症候に先行することもある。中高年の発症が多く，70歳以上の有病率は100人におよそ１人である。パーキンソン病の主たる病態は中脳黒質のドパミンニューロンの変性・脱落による大脳線条体でのドパミン不足であり，ドパミンの補充・分解阻害，ドパミン受容体刺激などによって症状の軽減が期待される。しかし，15年程度経過すると約４割の患者は日常生活に介助が必要になる。

高齢者の診断

手や足の安静時振戦，動作緩慢，前傾・小刻み歩行，易転倒などをみたときに，パーキンソン病やパーキンソン症候群を疑う。手の振戦は座位をとり，手を膝の上に自然に置いたときにみられることが多い。暗算などの精神緊張を負荷すると振戦が出現しやすい。歩行時にも手の振戦がよく現れる。無動・寡動は，起居動作や寝返りの緩慢・困難，瞬目の減少，無表情などで観察される。嚥下困難，構音障害も生じる。小声や早口で消え入るような話し方，書字がだんだん小さくなっていく小文字症もみられる。筋強剛（筋固縮）は，鉛管現象（他動的に動かすと持続的に抵抗感あり），歯車現象（他動的に動かすと歯車のように間欠的に抵抗感あり）として知られている。姿勢反射障害では，立位で押されると立ち直ることができず，受け身の姿勢をとることなく転倒してしまうことがある。上体の前傾・斜傾姿勢，歩行時の腕振り減少，小刻み・すり足歩行などが認められる。ただし，高齢者では，これらの運動障害が脳血管障害などでも生じるので鑑別が必要である。便秘，排尿障害，起立性低血圧などの自律神経症状，うつ，幻視，認知機能低下などの精神症状，睡眠障害，四肢のこわばりや痛み，嗅覚低下などの非運動症状にも注意する。頭部 CT/MRI や臨床検査では，パーキンソン病に特異的な所見はない。心臓の交感神経節後線維の機能を反映させた MIBG 心筋シンチグラフィーが，パーキンソン病の診断に有用とされる。

パーキンソン症候群の原因として，高齢者で頻度が高いのは，薬剤性と脳血管性である。薬剤性では，多くは服薬中止により数週〜数か月で回復する。高齢者は複数の医療機関の受診や多剤服用が多いので，薬剤性パーキンソン症候群には特に注意が必要である。頻度の高い薬剤としてスルピリド（消化性潰瘍薬，抗うつ薬），メトクロプラミド（制吐薬），非定型抗精神薬がある。正常圧水頭症によるパーキンソン症候群は脳神経外科的な治療により改善する可能性があるので必ず鑑別する必要がある。

高齢者の治療（薬物療法含む）

高齢者では若年者に比して症状の進行が速いため，ADL と QOL を確保し，転倒・骨折，誤嚥性肺炎を予防する必要がある。70歳以上の高齢者

第３章■老年病の治療と看護　103

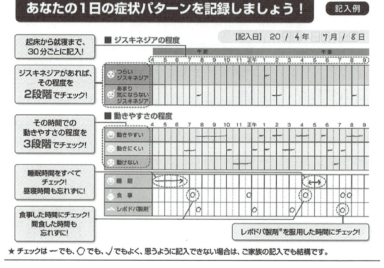

図3-11-1 症状日誌の記入例

出所：www.midorino-hp.jp/pd-center/tool/files/daybook.pdf2017.3.NOVARTIS

では，安静時振戦，無動・寡動，筋強剛（固縮），姿勢反射障害などの運動障害への効果出現がより早く，より確実であるドーパ合剤から治療をはじめることが推奨される。薬物療法と同時にリハビリテーションを開始し，生活環境の整備やさまざまな社会資源の活用などを積極的にすすめる。

看護の要点

❶ 症状変化を把握し，症状のコントロール

症状日誌（図3-11-1）をつけてもらい，wearing-off現象（症状が良くなったり悪くなる現象），ジスキネジア（体の一部が意志に反して動く）等の症状の出現の程度，周期，時間帯，薬剤との関連をアセスメントする。それらの結果を医師に報告し，適切な薬剤調整をしてもらい，症状のコントロールに努める。

❷ 重症度と生活機能障害度に応じた生活支援

ヤールの分類と生活動作の自立度をアセスメントし，歯磨きや洗面，整髪，更衣，入浴動作，食事，排泄，歩行等の自助具や福祉用具を導入する。

❸ 転倒予防と自律神経症状に対する支援

すくみ足については視覚的な手がかりがもてるように，床や廊下などに色をつけたり，カラーテープで線を引いたりする。歩行リズムがとれるようにメトロノームや音楽を利用する。便秘や多汗，起立性低血圧，冷感やしびれ，排尿症状（頻尿，切迫性尿失禁，残尿等）等の自律神経症状に対しては薬剤，罨法，尿パッド等を適切に使用する。

❹ 安定した生活への支援

体が思うように動かない状態は心身ともに悪化する結果となる。リハビリテーションや体操，運動を行う。卓球やビーチボールバレー，風船バレー等，ある程度の速度のリズムがとれる運動が効果的な場合もある。体を

動かし，十分な睡眠時間も確保する。うつ状態になりやすいので，体調や本人のペースに合わせて，趣味や役割をもてるよう，継続できるように支援する。

12 精神疾患

1 不安障害

疾患の定義

不安障害は，不安を主体とする症候群である。不安は，なんとなく不快で，しばしば漠然としていて主観的に思いわずらうことで，動悸，発汗などの自律神経系の興奮による症状をともなう。不安は，出来事に対する危機感やそのことを自分ではコントロールできないという感覚に関連して生じる。

高齢者の病態の特徴

高齢者においては，身体機能の低下，死別などのさまざまな喪失体験，社会経済的な問題などから，若年者に比べ不安を訴える割合が高い。特に，高齢者では身体的な健康状態に関連して不安が生じることが多いのが特徴である。不安障害の分類の中でも，全般性不安障害（GAD：generalized anxiety disorder）および恐怖症の頻度が高齢者では高い。

全般性不安障害は，過剰な不安と心配が6か月以上持続し，心配することを止めることができない状態である。将来を予測できないことに対して，特に不安が生じる。このような持続的で過剰な心配は，不眠，いらだち，緊張，疲労，集中困難などの症状をともなう。恐怖症は，ある特定の恐怖対象（動物，嵐などの自然環境，エレベーター，トンネル，注射など）に暴露されることによって引きおこされる著しい不安で，しばしばその状況から回避しようと行動する。高齢者では恐怖対象として転倒，転落が多い。また，不安障害に分類される外傷後ストレス障害（PTSD：post traumatic stress disorder）では，戦争，自然災害，事故などで極めて大きな精神的衝撃を受けた患者にみられる。

高齢者の診断

高齢者の示す不安や心配が病的かどうか，判断は難しい。その理由に老化現象がある。全般性不安障害でみられる疲れやすさ，集中困難，睡眠障害などは老化現象ともいえる。また，高齢者における不安障害の特徴として，身体疾患症状に関連した心配，不安が多いことがあげられる。高齢者の不安障害は，うつ病や認知症と合併しやすいことにも注意が必要である。

第3章■老年病の治療と看護　105

高齢者の治療

薬物療法では，高齢者でも抗うつ薬である選択的セロトニン再取り込み阻害薬（SSRI）やセロトニン・ノルアドレナリン再取り込み阻害薬（SNRI），また，抗不安薬であるベンゾジアゼピン誘導体（BZD）などが用いられる。BZD は急性期の不安には大変有効であるが，長期使用により次第に用量が増加すること，内服の中止により強い不安状態を呈しやすく減量や内服中止が困難になりやすいことに留意する。BZD を内服している高齢者は転倒が多いので注意する。BZD，SSRI，SNRI，は，「高齢者の安全な薬物療法ガイドライン2015」において，特に慎重な投与を要する薬物とされているので，少量から慎重に投与する。

看護の要点

❶ 不安と身体の不調の訴えを傾聴

高齢者は退職，子どもの独立，友人や配偶者の死など喪失感を受ける機会が多くなる。また，身体の失調や疾患を抱えることも多くなり，生活への支障もおきる。収入の減少も不安につながる。不安を他者に聴いてもらうことで軽減する場合は，時間をつくり，耳を傾ける。高齢者の場合，身体の不調を訴えることが多いが，診察を行い，異常がない場合は，その旨を説明し，安心させる。

❷ 相談や役割の発揮の機会

不安を相談できる場所や生きがいや趣味，役割の発揮ができるように，地域のサークルや行事やサポーター活動の機会の情報を提供する。また，そこで仲間ができるようにきっかけをつくる。

❸ 抗不安薬の適切な使用，副作用に注意

どうしても不安がとれず，不安が強い場合は，抗不安薬を服用することになるが，長期にわたらないよう，また副作用の出現に注意する。

2 うつ病

疾患の定義

アメリカ精神医学会の診断基準では，抑うつ気分，または，楽しい活動に対する興味の低下が認められる 2 週間の間に，食欲または体重の変化，睡眠障害，精神運動活動の低下あるいは増加，エネルギー喪失，認知機能の変化，無価値観または罪悪感，自殺願望などの症状が 5 項目以上ともなっている場合，うつ病（大うつ病性障害）と診断する。なお，うつ病は「気分障害」に分類される。

高齢者の病態の特徴

高齢者では，うつ病が他の慢性疾患と併存することが多い。うつ病合併率の高い疾患は，脳卒中，慢性閉塞性肺疾患（COPD），慢性心疾患，糖尿病，パーキンソン病，慢性疼痛症候群，癌，HIV/AIDS などである。うつ病は QOL の低下や食事療法，運動療法，服薬などの自己管理能力の低

下を招く。また，うつ病は自殺の危険因子であり，特に男性高齢者のうつ病では自殺による死亡率が若年者に比べて高いことが知られている。高齢者うつ病患者の引きこもりも多いが対応が困難な問題である。

高齢者うつ病発症の危険因子には，女性，身体疾患の合併，認知機能障害の合併，社会交流の乏しさや欠如，長期入院や施設への入所，家族（特に配偶者）の自宅介護，などがある。

❑ 高齢者の診断

慢性疾患を有する高齢者の場合，慢性疾患にともなう一時的な気分の落ち込み（抑うつ状態）か，あるいは，うつ病を併発したのかの判断が難しく，うつ病を見逃す可能性がある。したがって，慢性疾患患者に対しては，常にうつ病合併の可能性を考える必要がある。また，抑うつ状態を生じやすい薬物（プレドニゾロンなど）の使用の有無や，精神症状として抑うつ状態をきたしやすい甲状腺機能低下症の合併の有無にも注意する。

❑ 高齢者の治療

軽度から中等度のうつ病に対しては，認知行動療法や対人関係療法などが有効と報告されている。薬物療法では安全性の面からセロトニン・ノルアドレナリン再取り込み阻害薬（SNRI），選択的セロトニン再取り込み阻害薬（SSRI）から開始することが多い。三環系抗うつ薬は，抗コリン作用による副作用が生じやすいので，少量から慎重に投与を開始する。難治性のうつ病の場合には，代表的な身体療法である電気痙攣療法や経頭蓋的磁気刺激が用いられることがある。

❑ 看護の要点

❶ うつ状態の早期発見

高齢者は脳の脆弱性に加え，恒常性の機能も低下しており，ストレスに対応する能力が低下している。そのために，些細な出来事でも気分的に大きく落ち込むことが多い。また，慢性的の疼痛でもうつ状態に陥るリスクが高い。さまざまな疾患も治癒せず，症状も慢性化するために容易にうつ状態になる。高齢者は配偶者や友人の死，役割がなくなるなど，喪失体験の連続となる。入院や施設入所でも容易にうつ状態になり，それを放置するとうつ病になることを念頭に入れ，うつ状態の段階で対処し，うつ病を予防する。

❷ 身体的な不定愁訴に注意

高齢者のうつ病は身体的な不定愁訴が目立つので，身体疾患の鑑別を行う。特に認知症との鑑別には要注意である。認知症は病識に乏しいが，うつ病は自責の念があり，抗うつ剤が効く。

❸ 生活支援

IADL，ADL 機能低下により，買い物ができず，食事もとれず，栄養不良や脱水でうつ症状が出ることがある。その場合，生活支援（例：市区

町村の配食サービス，介護保険申請し，各サービスを利用する）を行う。

❹　希死念慮や自殺企図への注意

死にたいという言葉，内服薬を大量に飲む，食事を拒否する，自分の身体を傷つける等の行動は自殺企図を疑う。いつもと違う，元気がない，外出しない，寝ていない等，普段の様子との変化を注意深く観察し，自殺企図のリスクが高い場合，観察を強め，目を離さないなど，一人にしない，危険な環境におかないようにする。

むやみな励ましはしないものの，一人ではない，いつもそばにいる，あなたはかけがえのない大切な人だ，などの温かいメッセージを伝える。特にうつ症状の回復を周囲も感じるようになった時期での自殺遂行がみられる。周囲は常に気をつけていなくてはならない。

❺　抗うつ剤服薬への援助

うつ病の回復は心身の休養が必要となり，睡眠薬や抗うつ剤を必要とすることがある。副作用をおそれ，自己判断で服薬を中断する場合があるので，服薬管理の支援をしながら，薬剤効果・服薬の意味についてわかりやすく説明する。また，あらゆる訴え，苦痛にも耳を傾ける。

◯注

(1)　日本老年医学会編（2008）：老年医学テキスト　改訂第3版，198-201，メジカルビュー社.

(2)　日本老年医学会編（2013）：老年医学系統講義テキスト，92-95，西村書店.

(3)　同前書.

(4)　鳥羽研二（2008）：老年症候群と総合的機能評価，日本内科学会雑誌，98(3)，101-106.

(5)　日本老年医学会編（2013）：前掲書，60-61.

(6)　日本老年医学会編（2015）：高齢者の安全な薬物療法ガイドライン2015，12-20，メジカルビュー社.

(7)　同前書.

(8)　日本老年医学会編（2008）：前掲書，33-37.

(9)　同前書.

(10)　同前書.

(11)　同前書.

(12)　日本呼吸器学会（2014）：肺がん，呼吸器の病気（http://www.jrs.or.jp/modules/citizen/index.php?content_id=25）

(13)　医療情報科学研究所編（2007）：病気がみえる vol. 4 呼吸器，182-200，メディックメディア.

(14)　萩原弘一（2014）：高齢者の肺癌，日本老年医学会雑誌，51(4)，307-313.

(15)　日本肺癌学会編（2016）：EBM の手法による肺癌診療ガイドライン2016年版，116，金原出版.

(16)　日本老年医学会編（2008）：前掲書.

(17)　日本老年医学会編（2013）：前掲書.

(18)　鳥羽研二（2008）：前掲書.

(19)　同前書.

(20) 医療情報科学研究所編 (2007)：前掲書, 70-86.

(21) 厚生労働省 (2015)：平成27年人口動態統計月報年計（概数）の概況
(http://www.mhlw.go.jp/toukei/saikin/hw/jinkou/kakutei15/index.html)

(22) 日本老年医学会編 (2008)：前掲書, 373-380.

(23) 日本老年医学会編 (2013)：前掲書, 220-224.

(24) 日本呼吸器学会 COPD ガイドライン第4版作成委員会編 (2013)：COPD
（慢性閉塞性肺疾患）診断と治療のためのガイドライン, 5, メディカルレビュー社.

(25) 日本呼吸器学会 (2014)：慢性閉塞性肺疾患（COPD）, 呼吸器の病気2014
(http://www.jrs.or.jp/modules/citizen/index.php?content_id=12)

(26) 同前書.

(27) 同前書.

(28) 同前書.

○ 参考文献

大庭健三編 (2014)：すぐに使える高齢者総合診療ノート, 日本医事新報社.

日本老年医学会編 (2011)：健康長寿診療ハンドブック, メジカルビュー社.

医療情報科学研究所編 (2014)：病気がみえる vol.3 糖尿病・代謝・内分泌第4版, メディックメディア.

医療情報科学研究所編 (2015)：病気がみえる vol.7 脳・神経, メディックメディア.

日本高血圧学会高血圧治療ガイドライン作成委員会編 (2014)：高血圧治療ガイドライン2014, 日本高血圧学会.

医療情報科学研究所編 (2015)：病気がみえる vol.2 循環器第3版, メディックメディア.

日本甲状腺学会編 (2011)：バセドウ病治療ガイドライン2011, 南江堂.

日本糖尿病学会編 (2016)：糖尿病治療ガイド2016-2017, 文光堂.

日本老年医学会・日本糖尿病学会編 (2017)：高齢者糖尿病診療ガイドライン2017, 南江堂.

日本腎臓学会編 (2012)：CKD 診療ガイド, 東京医学社.

医療情報科学研究所編 (2015)：病気がみえる vol.8 腎・泌尿器第2版, メディックメディア.

出口隆 (2006)：急性前立腺炎の診断と治療, Modern Physician, 26(6), 1007-1010.

医療情報科学研究所編 (2016)：病気がみえる vol.1 消化器第5版, メディックメディア.

志智大介 (2016)：高齢者・免疫不全者などでの食中毒への対応, 日本医事新報, 4809, 37-44.

林田麻衣子, 堀口淳 (2013)：Ⅱ. 高齢者によくみられる精神症状の鑑別診断と治療 不安障害, 日本臨床, 71(10), 1787-1792.

日本老年医学会, 日本医療研究開発機構研究費・高齢者の薬物治療の安全性に関する研究研究班 (2015)：高齢者の安全な薬物療法ガイドライン2015, 日本老年医学会.

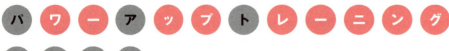

Q1　老年病は高齢になって発症する疾患のみであるか。
（解答）　×：非高齢期から発症する疾患も含まれる。

Q2　高齢者の悪性腫瘍は，一般に若年者の悪性腫瘍に比べて進行が穏やかなものが多いか。
（解答）　○：したがって，発見が遅れることもある。

Q3　肺癌の扁平上皮癌は腺癌に比べて症状が出にくいか。
（解答）　×：咳，痰，血痰などが出やすい。

Q4　高齢者のアレルギーの診断には，まず血液検査を優先するか。
（解答）　×：まず問診をしっかり行い，アレルギーの原因や誘発因子等を探索する。

Q5　非定型肺炎は，異常所見に乏しいことがあるか。
（解答）　○：したがって，よく診察，観察を行い，疑いのある場合は血液検査や画像検査などの精査をすすめる。

Q6　COPDでは，体重増加に注意するか。
（解答）　×：やせてくるので低栄養になりやすい。体重増加よりも低下を注意する。

Q7　骨強度は，加齢や月経により低下してくるか。
（解答）　×：月経ではなく閉経である。閉経ではエストロゲン欠乏により骨吸収が亢進するため，骨強度は低下する。

Q8　椎体圧迫骨折の好発部位は，頸椎であるか。
（解答）　×：頸椎よりも胸椎や腰椎が多い。特に第12胸椎と第1腰椎である。

Q9　心原性脳梗塞の主な原因に，アテローム硬化があるか。
（解答）　×：心原性脳梗塞は心房細動などにより心腔内に生じた血栓によって生じるものである。アテローム硬化が原因のものはアテローム血栓性脳梗塞である。

Q10　高齢者の脳出血の部位で多いのは被殻出血，視床出血であり，血圧コントロールが重要となるか。
（解答）　○：突然の頭痛，意識障害，片麻痺などが生じる。

Q11 75歳以上では，降圧目標は診察室血圧130/90 mmHg 未満とするか。

（解答）　×：150/90 mmHg 未満を降圧目標とし，薬物治療に対する副作用がなければ140/90 mmHg 未満をめざす。

Q12 高齢者の甲状腺機能低下症は，認知症やうつ病と誤診されやすいか。

（解答）　○：記銘力低下や易疲労感，不定愁訴に似た症状が出現しやすく，認知症やうつ病にまちがえられやすく，見逃されやすい。

Q13 認知症が重度の高齢者糖尿病の HbA1c の目標値は，7.0%未満であるか。

（解答）　×：重症低血糖が危惧される薬剤の使用がない場合は8.0%未満であり，使用している場合は8.5%未満である。（下限7.5%）

Q14 高齢者の慢性腎臓病の原因疾患には糖尿病腎症，腎硬化症，薬剤性腎障害，虚血性腎症が多いか。

（解答）　○：そのため，糖尿病や高血圧などの生活習慣病を含めた全身管理が必要となる。

Q15 高齢者の尿路感染症のほとんどは，単純性尿路感染症であるか。

（解答）　×：基礎疾患をもつ複雑性尿路感染が多く，大腸菌以外の緑膿菌や腸球菌なども原因菌になり，慢性化，再発化することが多い。

Q16 ノロウイルスが発生した場合，排泄物の廃棄には0.1%のアルコール綿を使用するとよいか。

（解答）　×：0.1%の次亜塩素酸ナトリウム希釈液を使用する。

Q17 高齢者のイレウスでは，必ずレントゲン検査でニボー像が確認されるか。

（解答）　×：麻痺性イレウスではニボー像が認められないこともある。また，腹痛や排ガス，排便停止などの典型的症状が揃わないことがあるので，要注意である。

Q18 高齢者のパーキンソン病では，振戦より歩行障害が目立ち，自律神経症状が先行することが多いか。

（解答）　○：パーキンソン病の歩行の特徴は腕振り減少，小刻み，すり足歩行がある。自律神経症状には，便秘，排尿障害，起立性低血圧がある。

Q19 全般性不安障害とは，過剰な不安と心配が 6 か月以上持続し，心配することを止められないでいる状態であるか。

（解答）　○：将来を予測できないことに対して特に不安が生じる。

Q20 COPD をもつ高齢患者が「毎日憂鬱で死にたい」と訴えてきた。うつ病の可能性は低いと判断したがそれでよいか。

（解答）　×：高齢者では，うつ病は慢性疾患に併発することが多く，特に COPD では，40%と報告されている。

■第4章■

高齢者にみられる症状と看護

本章で学ぶこと

1 高齢者に出現する症状の特徴について理解する。

2 症状のメカニズム，評価法について理解する。

3 症状に対する看護計画の要点を学び，演習や実習で活用できる。

1 高齢者にみられる症状の特徴

☐加齢による身体及び精神，社会，生活機能低下により発症する

高齢者は加齢にともない身体機能が低下する。加えて，社会的役割の変化，子どもの独立，配偶者や親しい人との死別など，喪失感とともに，不安な精神症状も出現する。それらがきっかけで，引きこもり，自立度や認知機能の低下，廃用性症候群（生活不活発病），そして寝たきりへと悪循環に至り，さまざまな症状が重度化しやすい。

☐非定型で顕在化されにくい

老化は誰にもおこることで，身体機能の低下・外見上の変化は，遺伝的要因と，それまでの環境的要因による影響を受けながら進行する。しかし老年期の症状は，その症状や進行には個人差が大きく，本人も周囲も気づかず，「年をとったせい」と思い込み，放置，あきらめてしまうことも少なくない。また，その症状が，単なる加齢によるものか，治療が必要な症状なのか判断が難しいケースもあり，高齢者の症状は非定型で顕在化されにくい。

☐症状は慢性的に進行する，顕在化したときには重篤な状態になる

高齢者の症状は本人も自覚のないまま，ゆっくりと進行する。また，慢性的な経過をたどり，本人の認知機能が低下している場合，家族，介護者などが気づいたときには重篤な状態に至っていることがある。特に，近年，夫婦二人の老老介護，独居という世帯が増加し，第三者が入ったときには手遅れになっている場合もある。医療機関や介護施設などでは各専門職により，十分な観察がなされるが，特に自宅生活においては介護者やサービス提供者側の連携により，症状を見逃すことがないように注意を要する。

☐症状は多様で個別的である

体温一つをとっても，成人と高齢者の正常値は異なる。高齢者は成人と比べて筋肉量や代謝が低

113

下しているため，体温は低くなる。また，高齢者は長く生活してきただけに，その人がもつ疾患も多種にわたる。たとえば，血糖コントロール目標値でも，年齢や認知機能，身体機能，自立度，疾患，重症低血糖のリスク，余命等を考慮して個別に設定する。

☐ 症状のゆれが生活に影響し支障がおきる

高齢者のもつ疾患には日内変動するレビー小体型認知症やパーキンソン病などもあり，これらの疾患には自律神経症状がつきまとう。便秘という症状から精神的にも落ち着きがなくなり，転倒し，ADL（日常生活動作）・IADL（手段的日常生活動作）を大きく低下させることもある。また，さまざまな要因による不安から，閉じこもりになり，容易に寝たきりになる。よって，一つの症状だけにとらわれず，その症状がその人の生活にどのように影響するかを考えて観察を行う必要がある。

☐ 薬剤が原因による症状も多い

高齢者の場合，複数の疾患をもち，複数の薬を服用し，また，複数の医療機関にかかり，同種の薬剤を調剤されているケースが少なくない。飲んだか否かを忘れ，二重に服用することもある。高齢者は代謝機能の衰えから，薬物の体外への排出が滞り，薬効が必要以上に長引く，また，副作用として症状が出現しやすい。したがって，高齢者に対しては特に服薬管理が重要といえる。

② 痛　み

☐ 定義と高齢者の特徴

高齢者に多い腰痛と膝関節痛について述べる。

❶ 腰　痛

腰痛は，腰部に痛みのある状態であり，原因が特定されるとその原因となった病名となる。腰痛は，主に脊椎内（脊椎性，神経性）と脊椎以外（内臓性，血管性，心因性）に分類されるが，腰痛の原因が特定されていない場合には，非特異的腰痛症（脊椎内外に重篤な所見がないもの）といわれる。

❷ 膝関節痛

膝関節痛の多くは，変形性膝関節症といわれている。変形性膝関節症とは，病理学的に関節軟骨の変形，磨耗による荒廃と軟骨および骨の新生と増殖の磨耗相と増殖相の混在によって特徴づけられる。慢性，進行性の関節疾患である。

変形性膝関節症の原因は，靭帯や半月板などの損傷や関節内骨折，化膿性関節炎や結核性関節炎，痛風，関節リウマチ，血友病等の先行する膝の外傷や疾患がある場合の一次性（症状は短期間に出現し，高齢期だけでなくすべての年齢層に該当する。）と膝関節に既存の障害がなく，加齢変化にともない膝関節に力学的負荷が加わり生じる場合の二次性に分類される。

高齢者の場合は，二次性が多い。症状は50〜60歳ころから少しずつ進行する。肥満者や女性に多い。大腿四頭筋の衰えが原因である。

☐ 症状の種類

❶ 腰　痛

腰痛の経過によって，急性と慢性の疼痛に分類される。

図 4 - 2 - 1 　脊椎内由来の腰痛のメカニズム

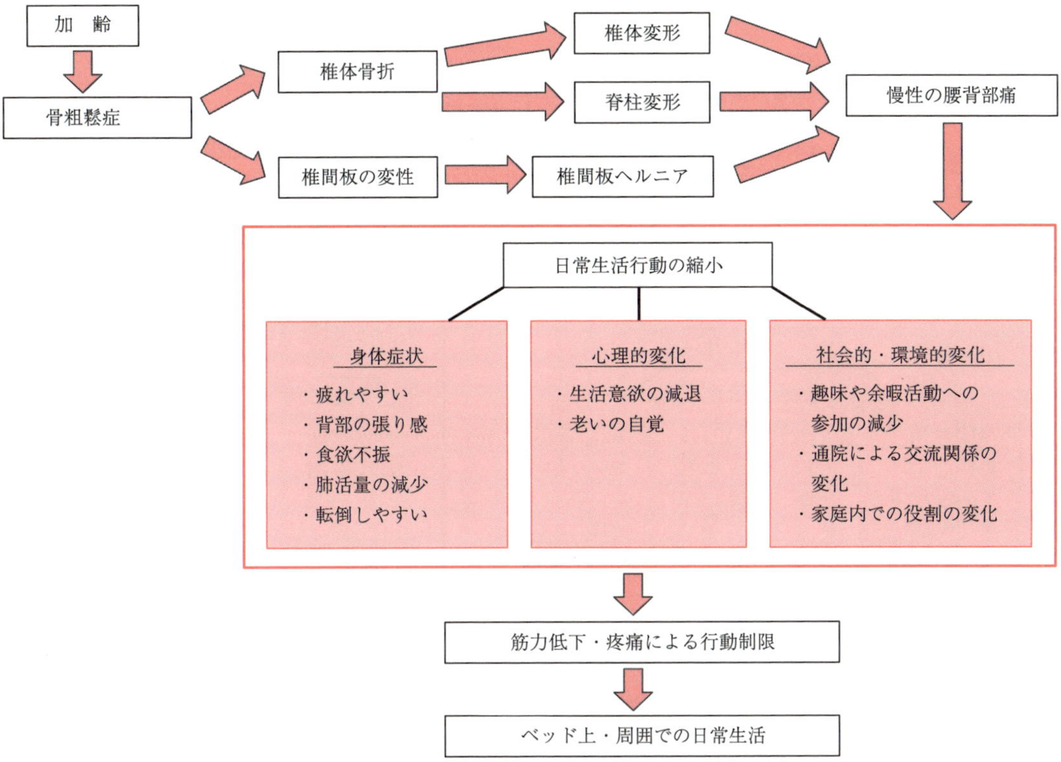

```
加 齢
  ↓
骨粗鬆症  →  椎体骨折  →  椎体変形  →  慢性の腰背部痛
          →  椎間板の変性  →  脊柱変形
          →  椎間板の変性  →  椎間板ヘルニア
```

日常生活行動の縮小

身体症状	心理的変化	社会的・環境的変化
・疲れやすい ・背部の張り感 ・食欲不振 ・肺活量の減少 ・転倒しやすい	・生活意欲の減退 ・老いの自覚	・趣味や余暇活動への 　参加の減少 ・通院による交流関係の 　変化 ・家庭内での役割の変化

筋力低下・疼痛による行動制限

ベッド上・周囲での日常生活

出所：著者作成。

　急性の疼痛は，発症後に激痛がおこり，1〜2週間で軽快し，約3週間で消失する。

　慢性の疼痛は，発症の原因として単一の明らかな器質的疾患のない場合があり，慢性腰痛患者の約80％は抑うつ状態があるといわれる。

　疼痛の種類と原因疾患についてまとめると以下になる。

・安静時疼痛：圧迫骨折，癌の骨転移，消化性潰瘍，急性膵炎

・運動痛：骨粗鬆症，変形性腰椎症，椎間板ヘルニア

・間歇性跛行：腰部脊柱菅狭窄症

・圧痛：圧迫骨折，尿路結石，腎盂腎炎，消化性潰瘍

❷　膝関節痛

　主な症状は，膝が重い，なんとなく膝の歯車がかみ合わないなどの「膝の違和感」，長時間座ると膝が凝り固まった感じがするなどの「膝の強ばり」，歩き始めや膝を動かしたときの痛み，長距離歩行後の夜間の痛み，階段を下りるときの痛みなどの「膝の痛み」，膝を完全に伸展できなくなるの「拘縮」，膝関節内側周辺部を押したときの痛みの「圧痛」，関節内に水がたまるという訴えの「関節水腫」，および「歩行時の膝の側方動揺性」などさまざまである。

❏ メカニズム

❶　腰　痛

原因と誘因→症状→随伴症状・生活障害を図4-2-1にまとめた。

❷　膝関節痛

原因と誘因→症状→随伴症状・生活障害を図4-2-2にまとめた。

第4章■高齢者にみられる症状と看護　115

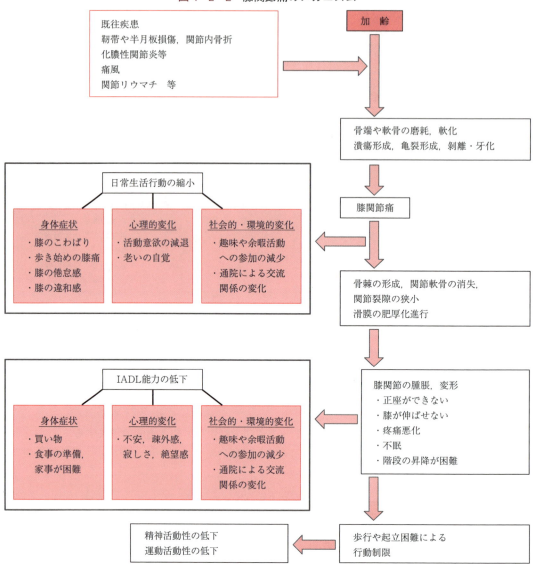

図4-2-2 膝関節痛のメカニズム

出所：著者作成。

❏ 症状の評価方法

痛みの評価では，強度は主にVAS (Visual Analogue Scale) を用いることが多い。痛みの程度を（想像できる）最大の痛みを10，痛みなしを0として示す。人によって痛みの感じ方は異なるため比較は困難であるが，1人の痛みの程度の変化はよく示される。

痛みの機能評価には，日本語版RMDQ（質問24項目で構成され，該当するものが多いほど日常生活の障害程度が大きいとされる）を用いる。

❏ 鎮痛剤の種類と効果的な使い方

❶ 腰　痛

痛みに対しては，一般に非ステロイド性抗炎症剤（NSAIDs）が用いられる。

骨粗鬆症には，カルシトニン筋注が有効である。カルシトニンは，破骨細胞に受容体があり破骨

細胞活性を抑制することから骨吸収抑制作用をもつ。骨粗鬆症の慢性痛には，体内にとり込まれると，すみやかに骨中のハイトロキシアパタイトに吸着し，破骨細胞のアポトーシスを誘導することで，強力な骨吸収抑制能を示すビスホスホネート系薬剤は効果がある。

慢性痛を訴える患者は，うつ傾向が強く，抑うつ剤を処方されることが多い。

❷　膝関節痛

抗炎症剤や鎮痛剤などの薬物療法では，以下の特徴がある。

・抗炎症剤の使用は，関節裂隙の狭小化が少なく，関節水腫が軽度な場合には，抗炎症剤は鎮痛と腫脹に効果がある。

・鎮痛薬は，安静時や睡眠時に痛みがある場合に効果的である。

❏ コルセットの種類と効果的な使い方

❶　コルセットの種類

コルセットには簡易型コルセット，軟性コルセット，硬性コルセットと大きく分けて３つの種類がある。

・簡易型コルセット

メッシュ生地やゴムでできている簡便な作りバンドである。ドラッグストアなどでも容易に入手できる。簡単に装着でき，利便性が高い。

・軟性コルセット

メッシュ生地などの外装の内部にバネや金属が埋め込まれているため，バネや金属の力で腰にかかる負担を緩和できる。医療機関での診療後に作成する。

・硬性コルセット

全体が硬質プラスチックなど硬い素材でできている。腰回り全体を完全に囲うようにガードして腰痛などの傷みを緩和する。医療機関からの指示で義肢装具士が個人個人の体に合わせて作る。

❷　コルセット使用の目的

コルセットにより腰部を固定すると，腰部の筋肉，骨，関節，椎間板の動きを制限し，腰部への負担が軽減できる正しい姿勢を保つことができる。下位腰椎にかかる負担が少なくなる。これらから腰痛を軽減できる。

❸　コルセット装着時の注意

コルセットによる圧迫の有無や褥瘡や皮膚の異常を観察し，コルセットの適合の状態を把握する。長期の装着は，体幹筋の萎縮を招くので，短期間の使用にとどめる。

❏ 症状別看護計画

事例：骨粗鬆症がある脆弱性脊椎圧迫骨折をした76歳女性

問題点：脆弱性脊椎圧迫骨折による腰痛（急性状況）	目標の設定：腰痛が緩和し，自ら身体を動かすことができる
具体策	留意点・根拠
①観察項目 ・円背の有無 ・発症時期と経過 ・痛みの部位，痛みの強度，痛みの性質（激痛，鈍痛，自制できるか等），痛みの変化の状況 ・随伴症状：しびれの有無，知覚鈍麻などの神経症状の	・前屈姿勢は，腰背部への負担は大きい ・骨折部位が痛みの部位と一致する ・痛みの程度や部位，変化を随時確認し，痛みが改善されているかを把握する必要がある

第４章■高齢者にみられる症状と看護　117

有無，麻痺の有無，	
・体格（やせ，肥満など）	
・皮膚の状態	
・既往疾患（骨粗鬆症等）の有無	
②相談・教育項目	
・早期離床の意味を説明する	
・できるだけ自分で日常生活行動を行えるように説明する	
③直接ケア	
・急性の痛みには安静臥床を行う	・重症度に応じて1～2週間の安静臥床となる
・体位は，患者が最も楽な姿勢にする	・脊柱に負担のない姿勢をとる必要がある
側臥位では背中を丸くする体位とする。仰臥位では膝	
下に枕を入れる	
・患部の冷却または保温	・患者の希望に沿うこと，冷湿布を貼付することで，少
・冷湿布を患部に貼付する。高齢者の場合に皮膚がかぶ	しでも安楽となる場合に行う
れやすいためテープを貼る場所に注意する	
・処方された非ステロイド性消炎鎮痛薬の内服を指示の	
とおり内服をさせる	
・生活リズムに合わせて，活動時に効果が現れるように	・体幹筋力の低下防止のために早期離床をうながすため
内服時間を調整する	
・寝ているときはコルセットをはずす	・就寝中は，コルセットが呼吸運動を妨げる場合がある
・身体を動かしたときにコルセットが正しく装着できて	・コルセットの位置が移動しやすい
いるかを確認し，ずれている場合には再装着をする	

③ 発 熱

❑ 定義と高齢者の特徴

　発熱とは39.0℃以上を高熱，37.5～38.9℃を中等度熱，37.0度前後を微熱という。高齢者の平熱は，基礎代謝が少ないことや発熱に関する脂肪組織の減少によって36℃前後と低めであるとされている。高齢者の37.5℃の発熱は，若年者の38℃程度の発熱と考える。また高齢者の発熱は，突然おこすことが多く，発熱の原因がつかめないまま遷延してしまうことがあるのが特徴である。

　高齢者の発熱の原因の90％以上は感染症である。なかでもインフルエンザやノロウイルスによる感染，脳炎や帯状疱疹などをきたすヘルペスウイルス感染を除いては，ほどんど細菌感染症といわれている。頻度の多い細菌感染症には，髄膜炎，肺炎，尿路感染症，胆道感染症，軟部組織感染症である。

❑ 症状の種類（発熱の種類）

　発熱では4種類の熱型がある。

　❶　稽留熱：高熱が持続し，日差は1℃以内である。肺炎・結核でみられる

　❷　弛緩熱：日差1℃以上で平熱にならない。敗血症，化膿性疾患，ウイルス疾患，悪性腫瘍でみられる

　❸　間欠熱：日差1℃以上で平熱になる。マラリア，薬剤アレルギーでみられる

　❹　波状熱：数日発熱して数日解熱することを繰り返す。ブルセラ，マラリア，ホジキン病でみられる

図 4 - 3 - 1　発熱のメカニズム

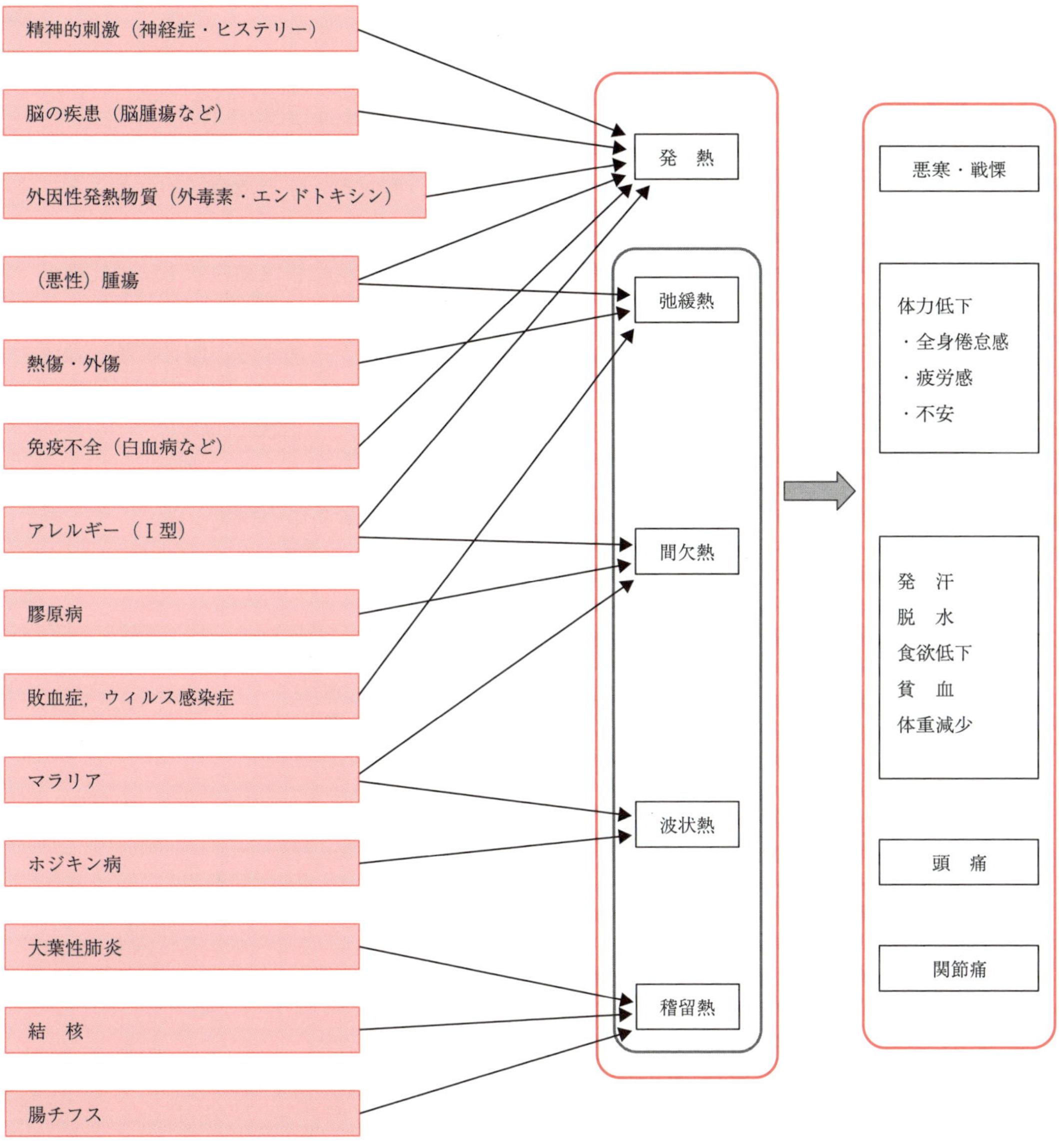

精神的刺激（神経症・ヒステリー）

脳の疾患（脳腫瘍など）

外因性発熱物質（外毒素・エンドトキシン）

（悪性）腫瘍

熱傷・外傷

免疫不全（白血病など）

アレルギー（Ｉ型）

膠原病

敗血症，ウィルス感染症

マラリア

ホジキン病

大葉性肺炎

結　核

腸チフス

発　熱

弛緩熱

間欠熱

波状熱

稽留熱

悪寒・戦慄

体力低下
・全身倦怠感
・疲労感
・不安

発　汗
脱　水
食欲低下
貧　血
体重減少

頭　痛

関節痛

出所：福地義之助編（2006）：エキスパートナース MOOK 高齢者ケアマニュアル，168，照林社.

□ メカニズム

発熱の原因と誘因→症状→随伴症状・生活障害を図式化すると図 4 - 3 - 1 となる。

□ 症状の評価方法

❶　熱型を観察する。

❷　体液（血液，痰，尿，便，髄液など）を採取し検査する。

❸　血液検査では，分画を含めた血算，各種腫瘍マーカー，ウイルス抗体価，自己抗体などの測定や，血液培養を選択的に行う。

❹　画像診断として，全身の造影 CT，腹部超音波検査，核医学検査，シンチグラフィなどを適宜選択して行う。

❺　内視鏡検査（上部・下部内視鏡検査，気管支鏡検査）を適宜選択して行う。

第 4 章■高齢者にみられる症状と看護　119

❻　その他

解熱剤や抗菌薬は，原因が不明な場合には安易に使用しない。

❼　発熱にともなって生じる症状

悪寒，戦慄：熱の放散と生産のバランスの崩れから，皮膚血管や立毛筋が収縮しておこる。

全身倦怠感，易疲労感：発熱によって代謝が亢進し，栄養素を多く消費し体力が低下しておこる。

発汗増加による脱水，皮膚・粘膜の乾燥：代謝が亢進し，血液量・呼吸数が増加することにより不感蒸泄が増加しておこる。体温調節中枢の興奮によって発汗中枢が刺激されることもある。

食欲低下：体温調節中枢の興奮により，空腹中枢が抑制され，消化管運動の低下・消化液の分泌低下によっておこる。

頭痛，関節痛：発熱にともない，代謝が亢進し血液量・呼吸数が増加する。血管拡張・血流のうっ滞・電解質の異常が出現して，中枢神経系や末梢知覚神経への刺激がおこり生じる。

☐ 症状別看護計画

事例：インフルエンザの疑いによる発熱により外来受診した施設入所中の78歳女性

問題点：インフルエンザの疑いによる発熱による全身倦怠感	目標の設定：病名の確定，的確な治療により，解熱，倦怠感の消失
具体策	**留意点・根拠**
①観察項目 ・発熱の程度 ・随伴症状の有無 ・服薬の有無や薬の種類 ・食欲や食事摂取量 ・睡眠状態やセルフケア能力 ・患者周囲の健康状態 ・検査（抗原迅速診断） **②相談・教育項目** ・患者が苦痛の表出をしやすくなるように，予測した声をかける ・発熱時は安静を保てるように説明する ・解熱がされたら，少しずつ自分のできる日常生活行動を行ってもらいながら，離床の必要性も説明する **③直接ケア** ・抗インフルエンザ剤の投与管理（吸入力・決められた用量の内服を確認する） ・安静に生活するよう説明する ・安楽な姿勢で安静を保てるようにする ・悪寒・戦慄が続いている場合には，保温に電気あんかや電気毛布を使用する ・悪寒・戦慄が消失し，顔面高潮や発汗がある場合には，皮膚を冷やすようにする ・発汗の促進させ，その後のケアについて説明する ・室内の温度を皮膚温より低温にする ・風通しをよくする ・衣類の調節 　身体に締めつけない，通気性・吸湿性のよい材質の衣類を身につける 　頻回に衣類は交換する	〈インフルエンザの症状〉 ・38℃以上の発熱が数日持続 ・随伴症状：頭痛，結膜充血，悪寒，強い全身倦怠感，筋肉痛・関節痛 ・食欲不振 ・夜間不眠，日常生活行動のセルフケアの低下 ・抗原迅速診断では，鼻腔・咽頭液ぬぐい液を検体として診断をする ・感染直後のウイルス量が少ない場合（発熱後12時間以内）や検体採取が不十分な場合では，疑陽性となることがある ・抗インフルエンザ剤は，ウイルス増殖過程における作用点の異なる3種類がある（表4-3-1） ・吸入薬は慢性呼吸器疾患をもつ人の場合には，気管支痙攣をおこす可能性があるので使用に注意が必要である ・悪寒・戦慄の段階は，体温調節中枢のセットポイントに体温が到達していないため，早く到達できるように保温する ・室温を皮膚温より低くすることで輻射による体熱のより大きな放散がおこる。風通しをよくすることで，空気の対流で熱の放散が促進される ・身体を締めつける衣類は，体熱の放散を妨げる。衣類の交換によって，汗の吸着による通気性の低下を予防する

・冷罨法
　動脈の走行部位や皮膚表面に，氷枕や氷嚢を置く。氷の圧迫感が，患者の負担にならないようにする
・全身倦怠感・易疲労感へ対応する
・枕等を利用して患者の望む安楽な体位を行う
・安静・体操等のバランスをとる
　発熱時は安静を，解熱した場合には，離床しストレッチや軽い体操を患者の好みに合わせて行う
・水分の多い糖質中心の消化の良い食事を準備する
・経口摂取が難しい場合には，点滴による栄養補給や補液によって栄養摂取する
・頭痛・関節痛に対応する
・安楽になるように冷罨法（氷枕，氷嚢等）を本人の希望に応じて行う
・消炎鎮痛剤の内服
・関節痛には衣類が締めつけないように工夫する
・解熱・鎮痛剤の投与の管理（医師の指示に応じて，決められた用量の内服を確認する）
・他の内服薬との相互作用やアレルギーに留意する
〈インフルエンザ発生時の施設職員へのインフルエンザ感染予防対策〉
・原則は個別収容だが，複数の患者の発生時には集団隔離を行う
・患者のケアを終了するごとに，手洗いを徹底する
・1 m 以内のケアを行う場合には，サージカルマスクを着用する
・ワクチン接種を受けた職員がケアを行う

・高齢者の場合は安静臥床の時間が長いと筋力低下や精神的に無気力になるなどの廃用症候群のリスクが高くなるため，気分転換などの体操を行うとよい
・発熱によって体力が消耗しているためエネルギー摂取が必要である。そのためには消化がよく高カロリーのものを選択する
・頭痛や関節痛は，血管拡張や呼吸数増加によって中枢神経系や末梢神経が刺激されて生じる

・消炎鎮痛剤の内服は，血管収縮し疼痛を緩和する

・解熱・鎮痛剤は，安易に使用はしないが，長期の発熱は，体力を消耗し，貧血症状などへの影響があるため，慎重に用いる
・施設におけるインフルエンザ感染拡大のため，本人だけでなく施設職員への予防対策を行う必要がある

表4-3-1　抗インフルエンザ薬の種類

分　類	一般名	製品名	投与経路	作用機序
M2蛋白阻害薬	アマンタジン	シンメトレル	経口	●A型インフルエンザウイルスがもつM2蛋白に作用し，ウイルスの脱殻を阻害する（B型インフルエンザウイルスには無効）
RNA ポリメラーゼ阻害薬	ファビビラビル	開発中	経口	●感染細胞の核内でのウイルスゲノム（RNA）複製を阻害する
ノイラミニダーゼ（NA）阻害薬	オセルタミビル	タミフル	経口	●ウイルスが感染した細胞から遊離する際に，ウイルスと感染細胞を切り離すNAの動きを阻害する（A型・B型ともに有効）
	ザナミビル	リレンザ	吸入	
	ペラミビル	ラピアクタ	静注	
	ラニナミビル	イナビル	吸入	

出所：医療情報科学研究所編（2015）：病気がみえる vol. 4 呼吸器，100，メディックメディア.

第4章■高齢者にみられる症状と看護　121

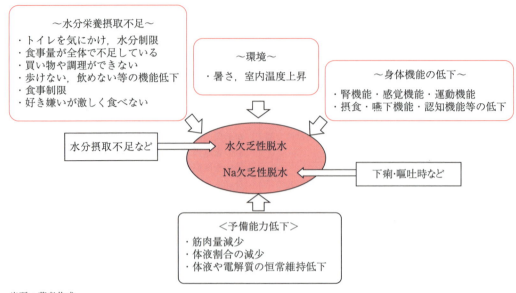

図4-4-1 脱水症のメカニズム（高齢者）

出所：著者作成。

4 脱 水

❑ 定義と高齢者の特徴

　脱水とは，水と電解質（主としてNa）が欠乏して，体液が減少した状態をいう。成人では体重の約60％を体液で占めるが，高齢者は約50％と少ない。したがって，高齢者は水分や電解質を摂取しない，または喪失すると，容易に脱水をおこす。また，熱中症は，暑熱環境のもと，身体適応の障害がおこる状態である。高齢者はそのような環境におかれると，熱中症にかかりやすい。

❑ 症状の種類

❶　水欠乏性脱水
　体液中の水が欠乏しておきる脱水である。水の量が減少するので血漿浸透圧が上昇し，高張性脱水となる。

❷　Na欠乏性脱水
　体液中のNaが欠乏しておきる脱水である。この場合，血漿浸透圧が低下するため，低張性脱水となる。

❸　混合性脱水
　体液中の水とNaともに減少しておきる脱水である。頻度は高い。

❑ メカニズム

　高齢者が脱水症をおこすメカニズムを図4-4-1に示す。

表 4-4-1　脱水症の評価

		水欠乏性脱水	Na 欠乏性脱水
自覚症状	口渇	ある	なし
	口腔乾燥感	あり	なし
	倦怠感	進行すると出現	初期からあり
	頭痛	なし	あることが多い
他覚症状	精神症状	興奮，幻覚など	無関心，反応低下など
	皮膚	乾燥	胸骨部を指圧すると圧根あり
	痙攣	なし	あり
	血圧	低下しない	低下する
検　査	尿比重	高い	低い
	尿量	低下，乏尿	重度まで正常
	尿中 NaCl	あり	減少
	ヘマトクリット	初期は上昇せず	上昇
	血漿 NaCl	高値	低値
	BUN	軽度上昇	上昇

出所：髙木永子監修／礒岩壽満子，市村久美子，髙橋博美他（1990）：看護過程に沿っ
　　た対症看護——病態生理と看護のポイント，表 2，391，学研を参考に著者作成。

❏ 症状の評価

　自覚症状と症状の観察と検査で評価する（**表 4-4-1**）。

❏ 症状別看護計画

事例：熱中症をおこして救急受診した84歳の独居女性（再発予防のための計画）

問題点：熱中症の対処方法がわからない。家族の支援が受けられず，手遅れになる可能性が高い	目標の設定：熱中症の予防や対処法を理解し，発症しない
具体策	**留意点・根拠**
①観察項目 ・熱中症の症状（だるい，熱い，顔がほてる，喉が渇く，汗が出る，めまい，筋肉がぴくぴくした等） ・毎日の食生活（規則正しい食事・水分摂取。食事を抜いていないか） ・病気をしたら受診し，気軽に食べられる食品や飲料水も自宅に常備しておく ・本日は水分や食事が少ないと感じたら，すぐに補給をする。こまめに水分を摂取する。外出時は水分を持参する **②相談・教育項目** ・買い物や調理等の生活に支障がある場合，配食サービスや介護保険制度を説明し，訪問介護等のサービスを導入する ・地域の民生委員等に連絡し，一人暮らしの高齢者訪問時，熱中症予防の声かけ，見回り，室内の温度の確認をお願いする **③直接ケア** ・症状が出たら，以下の対処を行う。 ・身体を冷やす：涼しい場所に移動する，衣服を緩める，余分な衣類を脱ぐ，ベルトやバンドを緩める，顔や手足等をうちわであおぐ，濡れたタオルで冷やす，脇下，頸部，鼠径部を保冷剤で冷やす ・水分の補給に努める：塩分の入った飲み物（スポーツドリンク） ・以下の症状にはすぐに救急車を呼ぶ：体温が下がらない，全身等の倦怠感，嘔吐，頭痛，めまい，意識がもうろう，筋肉痛が続く	・脱水を予防する生活の理解 ・脱水の早期発見のために症状を理解，自覚させる ・脱水や熱中症予防のための生活支援，地域の見守り等のインフォーマル・フォーマルサービスを活用する ・脱水を促進する熱を放散させる ・汗が出ているときに（Na 欠乏性脱水）水だけ補給すると，痙攣をおこす可能性がある。また，意識がないときに飲ませると誤嚥をおこす ・救急車を呼ぶ場合も指導しておく

第 4 章■高齢者にみられる症状と看護　123

5 せん妄

定義と高齢者の特徴

せん妄とは，身体疾患等が原因で，短期間で認知の変化（記憶欠損，失見当識，言語障害，知覚の障害等）が出現，一日のうちに変動する意識障害をいう。高齢者は加齢による脳の脆弱性もあり，身体疾患を発症し，入院すると環境適応も悪く，せん妄を容易におこしやすい。せん妄発症時，認知症と誤ることもあるが，一般的に認知症は徐々に進行し長期に渡る。せん妄は急に出現し，経過は短期間であるため区別する。しかし，せん妄をしばしばおこす者は認知症になりやすく，認知症高齢者はせん妄をおこしやすく，両方を抱えている者も存在することを念頭に入れておく。

症状の種類

❶ 過活動型せん妄

不穏，興奮，錯乱，夜間せん妄，不眠，徘徊，声高等，過活動的な症状が出現する。身体的重度の者が発症しやすい。認知症の BPSD（行動・心理症状）と誤認されやすい。

❷ 低活動型せん妄

活動量や行動速度，会話量の低下，無表情，昼間の傾眠，無気力，覚醒の低下等，静穏な症状が出現する。手がかからないために発見されにくい。持続時間が長い。うつ状態や不眠症と誤認されやすい。

❸ 混合型せん妄

過活動型と低活動型せん妄を反復し，昼間静かで夜間過活動になる等，両面をもつ。

メカニズム

せん妄の起るメカニズムは図4-5-1参照。準備因子（もともと発症しやすい条件），直接因子

図4-5-1　せん妄のメカニズム

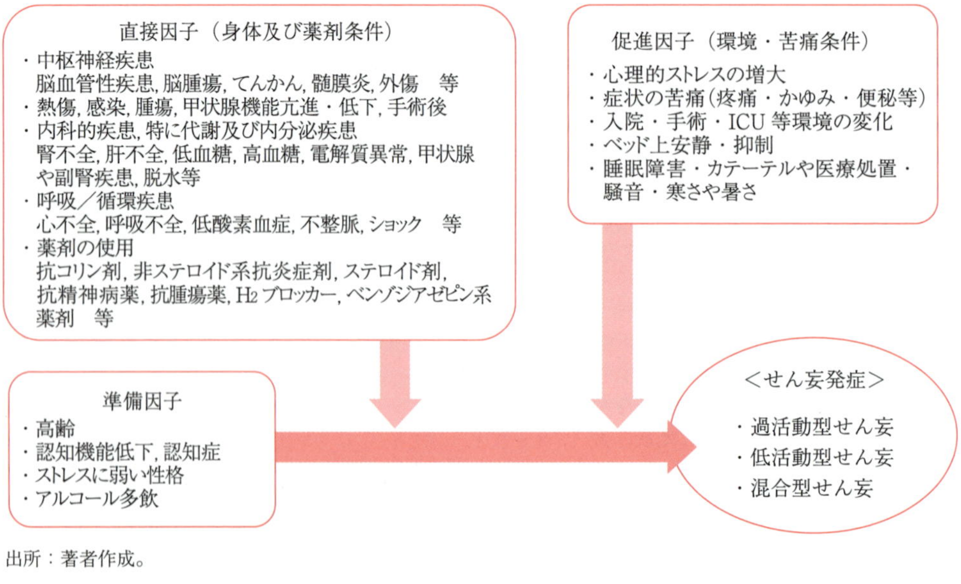

直接因子（身体及び薬剤条件）
- 中枢神経疾患
  脳血管性疾患，脳腫瘍，てんかん，髄膜炎，外傷　等
- 熱傷，感染，腫瘍，甲状腺機能亢進・低下，手術後
- 内科的疾患，特に代謝及び内分泌疾患
  腎不全，肝不全，低血糖，高血糖，電解質異常，甲状腺や副腎疾患，脱水等
- 呼吸／循環疾患
  心不全，呼吸不全，低酸素血症，不整脈，ショック　等
- 薬剤の使用
  抗コリン剤，非ステロイド系抗炎症剤，ステロイド剤，抗精神病薬，抗腫瘍薬，H₂ ブロッカー，ベンゾジアゼピン系薬剤　等

促進因子（環境・苦痛条件）
- 心理的ストレスの増大
- 症状の苦痛（疼痛・かゆみ・便秘等）
- 入院・手術・ICU 等環境の変化
- ベッド上安静・抑制
- 睡眠障害・カテーテルや医療処置・騒音・寒さや暑さ

準備因子
- 高齢
- 認知機能低下，認知症
- ストレスに弱い性格
- アルコール多飲

＜せん妄発症＞
- 過活動型せん妄
- 低活動型せん妄
- 混合型せん妄

出所：著者作成。

（直接の原因になる条件），促進因子（より発症を促す条件）が影響し合って発症する。

症状の評価

せん妄を評価する尺度として，CAM（Confusion Assessment Method）[1]がある。短縮版は，①急性発症と変動性の経過，②注意散漫，③支離滅裂な思考，④意識レベルの変化の4つの症状があるかどうか評価し，①②は必須に加えて③または④がある場合，せん妄と判断されるものである。その他に，せん妄スクリーニングツール（delirium screening tool：DST）（244頁：**資料7-2-1参照**），DSR-R98（Delirium Rating Scale, Revised 98）もある。

症状別看護計画

事例：術後，ICU で大声をあげて点滴を抜いた84歳男性

問題点：術後の過活動型せん妄の発症	目標の設定：せん妄が消失し，状態改善し，回復期病棟に移ることができる
具体策	**留意点・根拠**
①観察項目 ・せん妄の症状に加え直接因子（痛み，薬剤，電解質バランス変調，睡眠障害等），薬剤（ステロイド，抗コリン剤等）促進因子（カテーテル類によるストレス，ICU のモニター音，照明，人の声や機械音等）	・せん妄を発症する要因を明確にし，それに対する看護を考える
②相談・教育項目 ・ICU でも病棟でもたびたびやさしい声かけをして，何をするのか説明をして，処置を行う **③直接ケア** ・痛みの場合，医師に報告，鎮痛剤を投与する	・ICU でのかかわりから，回復期病棟に移ったときに記憶のゆがみが発症しないように，ICU の対応はやさしい声かけを行う ・痛みは睡眠障害にもなり，せん妄を引きおこすので軽減に努める
・カテーテル類のルートを本人の目につかないように配置する。血行動態が落ち着いていれば，医師に確認し，カテーテルを抜く	・カテーテルはストレスを与え，せん妄を増強するので，できるだけ抜去の方向に向ける
・せん妄を引きおこす薬剤について，医師と検討し，減量や中止ができれば実行する	・薬剤や環境条件もせん妄を引きおこす可能性があるので，主疾患の治療とのバランスを医師と検討する
・ICU のモニター音量を低くする。夜間は照明を暗くし，機械音や会話等も静かにする	

6 排尿症状

定義と高齢者の特徴

❶ 上部尿路と下部尿路

尿は腎臓で生成され尿管を通り，一時的に膀胱にたまり一定量に達すると尿道を通って体外に排出される。腎臓から尿管までを上部尿路，膀胱から尿道までを下部尿路と分類されている。

❷ 男性と女性の違い

下部尿路の構造は，男女で大きく異なる。男性の尿道は16〜18 cm と長く鈍い湾曲が2回みられ

第4章■高齢者にみられる症状と看護　**125**

る。また，尿道の一部を取り囲むように前立腺が存在する。加齢にともない前立腺肥大になると残尿などの尿を排出することが難しくなる。一方，女性の尿道は 3〜4 cm と短く直線的である。加齢にともない，女性はエストロゲンが減少，骨盤底筋群の脆弱化や出産の影響により尿失禁などの蓄尿症状が出やすい。また，骨盤臓器脱により尿排出困難を生じることもある。

❸　蓄尿と排尿

蓄尿時は，膀胱が弛緩し内・外尿道括約筋が収縮する。排尿時は，膀胱が収縮し内・外尿道括約筋が弛緩する。一般的に初発尿意は，膀胱に150〜200 ml 蓄尿されると認識する。高齢者は，膀胱容量が低下するため，100 ml でも尿意を知覚することがある。通常，膀胱には約400〜500 ml の尿を蓄尿でき，一定量の尿が膀胱にたまると大脳橋排尿中枢に対する抑制が解除され排尿される。加齢にともない，膀胱収縮力や膀胱容量の低下，夜間尿量や残尿量の増加，膀胱の知覚過敏を生じやすくなる。また，脱水等により膀胱炎など尿路感染をおこしやすくなる。

❹　認知症と排尿症状

認知症では，排尿機能に異常がなくても，認知機能や歩行能力の低下によりトイレの場所や排尿動作がわからず，機能性尿失禁となることが多い。また，アルツハイマー病では，切迫性尿失禁を発症することがある。

🔲 症状の種類

下部尿路症状（LUTS：lower urinary tract symptoms）は，蓄尿症状（頻尿や尿失禁），排尿症状（残尿，尿閉等），排尿後症状（残尿感，排尿後滴下等）に分類され，本人が困っている愁訴も重要な要素となる。以下，高齢者に多い症状を述べる。

❶　蓄尿症状の主な種類と各症状

・昼間頻尿：日中の排尿回数が多すぎるという愁訴(2)。一般的には排尿回数が 8 回以上。
・夜間頻尿：夜間排尿のために 1 回以上起きるという愁訴(3)。就寝後から朝までの間の 3 回以上の排尿(4)。
・尿意切迫感：急におこる抑えきれないような強い尿意で，我慢することが困難(5)。
・過活動膀胱（OAB：overactive bladder）：尿意切迫感を必須とする症状症候群である。通常は頻尿・夜間頻尿をともなう(6)。
・腹圧性尿失禁：労作時または腹圧時，くしゃみ咳の際に不随意に尿が漏れるという愁訴(7)。高齢の女性に多い。
・切迫性尿失禁：尿意切迫感と同時，または尿意切迫感の直後に不随意に尿が漏れるという愁訴(8)。
・混合性尿失禁：尿意切迫感だけではなく，運動・労作・くしゃみ・咳にも関連して，不随意に尿が漏れるという愁訴(9)で高齢女性に多い。

❷　排尿症状の主な種類と各症状

・残尿：排尿後に膀胱内に残っている尿。
・排尿困難：尿の勢いが弱くなる尿勢低下，尿が出るまでに時間のかかる排尿遅延などの状態。
・溢流性尿失禁：尿排出障害により多量の残尿があり，膀胱に溜められなくなった尿が少しずつあふれ出るように漏れる。

❸　その他

・機能性尿失禁：膀胱や尿道機能の障害はないが，認知機能の低下や身体の運動機能の障害のため，トイレまで間に合わず尿が漏れる。
・夜間多尿：65歳以上の場合は，就寝中の排尿量と起床時の排尿量の合計が 1 日の排尿量の33％以

図4-6-1 排尿のメカニズム

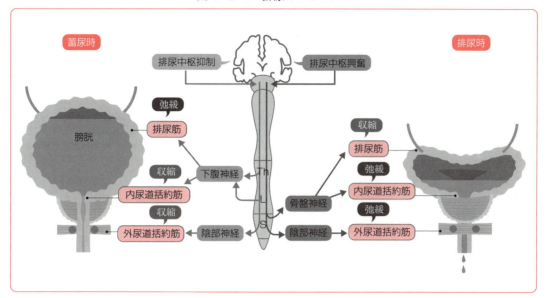

出所：菅沢直美：看護rooホームページ（https://www.kango-roo.com/sn/k/view/1787）（2017.3）

上と定義されており，高齢者では多くみられる。

◻ メカニズム

　下部尿路は，主に骨盤神経（副交感神経），下腹神経（交感神経），陰部神経（体性神経）により支配されている。蓄尿と排尿は，これらの神経の働きにより，膀胱排尿筋（平滑筋）や内・外尿道括約筋などが協調することでコントロールされている。蓄尿時は，下腹神経の働きで膀胱排尿筋が弛緩し，内尿道括約筋が収縮する。排尿時は，骨盤神経の働きで膀胱排尿筋が収縮し，内尿道括約筋は弛緩する。外尿道括約筋は体性神経に支配され，随意的に蓄尿時は収縮，排尿時は弛緩する（図4-6-1）。

・原因と誘因：蓄尿症状は脳血管障害やパーキンソン病等による中枢神経の障害や尿路感染や過活動膀胱，加齢による骨盤底筋力の低下等が原因とされる。排尿症状は，糖尿病等による神経因性膀胱や前立腺肥大症による尿道狭窄等が原因とされ，加齢による膀胱収縮筋力の低下等により誘発される。

・症状・随伴症状：蓄尿症状では，頻尿や尿意切迫感などを生じ不眠を伴うことがある。排尿症状では残尿による尿路感染を生じることがある。

・生活障害：蓄尿症状では，頻尿や尿失禁のため，外出を控える等QOLが低下する。排尿症状では，排尿に時間を要する。残尿量が多い場合は，間欠的導尿などが必要なため，今後の生活への不安を抱くことも多い。

◻ 症状の評価方法（評価尺度含む）

❶　問診・観察による評価方法

　尿意切迫感や尿意の有無，尿失禁の有無，排尿痛，残尿感等の自覚症状，その他睡眠状態，個人の背景（既往歴，出産歴等）服薬状況など，十分に聞き取りをする。排尿回数や排尿時間，残尿量等ついては，排尿日誌をつけることで把握する（第5章参照）。また，トイレの場所の認知や排泄動作の状況を観察する。

資料4-6-1 主要下部尿路症状質問票：CLSS

主要症状質問票

●この1週間の状態にあてはまる回答を1つだけ選んで，数字に○をつけて下さい。

何回くらい，尿をしましたか

		0	1	2	3
1	朝起きてから寝るまで	7回以下	8〜9回	10〜14回	15回以上
		0	1	2	3
2	夜寝ている間	0回	1回	2〜3回	4回以上

以下の症状が，どれくらいの頻度でありましたか

		なし	たまに	時々	いつも
3	我慢できないくらい，尿がしたくなる	0	1	2	3
4	我慢できずに，尿がもれる	0	1	2	3
5	セキ・クシャミ・運動の時に，尿がもれる	0	1	2	3
6	尿の勢いが弱い	0	1	2	3
7	尿をするときに，お腹に力を入れる	0	1	2	3
8	尿をした後に，まだ残っている感じがする	0	1	2	3
9	膀胱（下腹部）に痛みがある	0	1	2	3
10	尿道に痛みがある	0	1	2	3

●現在の排尿の状態がこのまま変わらずに続くとしたら，どう思いますか？

0	1	2	3	4	5	6
とても満足	満足	やや満足	どちらでもない	気が重い	いやだ	とてもいやだ

出所：日本排尿機能学会編（2008）：男性下部尿路症状診療ガイドライン，ブラックウェルパブリッシング．

❷ 質問紙による評価方法

・主要下部尿路症状質問票（CLSS：Core Lower Urinary Tract Symptom Score）：排尿の主要な10症状の頻度について，4段階のスコアで回答する。症状をもれなく把握しQOLスコアを評価できる（資料4-6-1）。

・過活動膀胱症状質問票（OABSS：Overactive Bladder Symptom Score）：質問2が2点以上であり合計が3点以上の場合は過活動膀胱と判断できる。合計得点が3〜5点軽症，6〜11点中等症，12点以上重症と判断する（資料4-6-2）。

❸ 排尿機能検査等による評価方法

医師は，上記❶❷を踏まえ，必要に応じて尿検査やパッドテスト，ストレステスト，尿流測定，膀胱内圧測定などを行い，確定診断をすすめる。

☐ 症状別看護計画1

事例：咳嗽時に尿失禁がみられる出産経験のある66歳女性

問題点：加齢や分娩経験等により腹圧性尿失禁を生じているが，適切な対応ができていない	目標の設定：尿失禁がなくなる。皮膚トラブルが生じない
具体策	**留意点・根拠**
①観察項目 ・どのようなときに尿が漏れるか，漏れの程度，残尿はないか，何回漏れるか等，排尿日誌をつけてもらい確認する ・陰部のかぶれはないか，ナプキンの種類や交換頻度等について確認する ・出産時の様子や体重増加の経緯を確認する ・既往歴や服薬状況を確認する	・適正なケアをするためには，正確な排尿状態を知る必要がある ・ナプキンは経血を吸収するためのものであり，尿は吸収されにくいため皮膚への影響を知るため ・骨盤底筋への影響を知る ・排尿障害への影響について知る必要がある

②相談・教育項目

- 本人は，現在の症状があることにより，何に困っているのか。その他，困っている人がいるか確認する
- 尿失禁量が多い，生活への支障が大きいときは，泌尿器科受診をすすめる。受診時は，記録した排尿日誌を持参するよう説明する

③直接ケア

- 骨盤底筋体操の方法について指導する。（第5章参照）日常生活の中で，実施できる時間帯を一緒に検討する
- 2～3か月で効果が表れることを説明し，時々，尿失禁の程度と骨盤底筋体操の継続状況について相談を受ける
- 失禁量に合わせて，軽失禁パッドを紹介する
- 食生活や日常生活の状況，運動をしているかなど確認し，減量に向けて生活指導（食生活や運動）を行う

- 本人やその他の困りごとを明確にし，その対処法を検討するため
- 症状が重い場合は，専門医師の治療（服薬・手術）が必要となる

- 骨盤底筋体操の効果を得るには，体操の継続が重要となるため
- 尿失禁の改善について知るため
- 適切な用具を使用することにより，皮膚トラブルを防ぐため
- 肥満は，腹圧性尿失禁の原因となるため，症状改善のために減量が必要となる

資料4−6−2　過活動膀胱症状質問票：OABSS

以下の症状がどれくらいの頻度でありましたか。この1週間のあなたの状態に最も近いものを，ひとつだけ選んで，点数の数字を○で囲んで下さい。

質問	症状	点数	頻度
1	朝起きた時から寝る時までに，何回くらい尿をしましたか	0	7回以下
		1	8～14回
		2	15回以上
2	夜寝てから朝起きるまでに，何回くらい尿をするために起きましたか	0	0回
		1	1回
		2	2回
		3	3回以上
3	急に尿がしたくなり，我慢が難しいことがありましたか	0	なし
		1	週に1回より少ない
		2	週に1回以上
		3	1日1回くらい
		4	1日2～4回
		5	1日5回以上
4	急に尿がしたくなり，我慢できずに尿をもらすことがありましたか	0	なし
		1	週に1回より少ない
		2	週に1回以上
		3	1日1回くらい
		4	1日2～4回
		5	1日5回以上
合計点数			点

過活動膀胱の診断基準　　尿意切迫感スコア（質問3）が2点以上かつOABSS合計スコアが3点以上
過活動膀胱の重症度判定　OABSS合計スコア
　　　　　　　　　　　軽症：　5点以下
　　　　　　　　　　　中等症：6～11点
　　　　　　　　　　　重症：　12点以上

注：1．質問文と回答選択肢が同等であれば，形式はこのとおりでなくともよい。
　　2．この表では対象となる期間を「この1週間」としたが，使用状況により，たとえば「この3日間」や「この1か月」に変更することは可能であろう。いずれにしても，期間を特定する必要がある。

出所：資料4−6−1と同じ。

症状別看護計画2

事例：パーキンソン病をもち頻尿と尿失禁で困っている自宅生活中の80歳男性

問題点：頻尿と切迫性尿失禁があり，1日中トイレを気にした生活となっている。すり足歩行や筋固縮により，機能性尿失禁や神経因性膀胱の可能性もあり転倒の危険性が高い	目標の設定：尿失禁の回数が減る。転倒しない
具体策	留意点・根拠
①観察項目 ・排尿回数と一回排尿量，残尿量と尿意切迫感，排尿パターンを把握する ・生活している部屋とトイレまでの距離と障害物の有無，夜間の排尿回数や排尿時間，飲水摂取時間と量，使用している排尿用具について確認する ・排泄動作のスピードや時間による違いを観察する ・排尿に関する症状出現の経過，服薬状況について確認する ②相談・教育項目 ・定期受診している医師に，排尿日誌を持参し，現在の排尿に関する症状を伝えられるよう準備をする ・水分摂取は，18時ごろまでとし，夜間の水分摂取は控える。ただし，一定量は摂取する ・尿失禁型対応パンツや男性用軽量パットの紹介 ③直接ケア ・排尿日誌をつける ・排尿パターンに合わせて排尿誘導を行う ・手足のリハビリテーションを実施する ・家族に排尿パターンと排尿誘導に適した時間を伝える ・日中は趣味活動を取り入れ集中できる時間をつくる。同時に膀胱訓練を行う ・夜間は，尿器やポータブルトイレの使用を検討する	・残尿による頻尿や動作の緩慢により間に合わずに漏れている可能性があるため ・尿失禁のタイプを判断するため ・尿失禁や転倒の生活環境上の問題を明確化し，その対策を検討するため ・筋固縮による影響を把握するため ・パーキンソン病による影響を検討するため ・L-ドーパ療法を数年継続している場合は，on and off 現象が現れる可能性が高く，排尿行動が困難となるため ・適切な内服治療を行ってもらうため ・夜間の排尿回数を減らす，また，脱水予防のため ・尿失禁の予防や膀胱容量を保つため

排便症状

定義と高齢者の特徴

食事は，口または胃瘻等経管から取り込まれ，胃で消化されたのち，小腸から大腸へ輸送される。栄養素の大部分は小腸で吸収され，水分の約90％が大腸で吸収され，消化されなかった食物繊維や細菌，水分などの残りが直腸から肛門を通じて糞便となり，体外へ排出される。排便症状は，❶便秘，❷下痢や❸便失禁，❹便秘と下痢を繰り返す過敏性大腸症候群に分類される。便の性状は，口から肛門までの食物の通過時間に比例するといわれており，国際分類のブリストルスケールで記すことが多い（表4-7-1）。

症状の種類

❶ 便 秘

排便のみられない日数で判断するのではなく，排便の性状で判断する。排便が困難で便中の水分が70％以下の状態であり，以下に分類される。

・器質性便秘：大腸がんや炎症性腸疾患により，腸が狭窄し通過障害を生じて発症する。便秘とと

表4-7-1　ブリストルスケール

1	コロコロ便		硬くてコロコロの兎糞状の便		便秘
2	硬い便		ソーセージ状であるが硬い便		
3	やや硬い便		表面にひび割れのあるソーセージ状の便		ほぼ正常
4	普通便		表面がなめらかで柔らかいソーセージ状，あるいは蛇のようなとぐろを巻く便		
5	やや軟らかい便		はっきりとしたしわのある柔らかい半分固形の便		
6	泥状便		境界がほぐれて，ふにゃふにゃの不定形の小片便泥状の便		下痢
7	水様便		水様で，固形物を含まない液体状の便		

出所：Lewis S. J., Heaton K. W. (1997): Stool form scale as a useful guide to intestinal transit time, *Scand J Gastroenterol*, 32(9), 920-924. 神山剛一（2017）：排便コントロールのアプローチ, 排尿ケアナビ（http://www.carenavi.jp/jissen/bencare/shouka/shouka03.html）

もに，激しい腹痛や嘔吐，発熱等の症状が現れることが多い。

・機能性便秘：弛緩性便秘，直腸性便秘，痙攣性（緊張性）便秘に分類される。

弛緩性便秘は，大腸の蠕動運動が低下し，便を送り出す力が弱いため，便の通過時間が延長し便秘になる。高齢者では，食事（食物繊維）摂取量の低下や胃結腸反射の低下などにより弛緩性便秘が多くみられる。

直腸性便秘は，直腸まで便が輸送され溜まっても便意を感じる神経が鈍くなることにより排便できず便秘になる。高齢者では，腹筋や活動性運動機能の低下などにより直腸性便秘を生じることがある。

痙攣性（緊張性）便秘は，下行結腸やS状結腸が痙攣性に収縮するため，便がその場所で停滞し水分が吸収されて固くなるためにおこる便秘である。

❷　下　痢

下痢とは，便中の水分が80％を超えた状態のことを指し，液状から泥状の便が1日200g以上排出されると定義されることが多い。

・急性下痢：感染性下痢と非感染性下痢に分類される。一般的に脱水症状，腹痛，悪心・嘔吐，発熱，などがみられる。血便がみられることもあるため，便の性状を十分に観察する必要がある。

・慢性下痢：3～4週間以上続くものである。[10]

❸　便失禁：肛門から液状または固形の便が自分の意思に反して漏れる状態である。

❹　過敏性腸症候群：器質的な障害がないにもかかわらず，慢性的に下痢や便秘を繰り返し腹痛や腹部不快症状をもつ。ストレスとの関連が指摘されている。[11]

メカニズム

排便に必要な力は，直腸の収縮力（便意に関係），腹筋の力（いきみ）である。姿勢はやや前傾をとり，骨盤底筋群の下支えも重要となる。通常，便意は5～15分で消失し，排便は3分以内でスムースに排出される（図4-7-1）。

第4章■高齢者にみられる症状と看護　131

図4-7-1 排便のメカニズム

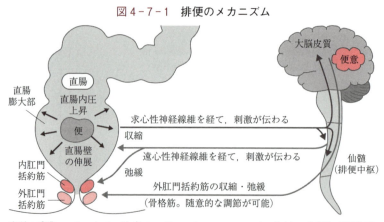

出所：看護rooホームページ（https://www.kango-roo.com/sn/k/view/1887）（2017.3）

症状の評価方法（評価尺度含む）

❶ 問診・観察による評価方法

便意の有無，下剤の種類や使用状況，何時から，どのような症状があり，何に困っているのか，具体的な症状の発症時期や経過等について十分に聞き取りをする。腹部蠕動音や腸管ガス・便塊の有無については，聴診や打診により観察する。便性については，国際分類のブリストルスケールを用いて評価する（**表4-7-1**）。

また，脳血管疾障害やパーキンソン病，脊髄疾患など，排便症状に関係のある既往歴，服薬状況についても確認する。特に高齢者では，認知機能や日常生活機能の低下，生活環境等も影響するため，観察等により把握する必要がある。

❷ 排便日誌（食事日誌を含む）による評価方法

排便日誌は，排便時間や失禁の有無，便の性状（ブリストルスケールのタイプで記入），服薬状況などを記録することにより，排便状態，薬剤の影響等の推測ができる。特に高齢者では，食物繊維の摂取量の低下がみられるため，食事内容や摂取状況も確認する必要がある。

❸ 排便機能検査による評価方法

排便状態を評価する検査には，腹部X線，大腸通過時間検査，直腸肛門内圧測定，排便造影肛門超音波，骨盤MRIなどがある。腹部X線では大腸内の便の貯留状態やガスの有無，放射線非透過性マーカーを服用後，24時間ごとにX線撮影をする大腸通過時間検査では，腸全体における通過時間を推測でき，便秘のタイプ等の診断に活用される。

症状別看護計画1

事例：脳血管障害のため介護老人保健施設に入居中で便秘のある88歳女性。右半身不全麻痺あり。マグミット3回／日服用，排便1回／5日，ブリストル1～2。3日排便がないとプルセニドを服用し，摘便によりブリストル1→6の排便がみられる。

問題点：右半身の麻痺による腹圧低下や施設入所中のストレスにより，便秘と下痢を繰り返している	目標の設定：ブリストルスケール3～5の排便がみられる
具体策	留意点・根拠
①観察項目 ・食事（食物）・水分摂取量はどれくらいか，腸蠕動音や腹部膨満の有無，脳血管障害発症前の排便状態，入院・入所によるストレスなどを確認する	直腸の硬便を取り除いた後から泥状便がみられたため，緩下剤による下痢になっていると判断できるため

	・便秘のタイプを判断するため
・麻痺の程度と排泄動作や腹圧がかけられているか，便意を感じたときに排泄行動がとれているか，排便周期などを確認する	・生活の場が変わったことによるストレスの影響を知るため
②相談・教育項目	・便秘の原因を明らかにするため
・本人が困っていることを確認し対応する	・排便に必要な力を強めるため
・トイレで前傾がとりやすいように，足は床についているかなど説明する	・年齢や脳血管障害により認知機能の低下も考えられる。ケアへの協力をうながすため
・ケアを実施するときは一つひとつ短文でわかりやすく説明してから行う	
③直接ケア	・弛緩性便秘が考えられる，また，朝食後は胃結腸反射がおこりやすいため
・食事（食物繊維：オリゴ糖やプロバイオティクス）（**表4-7-2**）や水分がとれるように工夫する	
・朝食後，腸の走行に沿い，腹部マッサージをする。また，トイレに座る習慣をつける	・直腸性便秘または腹筋の低下，便意の消失により直腸に便が貯留する可能性があるため
・直腸まで便が下りていれば摘便する	
・第4腰椎周辺に温罨法を行う	・直腸肛門角が鈍角となる座位姿勢のほうが仰臥位に比べて排便しやすいため
・リハビリスタッフと協働して，座位保持および腹圧練習をかける午前午後各1回実施する	
・大腸刺激性下剤の指示の見直しを依頼する	

表4-7-2 食物繊維と腸内細菌を増加させる食品

食物	働き	食品例
不溶性繊維	腸内容物の体積を増加させ，腸蠕動を促進	豆類，ゴボウ，タケノコ，キノコ，芋類など
水溶性繊維	水分を吸収し便を軟化 腸内を酸性にし，病原菌の増殖を抑制	海藻類，こんにゃく，オクラ，果物など
発酵食品	腸内細菌叢を改善し乳酸菌，ビフィズス菌を増加	納豆，チーズ，糠漬け，キムチ，みそ，ヨーグルトなど
その他	食品に含まれる化学物質が腸蠕動運動を促進	玉ねぎにんにく，ネギ（硫化アリルを含む），オリーブオイル（オレイン酸を含む），サツマイモ（ヤラピンを含む），アロエ（アイロン）

出所：西村かおる（2013）：排泄ケアワークブック，238，中央法規出版.

☐ 症状別看護計画2

事例：水様便が続く介護老人保健施設に入所中の86歳女性。昼食の摂取量が少なく活気みられず。食後ブリストル7の便が続いた。嘔気あり，嘔吐なし，T＝37.5℃，顔色不良がみられた。

問題点：急性下痢の症状あり，脱水症状等おこす危険性あり	目標の設定：下痢がおさまり，ブリストル3から5の排便がみられる
具体策	**留意点・根拠**
①観察項目	感染性下痢の可能性があり，拡散防止は重要なため
・いつから症状はみられたのか，排便の性状と活気の有無など症状の経過，蠕動音の亢進や腹痛増強の有無，数日間の食事内容や食事・水分摂取状況，口唇や皮膚の乾燥等について確認する	・高齢者は口渇等の自覚症状は出にくいため，客観的な観察ときめ細やかなケアが重要となる。また，感染源があるか確認するため
・便の性状でノロウイルスかどうか確認する	
・体温上昇，血圧低下（ショック症状）に注意して観察する	・電解質のバランスが崩れ，ショックになる可能性があるため
・排泄時は，肛門周囲の皮膚の状態を確認する	・肛門周囲のびらんによる感染の可能性があるため
・家族に感染性下痢の症状のある人の有無について確認する	・感染性下痢の場合，感染源を明らかにするため
②相談・教育項目	
・本人に，腹痛や下痢が落ち着くまでは，部屋で休養が必要なこ	

第4章■高齢者にみられる症状と看護 **133**

とについてわかりやすく説明する ・面会の家族およびスタッフ全員に，感染性下痢の可能性があるため，以下の対応方法について説明し周知する ・ノロウイルスの場合は接触感染・飛沫感染・経口感染・空気感染の経路で二次感染が発生しやすいので汚物の取扱いに注意する ・ノロウイルスの場合は，感染力が強くアルコールでは不活化できないため，発症時は次亜塩素酸ナトリウム（塩素系漂白剤）で消毒をするか加熱消毒する	・安心して治療や安静を受けられるようにするため ・感染性下痢であった場合の，施設内での感染拡大を防ぐため
③直接ケア ・他の利用者と居場所を分け，ベッドで休息をうながす。孤独にならないように，スタッフはそばを通るとき，話しかける。このとき，嘔気がなければ，湯冷ましやスポーツドリンクを一口すすめる ・嘔吐や便失禁に備え，対応セットをベッドサイドに準備する ・体温や腹痛・下痢の症状が緩和したときには関節可能域訓練（ROM訓練）など軽いリハビリテーションを実施する。また，下痢が止まり48時間経過後は，早急に元の生活に戻す	・施設内での感染の拡大を予防すると同時に，本人の休息できる環境を整えるため。また，寂しさの軽減と環境の変化による物忘れ等を防ぐため。脱水を予防するため ・感染拡大を予防するため ・高齢なため，数日の安静でも廃用がすすむ危険があり，これがすすまないようにするため

8 浮　腫

❏ 定義と高齢者の特徴

　浮腫とは，細胞外液（組織間液と血漿），特に組織間液が異常に増加した状態である。浮腫液の主な成分は NaCl である。

❏ 症状の種類

　浮腫は，全身性浮腫と局所性浮腫に分けられる（**表4-8-1**）。

❶ 全身性浮腫

左右対称にみられる。全身性でも軽度の場合には，眼瞼周囲，足首・足背部，前仙骨部に限局することがある。

❷ 局所性浮腫

片側性に起こることが多い。局所性の場合は，熱感，しびれ，色調，圧痕の程度を確認する。

❏ 浮腫の原因

❶ 全身性浮腫

　腎臓の尿細管や集合管における水分・ナトリウムの排泄障害からなり，腎臓でのナトリウムの排泄低下や再吸収の亢進からの全身の血行動態の変化によって生じる。腎性浮腫，心性浮腫，肝性浮腫，内分泌性浮腫，栄養障害性浮腫がある。

❷ 局所性浮腫

　局部の血管やリンパ管の閉塞による血管内圧の上昇や，炎症反応による毛細血管の水透過性の亢進が原因で生じ，静脈性浮腫，リンパ管性浮腫，炎症性浮腫，血管神経性浮腫，麻痺性浮腫がある。

表 4 - 8 - 1　浮腫の種類

分　類		代表的な原因疾患と浮腫の特徴	
局所性浮腫	静脈性浮腫	静脈炎 静脈血栓症	緊満性あり，浮腫周辺部の静脈怒張 片側性，有痛性，患部よりも遠位に浮腫，下肢，特に足背部に強い
	リンパ管性浮腫	リンパ節切除後	手術・外傷後などに急激に発症する場合もあれば，数年〜10年以上経過してから発症する場合もある。所属リンパ節部の局所性浮腫，初期段階は自覚症状はないが圧窩性，重症化すると皮膚が硬くなり非圧窩性
		リンパ管炎	所属リンパ節の膨張，四肢の長軸方向に沿った皮膚の赤線
	炎症性浮腫	変形性関節症 アレルギー性 （じんましんなど）	関節水腫，局所熱感，発赤，圧痛 血管の透過性亢進によるクインケ浮腫（血管浮腫）
	血管神経性浮腫	遺伝性血管神経浮腫	声門浮腫（嗄声），腹部内蔵（腹痛），家族性
	麻痺性浮腫	脳血管疾患後の麻痺側	麻痺側に限局，上肢，特に手背に強い
全身性浮腫	腎性浮腫	ネフローゼ症候群 急性糸球体腎炎	全身性，高度の胸水，腹水 初期は顔面の眼瞼周囲に強い（腎炎顔貌），早朝起床時に顕著
	心性浮腫	うっ血性心不全	立位姿勢では下肢部に，仰臥位では背部や仙骨部（重力に影響），胸水貯留
	肝性浮腫	肝硬変	腹水，下肢部
	内分泌性浮腫	粘液水腫 （甲状腺機能低下症）	前額部，眼瞼部，頬部，唇，顔面全体，非圧窩性
	栄養障害性浮腫	低栄養状態	全身性，腹水
	その他	薬剤性浮腫（降圧薬，非ステロイド性抗炎症薬，エストロゲン，甘草製剤など）	軽度浮腫
		特発性浮腫（原因不明）	体位の影響を受ける（特に立位），夕方に著しい，女性に多い

出所：會田信子（2016）：高齢者看護の実践（ナーシンググラフィカ老年看護学②），180，メディカ出版.

❏ メカニズム

　原因と誘因，症状，随伴症状・生活障害を図式化したものが**図 4 - 8 - 1**である。

❏ 症状の評価方法（評価尺度含む）

　浮腫はさまざまな要因から生じるため訴えも多様となる。

　急性か慢性かや浮腫の部位の広がり（局所性か全身性か）を把握することが重要である。浮腫の鑑別診断は**図 4 - 8 - 2**のようになる。

第 4 章■高齢者にみられる症状と看護　135

図4-8-1 浮腫のメカニズム

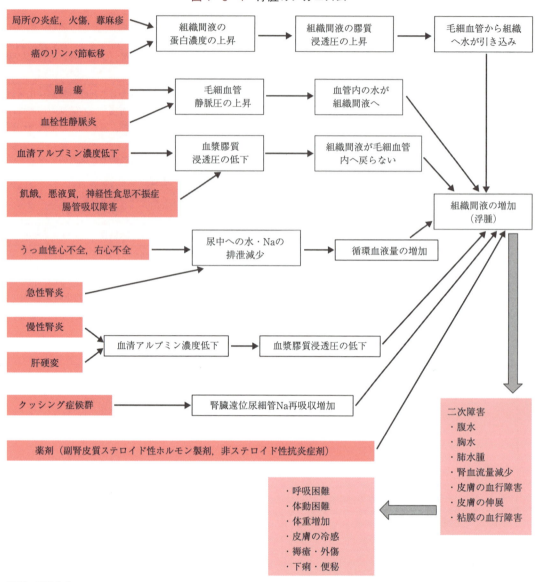

出所：著者作成。

○症状別看護計画

事例：右心不全により夕方になると下腿に浮腫が増強する87歳女性

問題点：右心不全による浮腫にともなう全身倦怠感，息苦しさ	目標の設定：浮腫による倦怠感を軽減する。浮腫による二次合併症を予防する
具体策	留意点・根拠
①観察項目 ・浮腫の観察と評価（浮腫の出現頻度，浮腫の程度・部位・状態）／基礎疾患，既往歴（心疾患の既往）／血液検査，尿検査／内服薬の確認（利尿剤等） ・体重の推移／食事量，飲水量／便通異常（便秘・下痢）の有無 ・自覚症状の有無（倦怠感，物が握りにくい，靴がはけ	・既往歴に，右心疾患があるため，浮腫の観察については，右心疾患の特徴と老年期であることを前提に観察をする

ない，息苦しい等）

②相談・教育項目

- 安静の保持と日常生活行動を無理のない範囲で行う必要性を説明する
- 塩分制限の必要性を説明する
- 外傷の予防について説明する
- 利尿剤使用時の排尿を我慢しないように説明する

③直接ケア

(1)浮腫にともなう苦痛の軽減
- 安静臥床を保持する（ベッド周囲の環境を，患者が使いやすいように整理する，できるだけ自力で日常生活動作を行えるようにするが，浮腫の程度によっては介助する）
- 塩分制限を行う（1日7g程度にする。食欲が低下しないように献立等は，管理栄養士に相談する）
- 食欲が低下する場合には，香辛料やレモン，酢など工夫をする
- 水分制限を行う（医師の指示に従って，飲水ができるように1日量をボトルに入れて準備する：食事を含めて1500ml以内）
- 皮膚の保温（温罨法，保温，足浴等を行う。温罨法の場合には，熱傷に気をつける）
- 呼吸困難を軽減する（胸水，腹水，肺水腫がある場合には，上体を挙上し，ファーラー位をとる，さらに腹水貯留の場合には，膝を曲げた体位をとるようにする）
- 冷感を緩和する（室温，寝具，寝衣等を調節して保温する。重ね着をする場合には，圧迫しすぎることにより体が動かしづらくならないように，また浮腫が増強しないように注意する）
- 便通異常を緩和する（下痢には，腹部の保温と糖質の消化のよい食事にする，便秘には腹部マッサージ，温罨法を行う）

(2)二次合併症の予防に努める
- 褥瘡予防（同一体位時など，圧力が分散するように体圧分散マットなどを利用する。安楽枕などを用いて，圧力が身体の一部にかからないようにする）
- 外傷がおこらないようにする（擦過傷，切り傷などをつくらないようにベッド上での環境整備を行う，爪を短く切る）
- 口腔粘膜のケア（毛の柔らかい歯ブラシを使用する，自力で含嗽ができない場合には，口腔内をガーゼで清拭する）

(3)利尿薬使用時の管理
- 利尿薬の使用時に頻回の尿意を感じるため，気兼ねなく排尿ができるようにベッドの近くに尿器を準備する
- 副作用の早期発見（電解質異常，脱水の徴候を観察し，医師に報告する）
- 水分摂取量，尿量，体重の測定

- 安静臥床は，有効腎血漿流量（RPF），肝血流量の増加，心負荷の軽減に働き，利尿をうながし，浮腫を軽減するため
- 自力で身の回りのことができにくくなるが，高齢者の場合，筋力低下等の廃用症候群がおきやすいため，状況に応じて，自分でできる日常生活動作は自力で行ってもらうようにする

- 保温は，静脈還流の促進のため
- 皮膚の血管を拡張し，組織間液の還流を促す
- 浮腫の皮膚は温度感覚が鈍くなっている
- 横隔膜が下がり呼吸筋による呼吸ができ，呼吸運動がしやすくなる

- 下痢により電解質のバランスが崩れる。栄養障害が悪化すると浮腫を増強させる
- 便秘による便やガスの貯留によって横隔膜の挙上による呼吸面積が減少し呼吸困難が生じやすい
- 浮腫部位は進展し，血液循環が悪くなっているので，褥瘡発生しやすい

- 浮腫のある皮膚は，伸展し血液循環が悪いことから，外傷をおこしやすい。傷からの浮腫液の漏出によって，傷が治りにくい
- 口腔粘膜も同様に浮腫がある場合には，傷つきやすいため，一度傷つけると治りにくい。口腔内の傷から口内炎や耳下腺炎に悪化することがある

図4-8-2 浮腫の鑑別診断

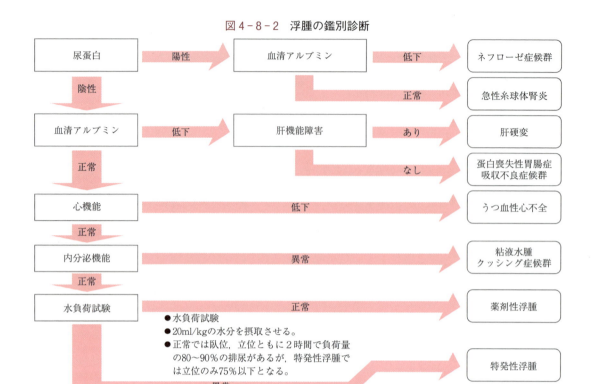

出所：小板橋喜久代，阿部俊子編著（2012）：エビデンスに基づく症状別看護ケア関連図，94，中央法規出版．

9 皮膚症状（スキンテア）

❑ 定義と高齢者の特徴

　スキンテア（皮膚裂傷）とは，一過性の摩擦・ずれによって，皮膚が裂けて生じる真皮深層までの損傷（部分層損傷）とする。

　ただし，持続する圧迫やずれで生じた創傷（褥瘡）と，失禁によっておこる創傷はスキンテアと区別する。

　高齢者は，皮膚が脆弱であるため，転倒やベッド柵や車椅子等の移動介助時にフレーム等に擦れること，絆創膏を剥がすときや医療用リストバンドに擦れて皮膚が裂けるなどの多くの摩擦やずれによって，容易に皮膚が裂けることがある。

❑ 症状の種類と評価方法（評価尺度を含む）

　症状の種類は，STARスキンテア分類システム（日本創傷・オストミー・失禁管理学会）に従う。

　カテゴリー1a：創縁を正常な解剖学的位置に戻すことができ，皮膚または皮弁の色が蒼白でない，薄黒くない，または黒ずんでいないスキンテア

　カテゴリー1b：創縁を正常な解剖学的位置に戻すことができ，皮膚または皮弁の色が蒼白，薄黒い，または黒ずんでいるスキンテア

図4-9-1 スキンテアのメカニズム

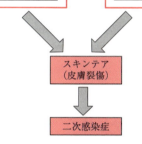

出所：著者作成。

　カテゴリー2a：創縁を正常な解剖学的位置に戻すことができず，皮膚または皮弁の色が蒼白でない，薄黒くない，または黒ずんでいないスキンテア

　カテゴリー2b：創縁を正常な解剖学的位置に戻すことができず，皮膚または皮弁の色が蒼白，薄黒い，または黒ずんでいるスキンテア

　カテゴリー3：皮弁が完全に欠損しているスキンテア

❑ メカニズム

　原因と誘因，症状，随伴症状・生活障害を図式化すると図4-9-1となる。

　個体要因のリスクとして全身状態と皮膚状態を確認し，一つでも該当する状況にはリスクがあると判断する。

　外力発生要因として患者行動と管理状況からケアによって摩擦やずれがある条件が一つでも該当する場合にはリスクがあると判断する。

　スキンテアが生じた場合には，感染を併発するリスクが高いため留意が必要である。

❏ 症状別看護計画

事例：老人性皮膚乾燥症と上肢にスキンテアのある80歳男性

問題点：老人性皮膚乾燥症，上肢にスキンテアがある	目標の設定：老人性皮膚乾燥症による搔痒感の軽減とスキンテアの寛解となる
具体策	**留意点・根拠**

具体策	留意点・根拠
①観察項目 ・皮膚の乾燥の状態，鱗屑の程度 ・スキンテアの程度 　組織欠損の程度，皮膚または皮弁の色，分類，周辺皮膚の脆弱性，創のサイズ 　出血の有無，痛みの時期・場面 ・認知機能・精神状態（理解度，イライラ感，落ち着きのない行動の有無など） ・夜間の睡眠状態 ・爪の状態 ・搔痒感の有無，程度 ・かゆみの誘発原因 ・以下のケアを行う際に皮膚の状態を観察する（体位変換・移動介助時，入浴・清拭時，更衣の介助時） ・リストバンドの貼付 ・リハビリテーションの実施	・皮膚の乾燥状況とスキンテアの原因をアセスメントに必要な項目により観察する ・個体要因（全身状態，皮膚状態）のリスクと外力発生要因（患者行動）のリスクアセスメントを行う。認知機能障害で訴えることができない場合には，搔破痕などの状況で把握する ・外力発生要因の管理状況のアセスメントを行い，どのようなケア場面でスキンテアが発生したのか，今後の発生のリスク場面を予測する
②相談・教育項目 ・看護・介護スタッフへ統一したケアが行われるように説明する ・本人・家族へ，ケア方法や，予防方法を説明する	
③直接ケア 　(1)スキンケアを以下の手順で行う ・皮膚の保温 　低刺激性でローションタイプなどの伸びがよい保湿剤を1日2回以上，押さえるように塗布する ・皮膚の洗浄方法 　セラミド入りや弱酸性の皮膚洗浄剤を用い，泡で優しく手のひらで洗う 　洗浄剤水分が残らないようによく洗い流す。高水圧は避ける。長時間の頻回な入浴は避ける ・入浴温度は37～39℃程度にする ・保湿入浴剤入りの湯や上がり湯には保湿成分入りを使用する ・体を拭くときには押さえ拭きをする ・衣類を選択する 　肌着は化学繊維や毛を避け，木綿やシルクなどの肌触りのやわらかい材質の長袖，長ズボン，アームカバーやレッグカバーなどでもよい 　関節拘縮がある場合には，大きめ，伸縮性のものを選択する 　(2)スキンテアが発生した場合，以下のケアを行う ・止血する ・温かい生理食塩水で洗浄する	・保湿剤は，摩擦がおこらないように毛の流れに沿って押さえるように塗布する（資料4-9-1） ・冬期は乾燥しやすいので室内の温湿度を適切に調整する ・セラミド入りの洗浄剤は，皮膚の汚れをとり，保湿効果が高い。弱酸性の皮膚洗浄剤は，脱脂力が少ない ・保湿効果の高い尿素軟膏，ヘパリン類似物質軟膏，白色ワセリンなどを使用する ・ステロイド外用剤は，炎症を抑える目的である。長期のステロイド外用剤の使用によって，皮膚萎縮や毛細血管の拡張・紫斑などの局所の副作用，真菌症を発症しやすい ・チクチクする肌着は皮膚へ刺激がある。吸湿とすべりのよい材質がよい ・ベッド等への摩擦を予防するため，長袖・長ズボン，アームカバーやレッグカバーは伸縮性とクッション性を備えている軟らかい材質が望ましい ・きつめのものは，圧迫が刺激となり，摩擦やずれになるため

140

・皮弁を元の位置に戻す ・皮弁がずれず，創周囲に固着しないような創傷被覆材（シリコンゲルメッシュドレッシング，多孔性シリコンゲルシート，皮膚接合用テープ等）を選択する 　新たなスキンテアの発症をさせない創傷被覆材の固定方法の検討をする ・創傷部の疼痛の緩和 　痛みの時期や場面に応じた対策をとる ・創傷被覆材の交換 　皮弁の生着を促進させるために数日そのままにする 　数日後，生着しない壊死部のみ切除する 　軟膏等を用いてガーゼを貼付している場合には，創面が乾燥しない間隔で交換する (3)以下の点に毎日注意してスキンテアの予防を図る ・栄養管理：低栄養と脱水にならないように高たんぱく質，高エネルギーのサプリメントによる補給も行う ・外力への保護的ケア：安全な環境整備，ベッド柵等にカバーを装着する，転倒時の衝撃を緩和するように衝撃吸収マットを敷く 　ベッドの角や周辺家具の角部分にカバーを装着する ・車いす移乗時には靴下と靴，足を守るズボン式のパジャマやレッグカバーを着用する。車いすを自力操作する場合には，手の甲を保護するカバーを装着する ・医療用リストバンドの固定：リストバンドは健側，浮腫のない部分に装着する ・体位変換時や移動時は2名以上で実施する。体位変換補助具を使用する ・身体をひきずらずに体位を整える ・四肢ではなく腰や肩を支えながら，体位変換をする ・四肢を挙上するには，下から支えるように保持する ・抑制具は安全な医療用品を最小限度使用し，早期解除を行う (4)二次合併症の予防 ・爪を短く切り，やすりで整えるようにする ・綿手袋をして，皮膚の損傷を予防する場合もある	・必要時圧迫止血する ・汚れや血腫を除去するために温かい生理的食塩水を使用する ・皮弁が戻らない場合には，生理食塩水を湿らしたガーゼを5～10分貼付後，皮弁を戻すことを試みる ・皮膚接合用テープは，関節付近のスキンテアには使用しない（可動にともないテープ部に緊張が加わるため） ・テープ剝離時の痛み：テープの種類，剝離剤の使用，手技を検討する。温めた生理食塩水の使用を行うとテープが剝離しやすい ・低栄養と脱水を評価する ・麻痺側は疼痛を感じにくい ・医療用リストバンドは皮膚保護（筒状包帯，シリコン形のドレッシング材貼付）をして装着する（資料4-9-2） ・身体に接している寝衣，おむつ，寝具，クッションを引っ張らない ・締めすぎると摩擦がおきる

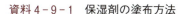

資料4-9-1 保湿剤の塗布方法

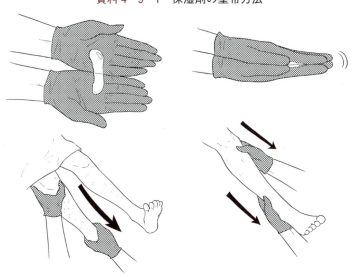

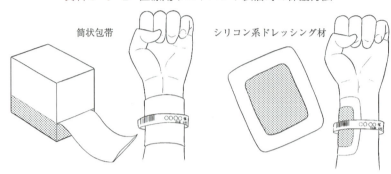

資料4-9-2　医療用リストバンド装着時の保護方法

筒状包帯　　　　シリコン系ドレッシング材

10 低栄養

定義と高齢者の特徴

　低栄養とは，人が生命を維持するうえで必要な栄養摂取量（必要栄養量）と，実際に摂取している栄養の量（栄養摂取量）のバランスにおいて，栄養摂取量が必要栄養量より少ない場合や，必要栄養量が栄養摂取量より増大している場合である。

　特に高齢者の低栄養状態を，たんぱく質・エネルギー低栄養状態（PEM：Protein- Energy Malnutrition）という。

　PEMには，マラスムス型，クワシオコル型，マラスムス型とクワシオコル型の混合型の3種類がある。混合型は高齢者に多くみられ，疾患による基礎代謝量の亢進によって，必要栄養量が増大し，慢性的なエネルギーとたんぱく質の摂取不足から生じる。

症状の種類

❶ マラスムス型

　エネルギーとたんぱく質の両者の慢性的な不足（飢餓状態）にある低栄養状態であり，高齢者や消化器疾患や神経疾患がある場合，各疾患の終末期におこりやすい低栄養状態である。脂肪の分解，体たんぱく質の分解が亢進し，体脂肪量と体たんぱく質量が減少するため，体重と筋肉量が減少するが，内臓たんぱく質量は保たれているので，血清アルブミン値はほぼ正常に保たれ，浮腫や低たんぱく血症はみられない。

❷ クワシオコル型

　エネルギー量は保持できているが，たんぱく質量が不足している状態である。重篤な感染症や敗血症，外傷，手術などのストレス下でおこりやすい低栄養状態であり，食事中のたんぱく質摂取量が少ない状態や，疾患等のストレスによって体内のたんぱく質の合成困難から低たんぱく血症になるため，浮腫がや腹水がみられる。

❸ 混合型

　マラスムス型とクワシオコル型の両者の症状が混在する。

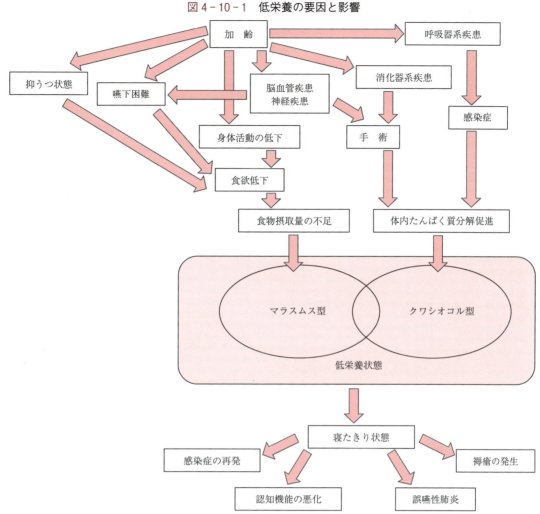

図4-10-1 低栄養の要因と影響

出所：著者作成。

❏ メカニズム

原因，誘因，症状，随伴症状・生活障害を図式化すると図4-10-1のようになる。

❏ 症状の評価方法（評価尺度含む）

低栄養状態の指標として以下がある。

①BMIが18.5未満，②6か月以内に2～3kg以上の体重減少がみられる，③血清アルブミン値が3.5g/dl以下，④食事摂取量が日常の摂取量の75％以下とされる。

栄養状態をスクリーニングする方法として，主観的包括的アセスメント（SGA：Subjective Global Assessment）が普及している。主なアセスメント項目は，年齢，性別，身長・体重，体重の変化，食物摂取の状態，消化器症状，日常生活動作（ADL），疾患と必要栄養量との関係（疾患による代謝ストレス），各身体所見（皮下脂肪の減少，骨格筋の減少，下腿浮腫，仙骨部浮腫，腹水）の有無である。これらから主観的包括的評価として栄養状態良好，中等度の栄養不良，高度の栄養不良と評価する。

さらに低栄養状態のスクリーニングツールとして，簡易栄養状態評価表（MNA：Mini Nutritional Assessment-Short Form）が世界的に活用されている（http://www.mna-elderly.com/forms/mini/mna_mini_japanese.pdf）。

❏ 症状別看護計画

事例：介護老人保健施設入所中で認知症をもち徘徊が出現し食事摂取していない90歳男性

問題点：徘徊による活動量に適した必要栄養量摂取不足による低栄養状態	目標の設定：日常生活活動量にあった食事量を摂取でき低栄養状態の改善がみられる。
具体策	**留意点・根拠**

具体策	留意点・根拠
①観察項目 ・食事摂取量（毎食） ・摂食・嚥下機能（認知期, 準備期, 口腔期, 咽頭期, 食道期） ・集中力の有無, 食事時間 ・食習慣, 食に関する嗜好 ・ADL（食行動の自立度） ・日中の活動量（徘徊を含めた1日の過ごし方）からの必要栄養量の算出 ・体重の増減 ・食事形態の適切性 ・口腔内の清潔状態 ・排便状態（下痢・便秘の状態） ・家族介護者との関係性	・食欲低下している原因を多面的なアセスメントから探る（資料4-10-1） ・中等度の認知症があることから摂食・嚥下機能の5段階で詳細に観察・アセスメントし, 食欲低下の原因を探る ・他の関連する項目も含めて総合的に評価する必要性がある
②相談・教育項目 ・本人や家族介護者に対する声かけ相談を行う ・本人：徘徊の理由や, 食欲低下の理由を理解することができるように, 高齢者が安心し, リラックスできるような声かけや接し方を心がける ・家族介護者：これまでの本人の過ごし方や, 好みの食事などを聞き, 施設内で対応できるようにする。ときには, 好みの食べ物を持参してもらう	
③直接ケア ・活動量に適したエネルギー量とたんぱく質量を充足できる食事を提供する ・食事形態（口腔期, 咽頭期の課題に適切な形態とする）を管理栄養士に相談する ・嗜好にあった食事内容に整える。家族等の協力を得て, 本人の嗜好にあった食品を持参してもらう ・食行動の自立度にあった食具の選択（スプーン, 皿など） ・食事環境の調整（資料4-10-2）に努める ・テーブルやいすの高さを調整する（必要時, PT, OTに相談する） ・食事に集中できる食事環境を整える ・食事前に排泄をすませる ・食行動の失認症状がある場合には声かけを行う ・食事行動が自立であっても, 食事の後半に疲労があり食事が中断するようであれば一部介助で行う ・その人にあった生活リズムの調整を行う。日中は, 体操・歌などのアクティビティ活動に誘い, 一緒に楽しく行い, 過剰な徘徊行動を予防できるように生活リズムを整える	・ハリス－ベネディクト（Harrs-benedict）計算式から基礎エネルギー消費量を計算し, 生活活動を付加し算出する その後, 体重の増減の変化をみて適切かどうかを評価する必要がある ・食事形態は, 管理栄養士, 言語聴覚士に相談し, 誤嚥がなく食べられる内容にする ・テーブルやいすの高さ, 食具の提案など, PT, OTに相談する ・排尿・排便の異常の有無を確認する ・できるかぎり自立で食事ができるようにすすめるが, その日の体調の変化を踏まえて自立度を調整する必要がある ・夕方に生じる徘徊行動は, たそがれ症候群である可能性があり, それ以外の徘徊行動が生じないように本人にあったアクティビティ活動を見つける

資料4-10-1　食事を自立して食べてもらう工夫

自ら食べ始められるように

自分ですくうことができる場合

まず、以下の3点をお試しください
① 好物を提供し、お勧めする
② 利き手に食具（箸やスプーン）、もう片方の手に食器を持つよう支援
③ 配膳方法の工夫；一品ずつ提供、ワンプレートに盛付

それで難しい場合は以下をご参照ください

配膳してもじっと座ったまま食べようとしない
食べ物としての認知を高める工夫
1) 味覚の活用：ひと口だけ介助で味わう
2) 嗅覚の活用：香り立つ食材の配膳
3) なじんだ食器類の活用

食器を並べ替えるばかりで食べようとしない
配膳方法の工夫
1) 一度に配膳する品数を減らす
2) ワンプレート方式：丼物や大皿に盛付
3) お弁当箱の活用

食卓上の、食物以外の物に手を触れ、食べようとしない
食卓上の物品整理
筆立てや花瓶、人形など、食べ物以外の物品を置かない

スプーンなどを持ったり、食器に触れるが食べる行為には至らない
慣れ親しんだ動作を活用する工夫
1) 食事の動作のきっかけを支援
2) おにぎりやサンドイッチなど道具を使わずに食べられる食物を用意

（重度）介助摂食の場合

口を開けようとしない、顔をそむける、介助者の手を押し返す
食べ物としての認知を高める工夫
1) 好物の活用
2) 食物をすくったスプーンを下唇に触れる、舐めてもらう
3) 口角、頬を指で軽くトントンと触れる
4) 本人の手に介助者の手を添えて、食物を口に運ぶ動作を支援

口に食物を溜め込んだまま飲み込まない
食べる行為を起動できるような工夫
1) 声かけ、やさしく身体に触れて気持ちを食事に戻す
2) 異なる食感や味覚（甘味・塩味など）、温冷を交互に介助（食事への注意維持）
3) 好物や冷たい物で飲み込みやすくする（嚥下反射を誘発）
4) 下顎を支えた動きの介助や、嚥下促通手技の活用（嚥下反射を誘発）

いったん口に入れた食物を吐き出す
口腔内の原因の可能性
1) 痛みなど、食べたくない原因への対応
2) 食事時間の変更

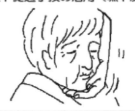

出所：厚生労働省（2011）：認知症高齢者の食行動関連障害支援ガイドライン作成および検証に関する調査研究報告書（平成23年度厚労省老人保健健康推進等事業），55.

資料 4 - 10 - 2　食事前の環境整備のチェックポイント

食事の前に環境の改善をしましょう

身体の準備

- □ 十分な覚醒(意識障害がない)
- □ 排泄が済んでいる
- □ 痛み・かゆみ等の緩和
- □ 発熱、脱水などがない

食事の環境

提供される食事と食卓

- □ 混乱しない品数
- □ 認知しやすい色使い
- □ 素材感のわかる食形態
- □ 集中できる食卓
- □ わかりやすい食具
- □ [　　　　　　　　]

環境の音や動く物

- □ テレビや周りの物音
- □ 動く者、動き回る人
- □ 視覚認知しやすい明るさ
- □ 食卓を囲む方々との相性
- □ 適正な室温と衣類
- □ [　　　　　　　　]

適正な姿勢

安定する姿勢

- □ 頭が直立する
- □ 体幹と股関節、膝関節の角度が90度
- □ 背骨が床と垂直
- □ 足の裏が接地
- □ 嚥下時には顎をひくことができる
- □

食卓との関係

- □ 肩・肘に無理のない食卓の高さ
- □ 食卓と身体はこぶし一つ分離れる
- □ 奥の皿まで良く見える配膳位置

出所：資料 4 - 10 - 1 と同じ，54.

11　フレイル・サルコペニア・廃用症候群

定義と高齢者の特徴

❶　フレイル（虚弱）とは

「高齢期に生理的予備能が低下することでストレスに対する虚弱性が亢進し，生活機能障害，要介護状態，死亡などの転帰に陥りやすい状態」と定義されている。地域在住高齢者における有病率

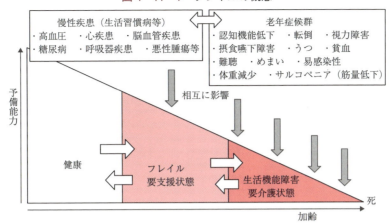

図4-11-1 フレイルの概念

出所：葛谷雅文（2009）：老年医学における Sarcopenia & Frailty の重要性，日本老年医学会雑誌，46(4)，279-285．を参考に著者作成。

は約10％とされている。複数の慢性疾患や老年症候群が相互に影響し合い引きおこされる（図4-11-1）。

❷ サルコペニアとは

ギリシャ語の sarx（筋肉）と penia（消失）からなる造語で，「加齢に伴い生じる筋肉量と筋力（身体機能）の低下」と定義されており（加齢性筋肉減少症），生活障害や QOL 低下，死亡などの有害な転帰のリスクをともなう。25歳以降筋力低下がはじまり，50歳を過ぎると年１％筋力が低下するとされている。また下肢筋力は上肢筋力より1.5倍低下しやすいとされており，体幹や下肢の大きな筋肉で，立ち座り，歩行，立位姿勢保持に働く筋肉が低下しやすい。地域在住高齢者における有病率は15〜20％と高く，身体的フレイルの中核的病態である。

❸ 廃用症候群とは

身体の低・不活動状態により生じる，全身諸臓器の病的状態（二次的障害）の総称であり，「生活不活発病」ともいう。

フレイル（サルコペニアを含む）や廃用症候群は，致命的ではなく，初期には生活への支障が少ないため気づきにくいが，早期に発見し，適切な介入を行うことで，生活機能の維持・向上が期待できるため，見逃してはならない。

□症状の種類

❶ フレイルの種類
- 身体的フレイル：サルコペニア，ロコモーティブシンドローム（運動器機能不全であり，骨粗鬆症，骨折，変形性関節症，神経障害等で生じる），体重減少，易疲労性，活動性低下，易転倒性等
- 精神・心理的フレイル：認知機能低下（軽度認知障害：MCI：mild cognitive impairment），うつ等
- 社会的フレイル：独居，貧困，閉じこもり等
- オーラルフレイル：加齢にともなう口腔機能低下，滑舌低下，むせやすい，飲み込む力の低下（老嚥；嚥下機能のフレイル），食べこぼしの増加，噛めない食品の増加等

❷ サルコペニアの種類
- 一次性サルコペニア：加齢以外に明らかな原因がないもの
- 二次性サルコペニア：１つ以上の原因が明らかなもの。活動低下によるサルコペニアは廃用性筋

図 4-11-2 フレイル（サルコペニア含む）・廃用症候群の悪循環

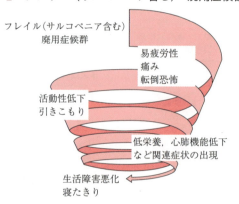

出所：著者作成。

萎縮と同義といえる。

❸ 廃用症候群の種類

筋力低下，関節可動域制限，骨粗鬆症，褥瘡，便秘，起立性低血圧，心肺機能低下，易疲労性などさまざまな症状を呈する。

メカニズム

皮膚，筋肉，骨などの組織は，一定期間で壊して，新しく作り変えている（代謝）。古い組織の分解と新しい組織の合成のバランスで，合成より分解が優位になると筋萎縮，骨粗鬆を引き起こす。サルコペニアは加齢により，廃用性筋萎縮では不使用により，筋蛋白の合成に関わるホルモンが低下することによって起こる。一方，運動すると合成が優位になり筋・骨量が増加する。

フレイル（サルコペニア含む）や廃用症候群を生じると，易疲労性や痛みで活動性が低下し，さらに筋力が低下するという悪循環に陥る（図 4-11-2）。また機能低下にかかる期間と比較して，機能改善には長い期間が必要となる。そのため生活を活発にして（生活リハビリテーション），フレイルや廃用症候群を予防することが重要である。

症状の評価方法（評価尺度含む）

❶ フレイルの評価方法

体重減少，筋力低下，易疲労性，歩行速度低下，身体活動低下の5項目のうち3項目以上該当する場合にフレイルと判定する。具体的な判定基準（表 4-11-1）を示す。また簡便な評価方法として基本チェックリスト（表 4-11-2）があり，25項目中8項目以上該当する場合フレイルである可能性が高い。

❷ サルコペニアの評価方法

サルコペニアの診断基準は，(1)筋肉量の低下，(2)筋力の低下，(3)身体能力の低下のうち(1)に加え，(2)または(3)をもっていることである。

また診断アルゴリズムを図 4-11-3 に示す。サルコペニアでは診断基準にある筋肉量の低下を示す必要がある。二重エネルギーX線吸収法（DXA：Dual energy X-ray Absorptiometry）は少量だが放射線被曝をともない，高額な専用機器を必要とするなど制約が多い。簡便な測定方法として，体組成計を用いる方法や下腿周計，指輪っかテストがある。指輪っかテストは両手の親指と示指で輪っかをつくり，これを下腿最大膨大部に当てはめ，下腿部より輪っかが大きい場合（隙間ができ

表 4 - 11 - 1　フレイルの判定基準

	Cardiovascular Health study（CHS）	J-CHS
体重減少	1 年間で10ポンド（4.54 kg）以上，もしくは 5 ％以上の意図しない体重減少	6 か月間で 2 ～ 3 kg 以上の体重減少
筋力低下	握力低下（性別と体重を考慮した下位20％）男性≦29～32 kg，女性≦17～21 kg	握力低下（男性26 kg 未満，女性18 kg 未満）
易疲労性	①「何をするのも面倒だ」②「物事が手につかない」上記 2 項目のいずれか 1 項目が「過去 1 週間に 3 ～ 4 日以上」該当	（ここ 2 週間）わけもなく疲れたような感じがする
歩行速度低下	15フィート（約4.57 m）の通常歩行所要時間（性別と身長を考慮した下位20％）6 ～ 7 秒以上	通常歩行速度1.0 m/s 未満
身体活動低下	Minnesota Leisure time activity 質問紙による評価 男性＜383 kcal/週未満 女性＜270 kcal/週未満	①「軽い運動・体操を 1 週間に何日していますか」②「定期的な運動・スポーツを 1 週間に何日していますか」（いずれもしていないで該当）

注：上記 5 項目のうち 3 項目以上該当：フレイル，1 ～ 2 項目該当：前フレイル
出所：CHS は，Fried, L. P., Tangen, C. M., Walston, J., et al.（2001）: Cardiovascular Health Study Collaborative Research Group. Frailty in older adults: evidence for a phenotype. J Gerontol A Biol Sci Med Sci 56: M146-156.
　　　J-CHS は，佐竹昭介（2014）：フレイルの進行に関わる要因に関する研究（25-11），長寿医療研究開発費　平成26年度総括報告書（http://www.ncgg.go.jp/ncgg-kenkyu/documents/25-11.pdf）（2017.6.17.）

表 4 - 11 - 2　基本チェックリスト

	はい	いいえ
1．バスや電車で 1 人で外出していますか	0	1
2．日用品の買い物をしていますか	0	1
3．預貯金の出し入れをしていますか	0	1
4．友人の家を訪ねていますか	0	1
5．家族や友人の相談にのっていますか	0	1
6．階段を手すりや壁をつたわらずに昇っていますか	0	1
7．椅子に座った状態から何もつかまらずに立ち上がってますか	0	1
8．15分間位続けて歩いていますか	0	1
9．この 1 年間に転んだことがありますか	1	0
10．転倒に対する不安は大きいですか	1	0
11． 6 ヶ月間で 2 ～ 3 kg 以上の体重減少はありましたか	1	0
12．BMI 18.5未満	1	0
13．半年前に比べて堅いものが食べにくくなりましたか	1	0
14．お茶や汁物等でむせることがありますか	1	0
15．口の渇きが気になりますか	1	0
16．週に 1 回以上は外出していますか	0	1
17．昨年と比べて外出の回数が減っていますか	1	0
18．周りの人から「いつも同じ事を聞く」などの物忘れがあると言われますか	1	0
19．自分で電話番号を調べて，電話をかけることをしていますか	0	1
20．今日が何月何日かわからない時がありますか	1	0
21．（ここ 2 週間）毎日の生活に充実感がない	1	0
22．（ここ 2 週間）これまで楽しんでやれていたことが楽しめなくなった	1	0
23．（ここ 2 週間）以前は楽にできていたことが今ではおっくうに感じられる	1	0
24．（ここ 2 週間）自分が役に立つ人間だと思えない	1	0
25．（ここ 2 週間）わけもなく疲れたような感じがする	1	0
合計		

出所：厚生労働省（2017）：介護予防マニュアル改訂版（http://www.mhlw.go.jp/topics/2009/05/dl/tp0501-1_1.pdf）（2017.6.17）

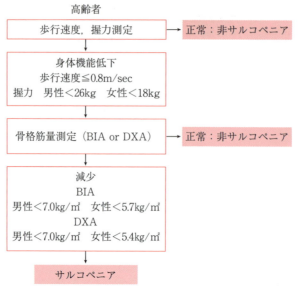

図4-11-3 サルコペニアの診断アルゴリズム

注：BIAは，Bioelectrical Impedance Analysis（生体電気インピーダンス法）。DXAは，Dual energy X-ray Absorptiometry（二重エネルギーX線吸収法）。
出所：Chen, L. K., et al.（2014）: Sarcopenia in Asia: consensus report of the Asian Working Group for Sarcopenia. *J Am Med Dir Assoc*, 15(2), 95-101. を参考に著者作成。

る）はサルコペニアである可能性が高いとするものである。ただし浮腫や肥満ではエラーが出やすいため注意が必要である。

❸ 廃用症候群の評価方法

筋力テスト，関節可動域測定，スパイロメトリーなど症状に応じた評価を行う。

病気や障害を有する高齢者の生活障害には，疾患，加齢（フレイルやサルコペニア等の老年症候群），廃用の3要因が関係している。同じ筋力低下でも，二次性サルコペニアで栄養障害が原因であれば，栄養改善（必要なエネルギーや筋肉の材料となるタンパク質等の栄養素の摂取）と筋力トレーニングを組み合わせて行うことで改善が期待できる。一方，廃用性筋萎縮であれば筋力トレーニングを行うなど生活を活発にすることで改善が期待できる。このように筋力低下の要因をこれまでの生活習慣（病前の栄養状態や活動性）や現在の疾病等から検討し，適切な介入に結びつけることが重要である。

❹ 生活機能の評価（IADL，ADL）

フレイルや廃用症候群は生活障害の発生リスクとなるだけでなく，生活障害の改善を難しくするため，高齢入院患者においては疾病だけでなく生活全般の評価が重要となる。

・日常生活動作（ADL）：食事，整容，更衣，排泄，入浴，移動など日常生活を営むうえで行っている動作。代表的な評価尺度として機能的自立度評価表（FIM：Functional independence measure），Barthel index（BI）等がある。

・手段的日常生活動作（IADL）：日常生活を送るうえで必要な動作のうち，ADLよりも複雑で高次な動作。具体的には買い物，公共交通機関の利用，金銭管理，他者との交流などが含まれる。代表的な評価尺度として老研式活動能力指標や手段的日常生活活動尺度等がある。

社会生活を営む（一人暮らし）にはIADLの自立が必要である。フレイルは健常と要介護の中間状態でありADLは自立しているが，IADLの障害を有する可能性がある。また健常では睡眠を除いた活動時間（16.5時間）のうちADLに3.0時間（約20％），IADLに13.5時間（約80％）を費やしており，活動性を高めるためにはIADLにアプローチすることが有効といえる。

🔲 症状別看護計画

事例：肺炎で入院した息子と二人暮らしの83歳男性

問題点：①入院前生活からの活動性低下があり／肺炎治療のための安静臥床による廃用症候が発生する②栄養不良によるサルコペニアで活動性が上がらない	目標の設定：①廃用症候群・サルコペニアによる生活障害（全身体力低下）が改善する，②再発を防ぐため，自宅生活を見直し，健康で安心して過ごせる
具体策	**留意点・根拠**
①観察項目 ・廃用症候群・フレイル（サルコペニアを含む）の評価：起立性低血圧の状態（体をおこした際のバイタルの変動），易疲労性，全身筋力（座位保持の可否，耐久性，立ち上がりの可否など），痛みや褥瘡の有無 ・栄養状態：BMI（体重の変化）や血液データ（血清アルブミン値 Alb 等）の推移 ・食事摂取状況：栄養不良の原因を検討する。食事の摂取量，食事のスピードや姿勢の崩れ（食事時間が長いと食欲があっても，疲れて食べられなくなる），摂食・嚥下機能等（むせがないか等） ・生活機能の評価（IADL・ADL） **②相談・教育項目** ・本人・家族に対する生活指導として，食事・栄養摂取，運動・外出・社会参加等による介護予防の重要性を伝える ・ソーシャルワーカーと連携し，退院後は町の配食サービスを利用することとなる。また近所の公民館で週1回サロンを行っており，そこで定期的に筋トレと会食を行っており，参加する **③直接ケア** ・食事の時間に合わせて，ギャッジアップ等で血圧の変動をみながら，徐々に離床をうながす ・食事，排泄，レクリエーション等を活用し，離床時間を徐々に延長する ・食事は摂食・嚥下機能に問題はないが，1回の食事量が少ないため，おやつ等の間食で必要なエネルギーを補う。また好きなものなら食欲がわくので，家族に本人の好きな食べ物を持ってきてもらう ・排泄形態をおむつ（ベッドサイド）→車いす移動でトイレへ→歩行器歩行でトイレへと徐々に活動性を向上させた ・動くことは嫌いだが，話好きなので，他の入院患者2〜3名で一緒に廊下の手すりにつかまって立ち座りの練習を午前・午後・夕食前と各20回ずつ行う	・高齢患者では主病名に加えて，廃用症候群やフレイル等の影響やその原因を考える ・栄養状態の評価・介入は栄養サポートチーム（NST：Nutrition Support Team）と連携するとよい ・生活の活動性を高めるうえで，現在している IADL・ADL の評価は欠かせない ・退院にあたっては，再発予防のための，教育や，生活のマネジメントが重要となる ・近年では老老介護・認認介護が増えており，本人・家族に対する教育だけでなく，生活環境のマネジメントが重要である ・社会資源を有効活用し，これまでの生活が維持でき，かつ活動・参加につなげることが重要である ・廃用・サルコペニアで活動性低下→食欲低下・栄養不良→廃用・サルコペニア進行という悪循環を断ち切り，活動性向上→食欲増加→廃用・サルコペニア改善の良循環に変える。そのためには生活の活動性をあげる（生活リハビリテーション）視点が重要 ・全身体力が低下している場合，活動に対するモチベーションがあがらないことが多い。本人のできること，好きなこと，楽しみなどを活動に結びつける ・食事は栄養摂取であり，座位の耐久性向上練習であるとともに，生活の楽しみでもある ・廃用性筋萎縮やサルコペニアには筋力トレーニングが有効であり，低〜中強度（ややきつい程度）の運動を少数・頻回に行うと，身体に対する負担も少なく，継続性も高く，効果も得られやすい。一人で行うより集団で行うことでモチベーションが高まり継続しやすい

第4章■高齢者にみられる症状と看護　151

12 口腔・嚥下症状

口腔の定義と高齢者の口腔内の特徴

　口腔とは，口の中の空間であり，口唇から口峡までの範囲をいう。口腔が担う機能は咀嚼，構音（発声），嚥下がある。また，口腔は消化器の入り口であると同時に，呼吸器の入り口でもある。高齢者の口腔内の特徴は，味覚の変化（味蕾数の減少や感受性の低下），歯の喪失，唾液量の低下によるドライマウス（口の中が乾いた状態）がある。唾液の1日の分泌量は，1000～1500 ml であるが，高齢者では加齢および長期にわたる服薬数の増加により，唾液量の減少がみられる。

歯の喪失の主な原因と症状

❶　歯周病

　プラーク（歯垢）などの細菌が原因で，初期には歯肉の炎症がおき，歯を支持する組織の炎症と破壊が進行し，歯の支持組織が喪失していく病気である。歯周病は感染性疾患であるため，重度になると全身にも悪影響を与える。

❷　う　蝕

　歯の表面が細菌の産生する酸により，実質欠損を形成する歯の疾患である。高齢者は唾液分泌量が減少しやすく，歯磨きも困難になることから，う蝕になりやすい。

歯数の減少によりおこる現象

　歯数が20本以上であると，機能的に咀嚼でき，8020運動（80歳まで20本以上の歯を保つ）の根拠となっている。歯の喪失は，咀嚼が困難となり，それと同様に使用する筋力の低下，上顎骨では歯槽突起，下顎骨では歯槽部の吸収がおき，形態変化が生じる。さらに，明瞭な発音が困難になり，見た目が悪くなることで自信がなくなり，他者とのコミュニケーション能力が低下する。

嚥下障害の定義と高齢者の特徴

　嚥下障害は，飲み込みの障害であり，脳卒中の後遺症や神経疾患，頭頸部癌術後，認知症，薬剤性のものなど原因は多岐にわたる。摂食障害は食事を適切に摂取できないものであり，身体のほかに精神的な原因でも生じる。高齢者になると筋力や認知機能の低下が生じ，複数疾患の罹患が見られる。先行期（認知期）では食事の認識低下，咀嚼期では歯の喪失等で十分に咀嚼できず，口腔期では食塊をうまく咽頭に送り込むことが困難になる。咽頭期では嚥下反射が弱くなり，誤嚥しやすくなる。食道期では，食塊を食道にスムーズに移動することが困難となる。図4-12-1で口への取りこみから食道に入る嚥下のプロセスを示す。

口腔の症状

　歯周病の症状には，歯肉の発赤，腫脹，退縮，歯肉からの出血，歯周ポケットの形成，支持組織の破壊にともなう歯の動揺，口臭などがあるが，自覚症状がない（Silent Disease）ので発見が遅れる。ドライマウスでは唾液量が減少し，口渇や口臭が生じる。口腔内の自浄作用が低下し，歯や口腔粘膜の保護が妨げられ，口腔内の細菌数が増加し，う蝕や歯周病，カンジダ症などの感染症や口

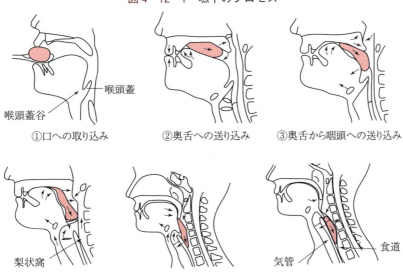

図4-12-1 嚥下のプロセス

①口への取り込み　②奥舌への送り込み　③奥舌から咽頭への送り込み
④咽頭への送り込み　⑤咽頭通過，食道への送り込み　⑥食道へ入ったところ

出所：藤島一郎（2005）：脳卒中の摂食・嚥下障害 第2版，19-29，医歯薬出版．

臭がおこりやすい。義歯装着による疼痛もみられる。さらに正確な発音が困難になるなど，QOLにも影響がおこる。

歯周病のメカニズム

❶ 原因と誘因

歯肉辺縁に歯垢（プラーク）が付着することで，歯肉に炎症を引きおこす。また加齢にともない，各臓器，免疫の機能低下が生じ，生体防御力の低下，口腔清掃困難も誘因となる。

❷ 症状・随伴症状

正常な歯肉ポケットの深さは，0.5～2mmと浅い。プラークが歯肉に進入すると，歯肉の発赤がみられ，歯周病原菌が歯周組織に進入して歯周組織の破壊（歯根膜や歯槽骨）が進行する。ポケットが深くなると，清掃も困難になり，嫌気性菌が増殖し，歯周病が進行し，悪循環に陥る。

❸ 生活障害

歯周病が進行すると歯が動揺，欠損する。歯の欠損がおこると，咀嚼障害がおき，低栄養などの生活障害につながるので，欠損部分に補綴処置を行う必要がある。

口腔乾燥症（ドライマウス）のメカニズム

❶ 原因と誘因

加齢による唾液分泌低下，服用している薬剤の副作用による口渇，慢性的な疾患（シェーグレン症候群），口呼吸，ストレス等がある。

❷ 症状・随伴症状

う蝕，味覚異常，嚥下困難，歯肉炎，口臭，感染症

❸ 生活障害

咀嚼や会話が難しくなり，閉じこもりがちになる。

表 4 - 12 - 1　OAG（Oral Assessment Guide）

		状態とスコア		
	アセスメントの手段	1	2	3
声	聴 く	正 常	低い／かすれている	会話が困難／痛みを伴う
嚥下（飲み込み）	観 察	正 常	嚥下時痛／嚥下困難	嚥下できない
口 唇	視診，触診	なめらか，ピンク色，潤いがある	乾燥／ひび割れがある	潰瘍／出血
舌	触って，観察する	ピンク色，潤いがある，乳頭が確認できる	舌苔がある／乳頭が消失しテカリがある，発赤をともなうことがある	水泡がある／ひび割れている
唾 液	舌圧子（ミラー）で触ってみる。	水っぽい	粘性がある／ねばねばしている	唾液がみられない（乾燥）
粘 膜	観察する	ピンク色で，潤いがある	発赤がある／白みがかっている（被膜），潰瘍はない	出血の有無にかかわらず潰瘍がある
歯 肉	舌圧子（ミラー）で組織を優しく押す	ピンク色，ひきしまっている	浮腫性（発赤の有無にかかわらず）	押すと出血，もしくは自然に出血
歯と義歯	歯，義歯の裏側等を観察する	清潔で食物残差がない	部分的に歯垢や食物残渣がある	歯肉歯頸部周囲や義歯内面全体的に歯垢や食物残渣がある

出所：Eilers, J., Berger, A. M., Petersen, M. C. (1988): Development, testing, and application of the oral assessment guide, *Oncol Nurs Forum*, 15(3), 325-330. より和訳して引用。

嚥下障害のメカニズム

❶　原因と誘因

原因疾患は多岐にわたるが，大半が脳血管疾患や神経疾患，認知症である。高齢者は低栄養，筋力低下などさまざまな潜在的な嚥下障害の要因を抱えている。

❷　症状・随伴症状

むせや咳がおこる。痰の量が増える。食後に嗄声になる。口腔内に食物をため込み，嚥下に時間がかかり，疲労感が生じ，食事摂取量が低下する。

❸　生活障害

経口摂取が困難になると，栄養障害がおこり，体重の減少傾向がみられる。嚥下障害により，誤嚥性肺炎による発熱，食欲低下，食事中に疲労し，食事が難しくなる。

症状の評価方法（評価尺度含む）

❶　口腔内状況の評価方法

OAG（Oral Assessment Guide）：OAG は，世界的にもスタンダードな評価方法で，声や嚥下等の8項目を観察し点数化（正常1点で重度は3点）できる（**表 4 - 12 - 1**）。

❷　嚥下障害のスクリーニング評価

簡便に嚥下評価を行う方法で，これらは精密検査の評価の必要性を判断するのに利用できる。改定水飲みテスト[15]，反復唾液嚥下テスト[16]などがある。以下（**資料 4 - 12 - 1**）参照。

資料4-12-1 嚥下評価

○改定水飲みテスト

3 ml の冷水を口腔底に入れて嚥下してもらい，嚥下後に発声してもらう。

評点が4点以上の場合は，最大2回まで施行し，最も悪い評点を記載する。

評点

1点	嚥下なし，むせまたは呼吸切迫
2点	嚥下あり，呼吸切迫
3点	嚥下あり，むせあるいは湿性嗄声をともなう
4点	嚥下あり，呼吸良好，むせ，湿性嗄声なし
5点	4点に加え，追加嚥下運動（空嚥下）が30秒以内に2回以上可能

○反復唾液嚥下テスト

甲状軟骨を挟むように軽く指を添えて，喉頭の挙上を確認する。唾液を連続して嚥下してもらい，30秒間での嚥下回数を測定する。口腔乾燥がある場合には湿潤させてから施行する。

評価　30秒間に3回以上であれば良好

　　　30秒間に2回以下であれば不良

出所：全国歯科衛生士教育協議会監修（2013）：高齢者歯科（第2版）（最新歯科衛生士教本）158-159, 医歯薬出版.

症状別看護計画

事例：高血圧で外来通院中の65歳の男性。毎日の歯磨き習慣がなく，前歯上3本，前歯下2本しか残っていない。睡眠薬を服薬中で口渇あり。義歯はない。「食事がむせることがある」というが，医師からは脳血管性疾患等の身体所見はなしとのこと。

問題点：①少ない残歯による咀嚼困難。②薬剤副作用による口腔内乾燥。③時折むせることがあり，誤嚥のおそれがある	目標の設定：①義歯を使用し，食物を咀嚼できる，②.口腔内乾燥感がなくなる，③.誤嚥することなく食事ができる
具体策	**留意点・根拠**
①観察項目 ・OAG の8項目（声，嚥下，口唇，舌，唾液，粘膜，歯肉，歯と義歯）をそれぞれ評価する ・嚥下評価（水飲みテスト，反復唾液嚥下テスト）	・一つひとつの項目を観察，評価することで，確実に口腔内の状況を把握できる。また，悪化の要因を明確にできる ・むせがあることから，嚥下障害を評価する
②相談・教育項目 ・歯磨き指導（歯を残存することの重要性の説明，残存歯および孤立歯のブラッシング方法） ・歯科受診をすすめ，義歯の使用を相談 ・ドライマウスへの対応（こまめな水分補給・マスクの装着・口腔乾燥で不快感があれば保湿剤の使用をすすめる） ・窒息・誤嚥防止のための食物，調理の工夫，食事の方法（残存歯が少ないので，なるべく食べやすい大きさや形状に調理する，早食いをしないように気をつける，嚥下後に湿性嗄声やむせがないか）を日ごろから確認 **③直接ケア** ・現在，服用中の薬剤でドライマウスをおこす薬剤を確認し，医師に伝え，検討する	・その場の実践での指導が効果的である ・歯の残存は咀嚼を助け，残存数が多いほど栄養状態が良好であるとされている ・孤立歯はブラッシングが難しく，磨き残しがあるとう蝕となりやすい ・義歯の使用により咀嚼能力が高くなることを説明し，適切な義歯の使用を理解してもらう ・口腔清掃の必要性の理解につなげる ・ドライマウスには保湿および水分喪失予防が必要となる ・窒息のリスクを減少させる ・通常の食事で，どの食形態，水分が誤嚥するのか，目安をつける ・多くの薬剤で口腔乾燥を引きおこすものが多く，摂食嚥下に影響する

第4章■高齢者にみられる症状と看護　155

13 視力・聴力低下

❑ 定義と高齢者の特徴

❶ 視力とは

視力とは視覚を通じて物を識別できる能力のことである。加齢にともない，視力は低下し，その原因は角膜や水晶体，硝子体の光の通過率が低下，眼の屈折率度数も変化（遠視，近視，乱視）して，調整機能も低下する。また，白内障や緑内障の罹患者は増加する。

❷ 聴力とは

聴力とは聴覚を通じて音を識別できる能力のことである。加齢にともない，高音域の聴力から低下し，徐々に低音域も低下する。その原因は加齢によるもののほかに，耳垢による外耳道の閉塞や内耳の障害等がある。

❑ 症状の種類

❶ 視力低下の主な症状の種類（図4-13-1）

・近視：網膜の前方で像を結び，遠くのものがはっきりと見えない。
・遠視：眼球に異常があることで網膜の後方に像が結ばれてしまい，近くのものがはっきりと見えない。
・老眼：中年前後に近いところが見えにくくなった状態をいう。これは眼の老化と水晶体の弾力性が弱まり，調整力の低下により生じる。

高齢者に多い白内障は水晶体が加齢とともに白濁して視力が低下する。また，緑内障は，視神経が障害され視野が狭くなり，眼圧が上がる。

❷ 聴力低下の主な症状の種類

・伝音性難聴

外耳から中耳（外耳道から鼓膜，耳小骨まで）にかけて生じる難聴をいう。音が効率よく内耳に伝わらない疾患（外耳道閉鎖症，急性・慢性中耳炎，滲出性中耳炎，耳硬化症，耳垢栓塞）で生じやすい。聴こえ方は，手で耳を塞いでラジオやテレビでの会話を聴いたような感じで，音の伝わる過程に問題があるので，音を大きくして耳に入れさえすれば聴き取れる。伝音性難聴は聴力レベル70デシベルを越えないとされており（難聴程度は軽から中等度），補聴効果，医学的手術の効果が大きい。

・感音性難聴

内耳，音を伝える蝸牛神経，音を分析・認知する脳幹，大脳のうちのどこかに異常がある場合の難聴をいう。感音性難聴の程度は，軽度から最重度の「ろう」まで広範囲にわたる。音の分析機能が障害を受けているので，音を大きくしても耳に響くだけで，聞いた言葉の理解や音の方向性が悪い。補聴器があまり役に立たない。人工内耳の装用という手段もあるが，失聴時期（先天性か，言語獲得以後かなど），手術のタイミング，家庭の支援環境などにより，その効果は一様ではない。先天性のものから，薬の副作用，大きな音で耳を痛めた，加齢にともない聴力が低下したなど，原因はさまざまである。メニエール病による難聴や，原因不明の突発性難聴も含まれる。

・老人性難聴

内耳と中枢神経系の機能低下による感音性難聴。基本的には加齢により聴細胞が減るなど，蝸牛

の老化により自然に聴力低下していくものをいう。両側同程度に，高音域から聞こえが悪くなり，60歳以降では聴力低下が進行し，低音も聞こえにくくなる。また中枢神経も老化の影響を受けるため，語音弁別能の低下がみられ，音が聞こえても意味の理解が悪くなる。コミュニケーション上の支障から，孤独，引きこもり，認知機能低下へとすすむおそれがある。

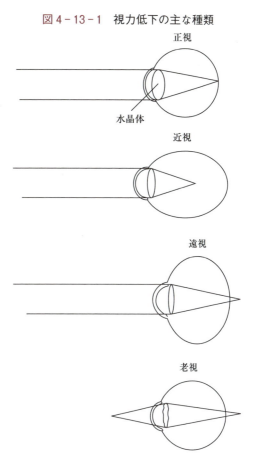

図4-13-1　視力低下の主な種類

出所：参天製薬のホームページ（www.santen.co.jp）を参考に著者作成。

視力低下のメカニズム

❶ 原因と誘因

加齢や疾患により，角膜や水晶体，硝子体の混濁がおきる，虹彩や毛様体，脈絡膜，網膜が循環障害や出血，炎症や変性，剥離や腫瘍が生じる，視神経の変性や萎縮が生じ，視力障害がおきる。

❷ 症状・随伴症状

視力が低下する。視力が0から0.02未満を盲，0.02から0.04未満を準盲，0.04から0.3未満を弱視と判定される。視力の程度により，詳細な図形や文字を判断したりすることは困難であるが生活には支障はない，屋内では日常生活には支障がおきないが屋外では支障がおきる，通常の生活に支障がおきるなど，支障の程度は違ってくる。

❸ 生活障害

危険物を察知できないことによる転倒や事故発生，日常生活に支障がおき生活範囲が狭くなり，社会的孤立を生む，教育や就職，文化的恩恵などの機会が得にくく不利益を被る，視覚情報が入らないことによる不安や恐怖，無気力，うつ状態等，精神的に不安定になる。また，これらのことが身体や発達面に悪影響をおよぼす。そのため個人に応じた眼鏡の使用，また受診して適切な薬剤投与や手術が行われる。

聴力低下のメカニズム

❶ 原因と誘因

加齢や，若いときの音楽・騒音，薬剤の副作用などの影響で，内耳の有毛細胞の減少，また耳介や外耳道の下降下垂，外耳道径の変形，耳小骨の動きが悪くなるなど伝音系機能の後退により，高音域から難聴がみられる。一般的に聴力は，20歳代を頂点として加齢とともに低下していく。耳垢による外耳道閉塞でも聴力低下がおきる。耳の構造を図4-13-2に示す。

❷ 症状・随伴症状

高音域（4000 Hz以上）から聞こえにくくなり，徐々に低音域の聞こえも悪くなる。本人が聞こえの悪さに気づいていないこともある。テレビのボリュームや本人の話し声が大きくなることで家族や周囲が難聴に気づく。聞き取りにくさから会話の理解力低下や，聞き分けが上手くできない，早口に言われると聞き取れなかったりする。

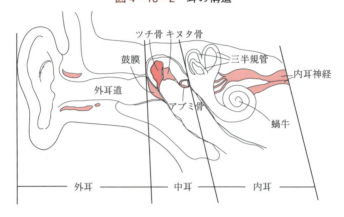

図4-13-2　耳の構造

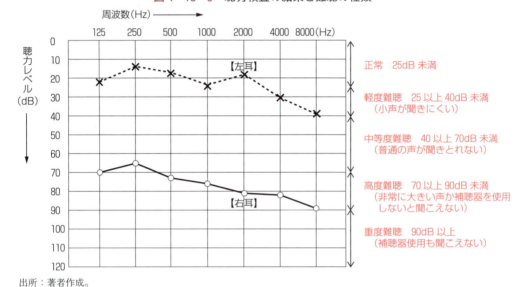

図4-13-3　聴力検査の結果と難聴の種類

出所：著者作成。

❸　生活障害

(1)コミュニケーション障害がおきる。家族や周囲の人は何度も本人から聞き返されたり，話が通じないことから声をかけるのが億劫になる，(2)これらにより，日常生活に支障がおき，生活範囲が狭くなり，社会的孤立を生む，(3)音声による情報が入りにくくなることで，情報弱者となる，(4)情報が入らないことによる不安，無気力，うつ状態等，精神的に不安定になる，(5)危険を知らせる音（車のクラクションなど）に気づきにくくなり，事故や転倒回避にワンテンポ遅れる，(6)閉じこもり，社会的に孤立したり，聴覚による刺激が減ることにより認知機能の低下につながりやすい。

□症状の評価方法

❶　視力の評価方法（視力検査）

ランドルト環やひらがなを示し，それを見て読み上げてもらい，その正解によって測定する。ランドルト環やひらがなが並んだ視力表による方法（字づまり視力の検査）と一つずつ示して測定する方法（字ひとつ視力の検査）がある。

❷　聴力の評価方法（聴力検査）

・純音聴力検査：オージオメーターから出される音で，どの程度の音が聞き取れるかを調べる。日

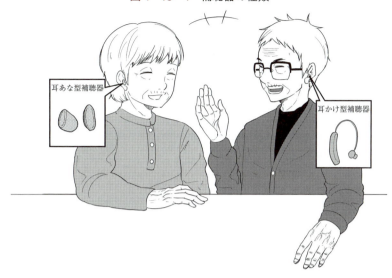
図4-13-4 補聴器の種類

本では正常聴力と難聴を分ける基準値が明白には定められていないが，20〜25 dB まで聞き取れれば正常聴力とすることが多い。それ以上聞こえない場合，難聴とされる（図4-13-3）（図4-13-4）。

・語音聴力検査：五十音表から「あ」や「さ」などの語音を聞き，どのくらい聞き分けられるか，聞き分けられた語音の数を百分率で表す。60％以上であれば補聴器での日常生活が可能と判断される。
・画像検査：内耳から脳にかけて病気が疑われる場合，CT や MRI での精密検査を行う。

❏ 症状別看護計画

事例：視力・聴力低下が著しく，虚弱のある90歳の独居男性（民生委員から，訪問看護師に相談した事例）

問題点：視力・聴力の低下により，閉じこもりになっており，生活に支障をきたしている。疾患を抱え，生命を脅かされている状態の可能性もある	目標の設定：受診でき，適切な眼鏡・補聴器を装着して，安全な自宅生活が送れる
具体策	根　拠
①観察項目 ・顔色や受け答えの様子で視力や聴力，認知機能を判断する ・バイタルサインの測定，聴診器での呼吸音，心音（肺炎や心不全がないか）確認，るい痩状態も観察する ・上下肢の動きやしびれ等の神経・運動機能の診察とともに，ADL，IADL レベル・自立度を確認する ②相談・教育項目 ・まずは，明瞭な声でやさしく，「困っていることは何か？　手助けできることはないか？」を尋ね，それに対する困りごとをメモする ・家族等の連絡先を本人に尋ね，困っている状況を伝えてもよいかを本人に確認して民生委員から連絡してもらう ・本人と家族の意向を確認し，行政と相談のうえ，必要時，生活保護等の制度を申請してもらうようにする ・眼科や耳鼻科を受診してもらい，適切な眼鏡・補聴器（図4-13-4）	まず，本人の生命の安全を確認する必要がある。訪問には一人で行かず，民生委員に同行してもらう。自宅への訪問は本人の事前同意を得る 【生命から生活機能へと観察】 はじめに，一般状態の確認とバイタルサイン等の生命維持に関すること，感覚及び神経や運動所見，生活機能を確認していく 【生活上の課題と解決策】 自宅生活での困っていることを明確化し，その対処法を検討する。ここでは，生活保護や医療機関への受診，介護保

装用をうながす ・介護保険利用を本人と家族に同意してもらう。そのうえで，自立度や生活機能等の状態を介護保険担当者に確認してもらい，本人と家族から介護保険申請をしてもらう	険の申請等を検討する必要がある。本人と家族の意思を確認して解決に向ける
③直接ケア（ここでは診療所の看護師の立場で実施するケア） ・医師の診察の補助を行い，視力検査，聴力検査がスムーズに受けられるように介助する ・眼鏡や補聴器の使用支援，きちんとフィッティングできているか，適応状態を関連職種と連携して行う（補聴器の種類については図4-13-4） ・視覚障害・聴覚障害からの転倒防止に配慮した環境設定（自宅の段差や階段，照明等），補助具について相談を行う ・うつ症状，運動不足による廃用性症候群（生活不活発病）予防の生活指導および相談を行う	【医師の診察・検査の補助】 医師や視能訓練士，言語聴覚士等と連携しながら適切な検査，診断を受け，高齢者の生活にあった眼鏡や補聴器の選択を支援する 感覚器だけでなく，その障害を抱えての生活の中でのリスクを予測し，自宅環境を整える。感覚器の障害は閉じこもりや寝たきりを引きおこしやすいので，その予防に努める

注

(1) 渡邊明（2013）：The Confusion Assessment Method（CAM）日本語版の妥当性，Jpn J Gen, The Japanese Society of General Hospital Psychiatry, 25(2), 166.

(2) 日本排尿機能学会編（2008）：男性下部尿路症状診療ガイドライン，ブラックウェルパブリッシング，2-4.

(3) 同前書.

(4) 日本泌尿器科学会排尿障害効果判定基準による定義。

(5) 日本排尿機能学会編（2008）：前掲書.

(6) 日本排尿機能学会編（2008）：過活動膀胱診療ガイドライン改訂ダイジェスト版，ブラックウェルパブリッシング，1.

(7) 日本排尿機能学会編（2008）：前掲書.

(8) 同前書.

(9) 同前書.

(10) 前田耕太郎編（2006）：排便ケアQ&A，総合医学社，50.

(11) 西村かおる（2013）：排泄ケアワークブック，中央法規出版，203.

(12) 日本老年医学会：フレイルに関する日本老年医学会からのステートメント（https://www.jpn-geriat-soc.or.jp/info/topics/pdf/20140513_01_01.pdf）（2017.6.17）

(13) Walston, J. D.（2012）: Sarcopenia in older adults, *Curr Opin Rheumatol*, 24(6), 623-627.

(14) 厚生労働科学研究補助金（長寿科学総合研究事業）高齢者における加齢性筋肉減弱現象（サルコペニア）に関する予防対策確立のための包括的研究班（2012）：サルコペニア——定義と診断に関する欧州関連学会のコンセンサスの監訳，日本老年医学会雑誌，49(6), 788-805.

(15) 窪田俊夫，三島博信，花田実他（1982）：脳血管障害における麻痺性嚥下障害——スクリーニングテストとその臨床応用について，統合リハ，10, 271-276.

(16) 小口和代，才藤栄一，水野雅康他（2000）：機能的嚥下障害スクリーニングテスト「反復唾液嚥下テスト」の検討(1)(2)（The Repetitive Saliva Swallowing Test: RSST）の検討，リハ医学，37(6), 375-388.

参考文献

第6節

後藤百万企画編集（2014）：高齢者排尿障害のアセスメントと対処（特集），Woc Nursing 8月号，医学出版.

日本排尿機能学会編（2013）：女性下部尿路症状診療ガイドライン，リッチヒルメディカル．

日本排尿機能学会編（2008）：男性下部尿路症状診療ガイドライン，ブラックウェルパブリッシング．

加來浩器（2017）：インフルエンザ・ノロウイルス（特集），月刊ナーシング，37(13)，16．

第7節

穴沢貞夫他編（2009）：排泄リハビリテーション，中山書店．

谷口珠美他編（2017）：下部尿路機能障害の治療とケア，MC メディカ出版．

日本泌尿器科学会他編（2007）：実践研究排尿機能検査，ブラックウェルパブリッシング．

西村かおる（2013）：排泄ケアワークブック，中央法規出版．

西村かおる編（2009）：排便アセスメント＆ケアガイド，学研．

高木永子監修（2000）：看護過程に沿った対症看護，学研．

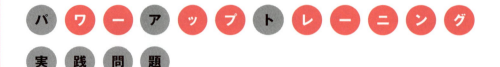

実践問題

Q1 脊椎圧迫骨折後の高齢者で，病室内歩行が可能と許可されたが，高齢者からは疼痛の訴えがあるときに，看護師は何を検討すべきか。

（解答）疼痛管理の方法を検討すべきである：病室内歩行が可能となったということは，患部の安静・固定が行われ，順調に回復状態にあることが示されているので，起立・歩行訓練をすすめるために，鎮痛剤の投与を含めた痛みをコントロールするための検討が必要である。

Q2 高齢者のたんぱく質・エネルギー低栄養状態では，体脂肪の消耗はみられないか。

（解答）○：マラスムス型（主にエネルギー不足）では，体たんぱく質の異化作用が亢進し，体脂肪量と体たんぱく質が低下する。

Q3 老年期は，温めると容易に体温が上昇するか。

（解答）×：体温調節機能が低下しているため，温めても容易に体温は上昇しない。

Q4 血圧が85/50 mmHg，脈拍が120/分，四肢に冷感があり，下肢の浮腫が強い場合に，予測される病態は何か。

（解答）右心不全：足や腹部に浮腫がみられる。悪化すると血圧低下や四肢冷感もみられ，前身状態が悪くなる。

Q5 蓄尿症状には，残尿があるか。

（解答）×：蓄尿症状には頻尿や尿失禁がある。残尿は排尿症状である。

Q6 高齢者は弛緩性便秘が多く，便の通過時間が延長するか。

（解答）○：大腸の蠕動運動が低下し，便の通過時間が延長し，便を送り出す力も弱くなる。

Q7 老人性難聴は，低音域から聞こえが悪くなるか。

（解答）×：高音域から徐々に低音域の聞こえが悪化する。

■ 第5章 ■

高齢者のQOLを高める
専門的な看護技術

本章で学ぶこと ―――

1　高齢者の安全，安楽を考慮した看護技術の基本を理解する。

2　高齢者の特徴をふまえた各看護技術を理解する。

3　各看護技術を実践する方法を学び，演習や実習に活用できる。

1 コミュニケーション

❏ コミュニケーション能力

　高齢者とのコミュニケーション場面では，伝えたいことが伝わっているか，反対に高齢者の思いを自分は理解できているのか常に確認する。高齢者やその家族は疾病や障害をもっていることも多く，遠慮もあり，医療者側の説明がわからなくても聞き返せず，自身の気持ちや意思，意見を表現できない場合もある。このようなときは，心のなかの気持ちをくみ取って，言語だけでなく非言語的な手段も工夫して理解度や意思を確認する。

❏ コミュニケーションをうながす要素と阻害要因

　コミュニケーションをうながす要素には，言葉の工夫や非言語的能力（ジェスチャーやパンフレット等の文字や図，興味をひく物品の提示等）の活用，環境設定等がある。高齢者が理解しやすいように質問を具体的にする，声のトーンや言葉の速度（低めの声でゆっくり，はっきりとした音声）に注意をはらう。また，手振りや表情を豊かにする，文字や図を提示する，香りを活用するなど，残存機能や感覚器にうまく働きかけることも有効である。

　高齢者の生きてきた時代の出来事や流行歌等を話題に出すと会話が活発になる。また，ライフレビューのなかから，ヒントを得て興味のある出来事を語りかけることも効果的である。一方コミュニケーションの阻害要素には，高齢者自身のコミュニケーション能力の障害のほか，看護師の聞く態度や周囲の環境もある。多忙を理由に聞く，話す態度がせわしなかったり，威圧的な態度であったりすれば，相手も心を開かない。また，周囲に騒音や人の話し声があると，注意が散漫になり，言葉も聞き取ることが難しいため，常に環境を配慮する。

表5-1-1　認知症高齢者とのコミュニケーション場面（A看護師とB看護師の違い）

T認知症高齢者	看護師の思い	看護師の発言	振り返り
①食事が済む「私は大丈夫でしょうか。だって暇してるくらいしかないでしょ。死んじゃいたいよ」	②A看護師『死んじゃいたいなんて，困った』	③A看護師：「そんな事ないですよ。ご飯を食べたばかりだから，少しゆっくりしていましょう」	A看護師は高齢者を否定し，一方的に看護師の都合・思いを押し付けている
④「…。私はどうしたらいいんでしょうか」といすから立ち上がる	⑤A看護師『転んだら，危ないよ』	⑥A看護師：「何もしないで，少しここで休んでて」といすに座らせる	
⑦「どうしたらよいですか」と言い続けている		⑧A看護師：「座っていてください」その都度，言う	
⑨「どうしたらよいですか」	⑩B看護師『なにをどうしたらよいか困っているのかな』	⑪B看護師：『Tさん，私と一緒にテーブルを拭いていただけますか』	B看護師は高齢者が，どうしたらよいか困っており教えてほしいというニーズを察知している。そして，具体的な行動を提示し，高齢者が必要な存在である事，感謝の言葉を伝えている
⑫「わたしにできるでしょうか？」	⑬B看護師『いきなりいわれても困るだろうな，見本を示してみようかな』	⑭B看護師：テーブルを拭きながら，『こんなふうに私と一緒にしていただけると助かるのですが，よろしいですか？』	
⑮「いいよ。簡単よ」笑顔見られる	⑯B看護師：『よかった』	⑰B看護師：『ありがとうございます』	

高齢者とのコミュニケーション

　表5-1-1は認知症をもつ高齢者と看護師のコミュニケーション場面の一部を示している。A看護師は，高齢者の言葉の裏にある気持ちを察知できず，否定して，看護師の一方的な思いを押しつけている。また高齢者はどうしたらよいか困っているのに，看護師は転倒予防に注意がとられ，コミュニケーションは成立していない。

　看護師は，認知症高齢者はうまく自分の思いを言葉で適切に訴えることが難しい状況にあることを理解し，その言葉の奥に潜むニーズを推し量らなければならない。B看護師は，ニーズを察知し，その解決のための具体的な行動を高齢者にわかりやすく伝えている。また，認知症高齢者に対して尊重する言葉がけで，高齢者に笑顔がみられている。B看護師のかかわりは，コミュニケーションのよい見本である。

② 診察・フィジカルアセスメント

高齢者の診察

❶　高齢者の特徴を踏まえて訴えを傾聴し，身体に触れながら診察する

　高齢者は視覚や聴覚の感覚器，認知機能の低下から，質問に対する返答が遅れたり，あいまいな反応を示したりすることがある。穏やかな態度で，高齢者の目を見て，訴えに耳を傾け，それを受けて補うような質問や簡単な回答ですむ質問を行う（「ハイ」，「イイエ」で答える質問）。加えて，聴診，触診のため身体に触れ，高齢者の訴えの奥に潜んでいる原因を探る。パソコン画面の検査データばかりに注目して，高齢者の目を見ないで診察することのないように注意する。

❷　加齢による変化か，病的変化なのかをアセスメントする

　たとえば，下肢の浮腫であれば，ベッド上安静が原因であったり，腎不全や心不全などの重篤な疾患が原因の場合もある。随伴症状や個人の生活様式を問診・観察し，検査データとも照らし合わせて，加齢による変化か，病的な変化なのかを考える。そして，原因に応じて緊急度を判断し対処（医師にすぐ連絡する，指示された薬剤投与を行う，様子をみる，歩行をすすめる等）する。

❸　診察の結果を受け，高齢者の意思を確認，自立を支援する

　医師からの診察結果について説明を受けた高齢者に声をかけ，わからない点や不安，どのように感じているのか，どうしたいか等を確認する。確認したら，疾患や症状をコントロールし，疾患を抱えながらも自立した生活ができるように，本人や家族，医師，多職種との調整を図る。

❑ フィジカルアセスメント

　アセスメントは事務的な身体診察に終わることなく，高いアンテナを張って高齢者の訴えに含まれる情報のもつ意味を考えながら，実施する。

　以下，看護師によるフィジカルアセスメントの実際を，事例を提示しながら紹介していく。

　Gさん，80歳，女性。アルツハイマー型認知症で要介護3認定を受けており，2年前から特別養護老人ホームに入所している。「昨夜から，『助けて，殺される』と叫び，夜間熟睡できてない。認知症が急に悪化したのでは？」と，朝の申し送り時，夜勤明けの介護職員から看護師に報告があった。看護師は，医師が診察に来る前に，Gさんをフィジカルアセスメントすることにした。

❶　認知症のせいだと決めつけず，身体失調が隠れていないか考える

　アルツハイマー病は徐々に進行するものであり，Gさんの症状は急に発症したため，身体になにか変調をきたしたとみる。本人はうまく説明できないため，身体を系統的にアセスメントして原因を明確にする。

❷　相手に同意を得て，フィジカルアセスメントのため診察を開始する

　面識のない人にいきなり体を触れられたら，誰でも驚く。高齢者の目線と同じくらいの高さまたはやや下方から目を見つめ，まずは挨拶・自己紹介をする。そして，これから行うことを説明し，同意を得る。

→「Gさん，お困りのようですね。私はこの施設の看護師○○と申します。お身体の状態をみせていただいてかまいませんか？」。

　その際に，顔の表情・眼の動き，その返答や反応から，認知機能や意識レベル等を観察する。また，診察室や居室での歩行の状態を観察し，ふらつきがないか，足を引きずっていないか，運動能力，麻痺の有無，転倒のリスクはないか等も確認する。

❸　声をかけながら，表情を観察し，身体に触れていく。

　やさしく声をかけながら，相手の反応を見て，ゆっくりと体に触れていく。たとえば，自然な形で，はじめは握手をして（麻痺や握力，肌の状態，熱や発汗の有無などを観察），身体各部に触っていく。本人の表情を観察し，痛みがないか，顔面麻痺がないか，目を合わせるか等，確認する。

→「Gさん，握手しましょう。これから，お身体の状態をみせていただきますね。」

❹　頭部のフィジカルアセスメント

　高齢者は転倒して頭部を打撲することがあっても，記憶に残っていない可能性がある。慢性硬膜下血腫は数か月前の打撲による出血が影響しているので，髪の毛を分けながら，外傷や内出血，腫脹を確認する。また，湿疹，帯状疱疹などがないかも確認する。

→「Gさん，頭をみせてください。どこか痛いところはありませんか？頭を打った覚えはありませ

図5-2-1 カーテン徴候

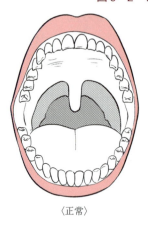
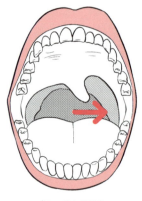

〈正常〉　　　　　　　〈カーテン徴候〉

んか？」

❺　頸部のフィジカルアセスメント

心不全や肺癌進行であれば頸部の静脈が怒張するので視診する。また，患者の背部に回り，両手で甲状腺やリンパ節の触診を行う。腫脹があれば甲状腺疾患（炎症や腫瘍）が疑われる。

→「Gさん，首の状態をみせていただきます。やさしく触れますから安心してください。痛い場合は手をあげてください。」

❻　口腔のフィジカルアセスメント

ペンライトや舌圧子を使用し，口腔内の歯や歯肉，舌の動き，舌の表面，口内炎や腫瘍，乾燥状態，軟口蓋や口蓋垂の動きを確認する。カーテン徴候（障害側の軟口蓋の挙上が消失し，口蓋垂の健側への偏位がおきる（図5-2-1））があれば，舌咽神経障害と迷走神経障害を疑う。また，感染症の確認をするため，咽頭や扁桃の発赤を観る。

→「Gさん，お口をあけていただけますか？　舌を出すことはできますか？」

❼　呼吸・心臓のフィジカルアセスメント

呼吸音の聴診は肺野上部から左右に徐々に降りてきて下部まで行う。前面だけでなく，背面も行うが，高齢者は呼吸音が弱い傾向にあるので，深呼吸をうながし，ラ音や気管支声，ヤギ音等の雑音を聞き逃さないようにする。心音は第5肋間付近を聴取する。

→「Gさん，これから，聴診器で胸の音をきかせていただきます。服をあげて，胸をみせていただけませんか。」

❽　腹部のフィジカルアセスメント

診察ベッドに横になって膝を立ててもらい，視診→聴診→打診→触診へとすすめる（打診や触診を先に行うと腸雑音（グル音）の聴診所見に影響する）。視診は腹部膨満感や静脈瘤怒張の有無を確認する。聴診は，聴診器の膜部を使用し，腸管の蠕動音と，腹大動脈および左右の腎動脈の血管音を聴く。打診は腹部全体に実施し，局部はていねいに行う。腸管内ガスは鼓音を，また，実質臓器や塊状の糞便，あるいは液体貯留（尿で膨満した膀胱など）や腫瘤は濁音を呈する。触診は塊状の糞便の有無等を確認するが，決して余分な力をかけないように注意する。残尿は測定機器があれば，苦痛なく測定できる。

→「Gさん，これからお腹をみさせていただきます。膝を立てて，力を抜いてくださいね。」

❾　異常を発見したら，さらに問診で確定に迫り，関連情報も収集する

Gさんの直腸に便塊らしきものが触れた。弛緩性便秘と直腸性便秘を疑い，介護職員から排便や

食事・水分摂取量の情報を収集した。その結果，1週間前から排便がなく，食事や水分摂取も拒否があり，十分に取れていないことがわかった。本人は，「便が出そうででない」と言う。

⓾　その他のフィジカルアセスメント

Ｇさんは便秘，食事・水分摂取量の低下から，低栄養，脱水，フレイルも考えられるので，体重測定や握力測定，徒手筋力テスト等を行い，その結果も踏まえて，医師に報告する。

⓫　適切な受診判断ともとの生活復帰に導く

Ｇさんの便秘の原因が腫瘍である可能性もあるため，医療機関の受診を行うことになった。認知症をもつ高齢者のため，本人の混乱をできるだけ避け，スムーズな検査と診断を支援するために同伴することにした。診断の結果，入院が必要となった場合，本人と家族の意思決定を支える。Ｇさんは直腸に便が多量に溜まっており，病院で処置が行われた。施設に戻り，決まった時間に便座に座らせること，腹部マッサージをする，水分や食事の摂取をうながす，リハビリ体操をすることになった。このように，Ｇさんの身体面だけでなく生活面に目を向けたアセスメントを行い，今後のケアにつないでいく。

3　食事のケア

☐ 高齢者の食事の意義

高齢者にとって食事は，単に生命を維持するためのものだけでなく，美味しいものを味わい，喜び，楽しむという意義がある。また食事を通じて他者との交流の場となる社会性をもつものでもある。またその高齢者の長年の食行動は，その高齢者の人生経験のすべてからなるものであるため，非常に個別性が高く，その高齢者の個人の文化といえる。その意味から，高齢者の個別性を重視した食事支援の必要がある。

また加齢にともない，心身の機能の低下によって生活機能も低下しつつも，食事は，生活行動のなかでも大きなイベントであり，生活リズムをつくる要素であるとともに楽しみの一つである。

介護予防の時期では，栄養状態の低下や合併症の予防や，栄養状態の改善に向けた支援が重要であるが，終末期には，安楽や心地よい食としてのＱＯＬ重視の視点へと支援の考え方にシフトチェンジが求められる。

☐ 高齢者へのアセスメント

❶　体調や食欲・栄養状況

身体の状態や食欲の程度により食事摂取量が決まる。また疾患の進行状況によっては，必要栄養量が増大するために栄養バランスが負に傾くため，心身の健康状態をアセスメントする。

❷　摂食・嚥下

食行動に関係する嚥下のプロセス（既出153頁：図4-12-1）各段階に応じたアセスメントは，特に認知機能の低下者や脳神経疾患をもつ者等への支援を考える場合にも有効である。

❸　高齢者のセルフケア能力や環境アセスメント

自立した食行動のアセスメントでは，「食べる」摂食行動だけでなく，献立をつくり，買い物で食物・食品等の食材の選択・購入や調理といった一連の食行動のセルフケア能力の把握が必要である。

これは在宅で暮らす高齢者にとっては，自立した食行動が可能かどうかは，在宅での生活を継続できるかどうかとも関連するため重要である。

❑ 献立づくりと買い物・調理の技術の事例

事例：腰椎圧迫骨折で重いものが持てない・長い時間歩けない78歳女性

目標：腰椎圧迫骨折による疼痛が悪化せず，買い物や調理の手助けを受けて自分でできることを増やす	必要物品：必要に応じて足台，いす・買い物用のシルバーカート
手　順	**留意点・根拠**
①腰椎圧迫骨折による心身状態を観察する ・疼痛の程度，疼痛時期，痛みの種類等 ②買い物と調理する環境を確認する ・自宅からの距離や移動手段，買い物の頻度と内容 ・身長と調理台の高さ，調理する頻度と1回の所要時間等 ③腰椎圧迫骨折への支援を相談，指導する ・日中はコルセットを正しく着用し，服薬の相談にのる ④買い物や調理法の相談，指導する ・店で購入したものを宅配で配達サービスを利用する ・身体に合ったシルバーカートを利用し，負担のない買い物とする ・身長に合わせた調理台になるよういすや足台の設置を行う	・基礎疾患の理解と看護の理解が重要である ・買い物する場所や行動範囲，よく利用する店のサービス内容を把握する ・買い物内容から，負担となる食品を把握する ・理学療法士などに相談し，福祉用具として足台椅子，シルバーカーの導入の必要性や種類を検討する ・疼痛管理のうえでは，内服薬やコルセットの適正使用が重要である ・必要なサービスの利用，介護保険申請を検討する ・本人の体型や筋力，腰痛の悪化予防のために望ましいシルバーカーを選択する ・体調の変化に応じて，交通機関を利用する

❑ 口腔体操・食事介助の事例

事例：左片麻痺の高齢者で車いすでの生活をしている90歳男性

目標：誤嚥性肺炎の予防を図り，自分で食事摂取ができる	必要物品： ・口腔ケア物品一式（状況に応じて吸引器） ・身体状況に適切な食具一式（エプロン，スプーン，お皿，コップ等）
手　順	**留意点・根拠**
①以下の観察を行う ・摂食・嚥下機能の状態，食行動の自立状況・介助量，日中の離床状況と疲労の様子，覚醒状態，食事中の疲労・集中力の保持の有無，認知機能等 ②誤嚥性肺炎の予防を図る ・食事前（離床後）は，排泄，手洗い後，車いす上で口腔体操を行う。自分の右手で頬をマッサージし，左側は介助によりマッサージする ・食事中は，本人の食事中の様子を見守る。必要時に吸引器を準備する ・食後は，口腔ケアを行う ③可能なかぎり食行動の自立をうながす支援を行う ・テーブル上に食事を設置したらスプーン等は右側に準	・左片麻痺の原因となった疾患を理解する。また現時点の摂食・嚥下機能を評価し，誤嚥性肺炎のリスクをアセスメントする ・日中の過ごし方や日課によって疲労が生じる場合があり，日々の健康状態の変化の中で，食事中の自立と介助の程度を見極める必要がある ・疲労の判断には，酸素飽和度のチェックする ・口腔体操は，食事前の口腔内の準備として，唾液分泌を促進し，嚥下をしやすくするだけでなく消化をうながす効果がある ・口腔ケアによって，食物残渣を除去し，誤嚥した場合の唾液のリスクを最小にする

備する。	
・自分で食事ができるように皿の配置を変えて確認する	・体調に応じて自立と介助量を臨機応変に調節する
・食事の後半に疲労がみられる場合には，患者の健側側からの介助を行う。その時は一口量と介助ペースを合わせて行う	・麻痺側から介助すると注意を向けづらくなり誤嚥しやすくなるため
④本人の自立意欲がでるよう声かけする	・自立支援に必要な声かけを考える

胃瘻からの栄養剤注入法

❶ 基礎知識

胃瘻とは，皮膚表面と胃の内腔を交通する瘻孔である。瘻孔とは，組織のなかにできたトンネル状の組織欠損をさす。胃瘻栄養とは，嚥下障害等によって上部消化管に通過障害があり経口摂取による栄養摂取が困難な場合に，胃瘻に通したチューブから胃内へ栄養剤を注入する栄養投与法である。現在胃瘻の増設は，PEG（Percutaneous Endoscopic Gastrostomy：経皮内視鏡的胃瘻増設術）によって行うことが中心であるため，胃瘻を PEG とも呼ぶ。

❷ 胃瘻の構造

胃瘻は，胃壁と腹膜にトンネル状を形成し，皮膚表面（体外）と，胃内には固定板が存在する。胃内固定板はバンパー型とバルーン型，体外固定板にはチューブ（カテーテル）型とボタン型がある（図5-3-1）。バルーン型は，バンパー型に比べて交換時の疼痛や瘻孔損傷は少ないが，事故抜去は多い。チューブ（カテーテル）型はボタン型に比べてチューブ内の汚染が多く自己牽引による抜去の可能性が高いが，瘻孔の圧迫は少なく，接続管は不要である。

❸ 事例：寝たきりで経口摂取不可能な胃瘻増設患者90歳女性

目標：誤嚥性肺炎，胃瘻による二次合併症を予防し，適切な栄養補給を行うことができる	必要物品：栄養剤一式（栄養剤，イルリガートル，栄養ライン，フィーディングチューブ），聴診器，カテーテルチップ，注射器，微温湯20 ml，ゴム手袋
手　順	留意点・根拠
①以下の観察を行う	
・胃の状態（張り）	・胃の張りや栄養物を注入したときの違和感を観察する
・気分不快の有無	
・胃瘻挿入部の皮膚の状態	・挿入部位からの漏れがあると皮膚がただれ，炎症の原因となるため
・胃瘻挿入部からの栄養剤のもれ	
・排便異常（下痢）の有無	・栄養剤が適していない場合には，下痢となることがあるので，観察が必要である
②胃瘻からの栄養剤の注入を行う	
・上半身を30～45度に挙上する	・胃から上部消化管への逆流を予防する
・周囲を汚染しない程度に胃瘻部を露出する	・不必要な露出は避ける
・胃瘻ボタンのキャップを開け，フィーディングチューブを接続する	・胃瘻挿入部の状態や概観に異常がないことを確認してから行うこと
・胃内に胃瘻が留置されているかを確認する	・奥まで挿入したら接続部をロックする
・フィーディングチューブから栄養剤を注入する	・注射器で空気を送気し，気泡音を確認後，胃液を吸引する
・注入後は，水または微温湯を20 ml注入する	・経鼻経管栄養と同様に注入する
・フィーディングチューブの接続をはずし，ボタンにキャップをしっかり閉める	・胃瘻内に栄養剤の残留を除去するため
・終了後は30～60分間は挙上する	・嘔吐や胃食道逆流を予防するため
③胃瘻の管理	
・胃瘻挿入部の清潔 特に消毒は必要としないため，入浴時にやわらかい綿棒で清拭する	・誤嚥性肺炎の予防のために，胃瘻の場合であっても，口腔内のケアを徹底して行う必要がある

④誤嚥性肺炎の予防
・口腔ケアを定期的に実施する
・注入前中後には声かけや観察を行いながら実施する

図5-3-1　胃瘻の構造

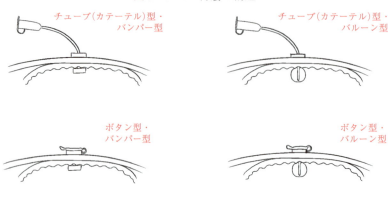

4　口腔ケア

❏ 口腔ケアの定義と意義
　口腔ケアの広義は咀嚼や摂食嚥下，呼吸や発音等も含む口腔のあらゆる働きを維持，向上するケアを含む。狭義には歯磨きや洗口などの口腔清掃を行い，口腔衛生の向上や環境を改善するケアをいう。口腔ケアの意義は，口腔内環境の改善により歯周病やう蝕などの口腔疾患を予防，唾液の分泌と味覚が促進され食欲が増進する，誤嚥性肺炎の予防，脳の活性化，生活リズムが整う，手を動かすため自立が促進され介護予防につながる等がある。

❏ プラーク（歯垢）の除去について
　口腔内の歯の表面に見られる歯垢は，バイオフィルム（微生物の構造体）バリアに保護されている細菌の固まりである。含嗽剤などの抗菌剤の使用のみでは除去できず，歯ブラシなどの機械的な清掃が不可欠となる。

❏ 口腔ケアに使用する用品の選択
　口腔ケアに使用する用品では歯ブラシが主となる。その他には，補助的清掃用具（歯間ブラシ，デンタルフロス），電動歯ブラシ，スポンジブラシ，舌ブラシ，タフトブラシ，義歯用ブラシがある。高齢者は，脳血管疾患等の疾患で手足の麻痺があり，歯ブラシの把持が困難なことも多い。その場合は，把柄部を個々で持ちやすいように工夫された歯ブラシや義歯ブラシを選択する。
　歯ブラシの固さは，以下（❶〜❸）を参考に対象に合わせて選択する。
❶　やわらかめ：歯肉炎や歯周病のように，歯肉に炎症がある場合。
❷　普通：口腔内に問題のない場合，一般的に使用される。
❸　固め：通常のブラッシング圧が弱めの場合。
　使いやすい歯ブラシの条件は以下の❶〜❸のとおりである

❶ 複雑な口腔内の形態に，対応可能なやや小さめの物
❷ 把柄部が握りやすい物
❸ 臼歯部まで届くような，長さのある物

❏ 歯ブラシを使用してのブラッシング法

事例：脳梗塞の後遺症により，片麻痺があり，口腔ケアに一部介助を必要とする80歳男性

目標：片手（健側）を使って口腔ケアができる	必要物品：歯ブラシ，補助的清掃用具（歯間ブラシ，デンタルフロス），タフトブラシ，舌ブラシ，スポンジブラシ，タオル，コップ，ガーグルベイス

手　順	留意点・根拠
①ブラッシングの必要性と方法を伝える ②口腔内の観察（残存歯の有無）とADLの確認 ③口腔内と手指の運動機能を考慮し，適した歯ブラシを選択する ④座位にする。座位が困難な場合はセミファーラー位にする ⑤首回りが濡れないように，タオルやエプロン等を着用する ⑥洗口した後，ブラッシングを行う ・歯ブラシに歯磨き剤を，豆粒程度つける ・できるだけペングリップで歯ブラシを保持し，歯面に当てて細かく振動をさせる。特に歯と歯の間や歯と歯肉の境目をていねいに磨く ・歯ブラシで取れない汚れは，補助的清掃用具を使用する。また歯磨きが不十分な部分は，介助を行う ⑦舌ブラシや歯ブラシを用いて舌苔を除去する ⑧スポンジブラシを水に浸し，軽く絞って粘膜や歯肉の清掃，マッサージを行う。スポンジブラシは毎回，きれいな水で水洗する ⑨洗口する ⑩磨き残しがないか，口腔内の観察を行う。磨き残しや食物残渣などがあれば，仕上げ磨きを行う ⑪口の周囲を拭き，タオルやエプロンを取り除き，楽な姿勢を保ち，疲労の状態や全身状態の観察を行う ⑫ねぎらいの言葉をかけ，口腔ケア完了を伝える ⑬後片付けを行う	・ブラッシングへの理解を深めてもらう ・洗面所での口腔ケアの可能性 ・残存歯，孤立歯の有無により，補助的清掃用具を使用する ・麻痺があれば，把柄部を個々で持ちやすいように工夫する ・正しい姿勢で行い，疲労させないように注意する ・口腔ケア時に流出する唾液や洗口時の水分で，衣服が汚れないように配慮する ・歯磨剤が多すぎると発砲しやすいので，歯磨きの後半に歯磨き剤を使用してもよい。フッ素入りの歯磨剤は，う蝕予防に効果がある ・ペングリップ（鉛筆持ち）が困難な場合は，パームグリップ（棒を握る持ち方）や本人が持ちやすい方法で，歯ブラシを把持してもらう ・補助的清掃用具：歯間ブラシ，ホルダータイプのデンタルフロスなど ・奥から手前に汚れを弱い力で掻き出す ・マッサージで唾液の分泌をうながす ・うがいや吐き出しができないときは，清拭や吸引を行う ・仕上げ磨き時に苦痛を感じていないか，顔色などを注意して観察をする ・疲労回復を期待する ・自己効力感を高める ・歯ブラシなど，口腔ケアで使用する道具の清潔を保つ

❏ スポンジブラシを使用しての方法

事例：意識障害や全介助を必要とする87歳患者

目標：肺炎予防と，口腔乾燥の緩和（唾液量分泌促進）を期待する	必要物品：スポンジブラシ，舌ブラシ，水，シリンジ（または吸い口），ティッシュペーパー，口腔用ウェットティッシュ，タオル，吸引器，ガーグルベイス

手　順	留意点・根拠
①口腔清拭をはじめることを伝え，意識があれば了解を	・恐怖心や不信感を取り除く

第5章■高齢者のQOLを高める専門的な看護技術　171

	得る	・スポンジが柄から抜けないか，使用前に確認を行う

得る
②必要物品を準備し，患者の顔色や呼吸状態を観察し，把握する
③タオルまたはエプロンを顎の下に巻いて，安楽な体位にさせる。頸部を後屈させない姿勢にする
④口腔清拭を行う。スポンジブラシを水に浸し，かるく絞って汚れや食物残渣などを除去する。1回拭ったら，毎回水洗いを行う
⑤舌は舌ブラシ，なければやわらかめの歯ブラシで奥から手前にかるく掻き出すように清掃する
⑥口腔内洗浄を行う。口腔内にシリンジもしくは吸い呑みの水を注入し，即座に吸引する。これらの一連の動作が困難であれば，口腔用ウェットティッシュで，口腔内全体の清拭を行う
⑦口腔内の汚れが残っていないか，観察する。全身状態，バイタルサインを確認し，口腔清拭が終えたことを伝える。後片付け，実施時間や観察事項を記入する

・スポンジが柄から抜けないか，使用前に確認を行う
・体位は立位，座位，ファーラー位，セミファーラー位などがある
・患者がスポンジブラシを咬みちぎる危険性がないか，確認する
・乾燥痰は，保湿剤などを塗布してやわらかくなってから除去する
・スポンジブラシによる粘膜マッサージ効果も期待できる
・味蕾の損傷を防ぐため，弱い力で行う
・口腔内の水分を，誤飲，誤嚥しないように安全な姿勢（頸部前屈位）を保つように注意する

・肺炎予防のため，口腔内の汚染物は必ず回収する

❑ 義歯の種類と装着，手入れ法

❶ 義歯の種類

部分床義歯：部分的な歯の喪失を補い，残存歯を支えにして装着する義歯

全部床義歯：咬合に関与するすべての歯を喪失した，無歯顎に装着する義歯

❷ 義歯の着脱：義歯を外すときは下顎から行い，装着するときは上顎から入れる。

・上顎総義歯：義歯の前歯部分を親指と人差し指でつまみ，義歯の後方部分から空気を入れるように，義歯の後方を押し下げるようにして外す（図5-4-1）。装着は義歯床の中央を指で押さえて，口蓋に吸着させる。

・下顎総義歯：義歯の前歯部分を親指と人差し指につまみ，手前上方向に持ち上げる。装着は左右臼歯部分を軽く押さえて，圧接する（図5-4-1）。

・部分義歯：クラスプ部分を指で引っ掛けて（上顎は人差し指，下顎は親指），着脱方向に向けて動かす。クラスプ部分を指で引っ掛けて着脱する際は，親指，もしくは人差し指を咬合面に置く。口腔内に落ちて誤飲，誤嚥しないように注意をする（図5-4-2）。

義歯が大きい場合は，口角に引っ掛けないように，義歯を斜めにして，回転させながら着脱を行う。

❑ 口腔リハビリテーション

事例：介護予防教室の参加者，デイサービス利用者，病院や施設等，すべての高齢者に適用。

目標：レクリエーションを通して楽しみながら本人の口腔機能の維持，促進ができる	必要物品：ホワイトボード，紙，ペン
手　順	**留意点・根拠**
①口腔リハビリテーションの前に全身の緊張をほぐす ・いすに座り，背筋を伸ばし姿勢を正す ・腹式呼吸を行う ②頬のトレーニングを行う ・口を大きく開けて，しっかりと閉じる（ゆっくりと2，3回繰り返す）	・呼吸を整えて，気持ちを安定させ，力を抜くことで，健康体操前の準備体操になる

③舌出しじゃんけんを行う ・舌でじゃんけんの形をつくる。グーは舌を丸め，チョキは舌を出して，先端を細めます。パーは舌をしっかりと前に出します ・3つの舌の動きを覚え，練習したら，実際に2人組になり舌出しじゃんけんをする ・勝ち抜きゲームをする ・勝った人に拍手をする	・口輪筋や頬筋などが鍛えられることにより，噛む力が強くなり，表情も豊かになることが期待される ・舌の筋肉を動かすことで，舌下腺を刺激し，舌の先端も頻繁に動かすため唾液の分泌が促進される ・会場が盛り上がり，楽しい雰囲気になる

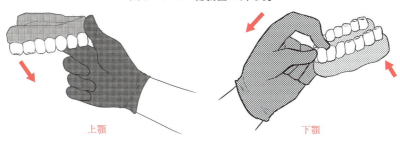

図5-4-1 総義歯の外し方

上顎　　　　下顎

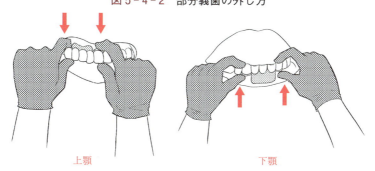

図5-4-2 部分義歯の外し方

上顎　　　　下顎

義歯の手入れ方法	留意品・根拠
①必ず義歯を口腔内から外し，歯ブラシや義歯ブラシを使用して，機械的にプラークや食物残渣を除去する ②研磨剤が入った歯磨剤等は使用しない ③水洗による義歯清掃時に，義歯を落とさないように注意をはらい，落としたときに割れないように，水を張った容器や濡れたタオルなどを敷くとよい ④機械的に落とせなかった汚れを落とすために，定期的に義歯洗浄剤を使用した化学的な洗浄を併用すると効果的である ⑤義歯を使用しないときは，必ず水の中に保管する	・義歯の歯肉に接している床の部分は，汚れやすく，義歯を外さないと清掃できない ・義歯の表面に傷がつくと，細菌が繁殖しやすい ・義歯は衝撃を受けると壊れやすい ・市販の入れ歯洗浄剤の使用後は，十分流水で洗浄してから，義歯を使用する ・義歯は乾燥すると変形しやすい

5 排泄ケア

❑ 高齢者への排泄ケアの意義

　人生の最後まで，自力でトイレに行き排泄したいと望む人は多い。しかし，高齢者は，虚弱や脳血管障害などにより，排泄ケアを必要とすることがある。

高齢者への排泄ケアでは，羞恥心や自尊心への配慮と個人の価値観などを反映した個別的なケアが求められる。

高齢者への排泄アセスメント

　正常な排泄動作は，❶尿意や便意の認知，❷トイレの場所認知，❸トイレまでの移動，❹ドアを開け便器を認知，❺衣類を下ろす，❻便器内に排泄，❼トイレットペーパーを取り拭く，❽衣類を上げ整える，❾水洗の場合排泄物を流す，❿手を洗う，⓫トイレから出る，の各工程からなる。

　高齢者の排泄アセスメントは，下部尿路機能のほか，認知機能や指先の巧緻性など身体機能，生活動作，食事（食物繊維）や水分の摂取量を含め，後に述べる排尿日誌も活用する。また，高齢者は，複数の薬剤を服用していることが多く，特に頻尿の治療として使用される抗コリン剤は，認知機能の低下を招くことがあるので注意する（第4章6節，7節参照）。

下剤の種類と留意点

　下剤は，作用の強さにより，緩下剤と刺激性下剤に分類される[(1)]（**表5-5-1**）。高齢者に多くみられる弛緩性便秘に対しては，習慣性の少ない塩類下剤から使用する。これは，腸管内の水分の吸収を妨げ，腸管内容物を膨張させることで排便をうながす。大腸刺激性下剤は，大腸の蠕動運動を亢進させ排便を促す。坐薬は直腸性便秘が適応であり，腸管内に炭酸ガスを発生させ蠕動運動をおこすことにより排便をうながす。下剤の長期乱用は，排便反射を減弱させる危険性があるので短期使用とする。

排泄方法の種類と特徴

❶　基礎知識

　排泄方法には，トイレ，ポータブルトイレ，尿器，集尿器，便器，軽失禁パッド，尿とりパッド，紙おむつ等がある（**表5-5-2**）。特に高齢者では，まず本人・家族の意向，排泄障害の種類と程度，身体機能と排泄動作能力，介護力等について，理学療法士などと協働し包括的にアセスメントして適切な手段を選ぶ。

❷　排尿誘導法の種類と特徴

　排尿誘導法には以下3つの方法がある。機能性尿失禁の人に対し，対象にあった方法を選択する。
・排尿自覚刺激行動療法（Prompted Voiding：PV）：排尿日誌をつけ，排尿パターンを把握し，膀胱機能に障害がないことを確認する。尿意をある程度自覚できる可能性のある人に，尿意の確認やトイレ誘導を行い，成功した場合はほめる（強化する）ことで，失禁の改善を目的とした行動療法である。排尿のサインを見逃さないように注意する。拒否があるときは無理に誘導しない。誘導者は対象と良い関係性を築くこと，対象が嬉しいと思えるほめ方をすることが鍵となる。
・排尿習慣化訓練（Habit Training：HT）：対象の排尿パターンに応じた排尿誘導をすることにより，排尿を習慣化し尿失禁を予防する方法である。
・時間誘導（TV：Timed Voiding）：尿意にかかわらず2時間おきなど，規則的に時間を設定して排尿誘導を行い，尿失禁を予防する方法である。尿意を訴えない高齢者に有効である。

表 5-5-1　排便をうながす薬物

分　類	作用のしくみ		一般名	備　考
整腸剤	腸の働きを助ける菌を増加させることで腸内環境を整える		乳酸菌 ビフィズス菌	下痢・便秘の両方に効果がある
緩下剤	塩類下剤	腸内水分の吸収を妨げ，内容物を多くして排便をうながす	酸化マグネシウム 水酸化マグネシウム 硫酸マグネシウム	刺激性の下剤を使用する前に使ってみる
	膨張性下剤	腸内で水分を吸収し膨張して排便をうながす	カルメロースナトリウム	
	潤滑性下剤	腸内容の表面積力を低下させ，便を軟化させる	ジオクルソジウム スルホサクシネート	
過敏性腸症候群治療薬		便に水分を与え便の形状を変化させて排便をうながす	ポリカルボフィルカルシウム	下痢にも・便秘にも適応し，過敏性腸症候群の薬として使われる
腸刺激性下剤	小腸刺激性下剤	小腸粘膜を刺激して排便をうながす	ひまし油	
	大腸刺激性下剤	腸粘膜や神経叢を刺激して蠕動をうながす	ピコスルファートナトリウム トリウム センナエキス	
漢方薬	腸の水分を調整する		大腸刺激の大黄を含む下剤ではないが，便秘に効果がある	
坐　薬	腸内において炭酸ガスを発生させ，腸を刺激する直腸腸管を刺激する		炭酸水素ナトリウム 無水リン酸二酸化ナトリウム	直腸性の便秘が適応
浣　腸	直腸に注入し刺激する。便を柔らかくして出す		グリセリン	直腸性の便秘が適応で，効果がすぐ出る

出所：西村かおる編（2009）：排便アセスメント＆ケアガイド，39，学研．より一部改変。

表 5-5-2　高齢者の排泄方法を判断する条件

排泄方法	条　件
トイレ誘導	・自分（もしくは介助）で立位保持や座位保持ができる ・定時の誘導（もしくは尿意を伝えて介護されること）で排泄がみられほぼ失禁がない ・排尿パターンを把握し，時間誘導により排尿がみられる ・おむつ外しを行っている段階
ポータブルトイレへの誘導	上記2つに加え ・夜間トイレまで行くのに危険がある ・トイレまで間に合わない ・ポータブルトイレの背もたれや手すりの使用で座位が保持できる
尿器・集尿器・便器の使用	・便意および尿意があり，その意思を伝えることができる。または，自ら使用することができる ・尿器・集尿器・便器を使用するための股関節の外転（足を外側に開く動き）や腰部の柔軟性が確保されている
失禁用下着または失禁パッドの使用	・腹圧性尿失禁など咳やくしゃみで尿漏れをする ・本人が下着を汚すことに不安がある
おむつの使用	・尿意・便意がなく失禁状態が続いている ・夜間失禁状態がみられる（安眠を優先し，高齢者自身も納得している）

出所：正木治恵編（2007）：老年看護実習ガイド，45，照林社．より一部改変。

🔲 排尿誘導法（排尿自覚刺激行動療法）

事例：認知症があり，歩行はできるがリハビリパンツ内に失禁がみられる68歳男性

目標：日中は排尿自覚刺激行動療法を実施することにより失禁がなくなる（トイレで排泄できる）	必要物品：排泄記録用紙，尿とりパッドなど衛生用品
手　順	**留意点・根拠**
①排尿日誌により排便パターンを把握し，排尿誘導により失禁改善をめざす ②以下の観察をする ・食事飲水摂取量と時間 ・食事飲水の時間と排泄の時間の関係 ・排泄のサインとなる仕草や表情 ・大声で怒ったときの排泄の有無 ・排泄動作のできること，迷っていること ③把握できた時間帯，本人におむつが濡れていないか確認する。濡れていなければほめた後，トイレ誘導する ④トイレ誘導するときは，短文「おしっこ出る」など声をかけ確認する。本人が「でない」と言ったり，嫌がるときは無理に誘導しない ⑤トイレ誘導で上手く排泄できたときは本人と一緒に喜ぶ，ほめる ⑥誘導時，漏れていた場合は，素早くおむつを交換し，次の誘導時間を告げる。空振りが多い場合はタイミングを見直す ⑦これを繰り返す ⑧家族に誘導方法のタイミングや声のかけ方など，詳細について指導する	・見守り歩行が可能であり，排尿機能に問題ないことを確認する ・排泄パターンを把握する ・in と out の関係から適切な誘導時間を判断する ・大声と排泄の関係を確認するため ・最大限，本人の能力を活かすため ・本人が混乱せず，わかりやすく伝えるため ・安心して排泄できる環境を整えるため ・本人に排泄を意識してもらうため ・失禁していないことをほめて意識づけするため ・排泄に対して嫌な感情を残さないため ・トイレで排泄できたことを本人の快刺激として強化するため ・タイミングが合っていないため

🔲 おむつ交換

❶ 基礎知識

おむつ内の環境は，便や尿が排泄されることによりアルカリ性に傾く。そのため，肌に刺激を与え皮膚トラブルをおこしやすい。おむつの使用は，必要最小限としていく必要がある。

おむつを使用する場合は，基本的に1枚で使用する。ただし，失禁がみられる場合は，コストが高くかかるため，尿とりパッドを1枚のみテープ型，またはパンツ型，布パンツの中に入れて使用する。パッドの重ねづけはしない。1回の排泄量に合わせて，昼と夜では，吸収量の違う尿とりパッドを使い分けるとよい。

❷ おむつの種類と特徴

おむつの素材は布と紙がある。おむつの形態は，テープ型，パンツ型，尿とりパッド，失禁用パッド，フラット型がある。紙おむつの素材や構造は進化しているが，身体機能や排泄機能，病状の回復に合わせて適宜アセスメントし，必要のないおむつは外す方向で適切な排泄方法に変更していくことが重要である。

・テープ型：おむつカバーとおむつの一体型で両脇をテープで止める構造になっている。臥床での交換がしやすい。

・パンツ型：上げ下げがしやすく，立位保持やベッド上で腰をあげられる人に活用される。吸収量や素材の異なる種類がある。

・尿とりパッド：パンツ型やテープ型の中に入れて使用できる。長方形，ひょうたん型，中央のくぼみ等，形状および吸収量（150から2000 cc）が豊富である。パッドの幅が前後で異なる場合，女性は広い方を臀部側に，男性は前方にあてる。パッドは，失禁量に合わせて選択する。

・失禁用パッド：約3〜300 cc の尿を吸収できる種類があり，さらさら感を保てる。布パンツの中に入れて使用できる。軽失禁パッドは布タイプもある。生理用ナプキンは尿を吸収しにくく横漏れ等の原因になるため使用しない。

おむつ交換の事例

事例：全身衰弱が激しく床上生活を余儀なくされている89歳女性

目標：排泄物による陰部の汚染がなく，皮膚の清潔を保ち気分爽快となる	必要物品：紙おむつ，尿とりパッド，ビニールエプロン，ディスポーザブル手袋，ビニール袋，陰部清拭用温タオル，トイレットペーパー，皮膚保護材，消臭スプレー

手　順	留意点・根拠
①必要物品を準備する ・対象者におむつ交換を行うことを説明し了承を得る ・カーテンを閉め，必要物品を取り扱いしやすいように配置する ・ベッドの高さを調節し柵を外す ・ビニールエプロンを着用する ・次に何をするのか，常に声をかけながら行う ②以下の手順でおむつ交換をする ・側仰臥をとりズボンの脱衣を介助する ・手袋をつける ・おむつを広げて，排泄の有無・性状，皮膚の状態を観察する ・対象を側臥位にして温タオルで陰部・臀部・肛門部を清拭する ・紙おむつの汚染面が内側になるように丸める ・新しいおむつは尿とりパッドと組み合わせて1/2丸め，体の中心線に合うように下に入れ込む ・対象を反対向きの側臥位にし，汚染したおむつと尿とりパッドを外しビニール袋に入れる ・手袋を外表になるように外しビニール袋に入れる ・対象の背部のしわを伸ばし仰臥位に戻す ・おむつと尿とりパッドの位置を確認しながら，両鼠径部におむつのギャザーが添うようにあてる ・おむつの正中線が身体の中心と合うようにし，鼠径部をていねいにくるむように下側のテープから止める ・ズボンをあげ衣服を整える ③以下の方法で後片付け ・ベッド柵を付け，カーテンを開けるなど環境を整える ・決められた場所に使用した物を片付ける ・排泄物の量，性状など観察，記録，報告する	・排泄や活動状況に合わせておむつを準備する ・意思疎通が困難でも，わかりやすい言葉で必ず声をかけ説明する ・プライバシー保護と対象の負担が最小限となるような配慮をする ・ケア実施者の腰部の負担を軽減する ・感染予防 ・不安の軽減 ・対象の羞恥心に配慮する ・残存能力の活用（生活リハビリテーション）皮膚の損傷に注意する ・テープは他に張り付かないよう戻しておく ・るい痩があるため，骨突出が考えられる。特に仙骨部などに発赤がないか確認し，皮膚保護材を塗布する（褥瘡予防） ・皮膚の重なる部分は伸展させてていねいに拭く ・尿漏れ予防のため，尿とりパッドがおむつのギャザーの中に入るようにする ・皮膚を引っ張ることによる損傷に注意する ・衣類やシーツを汚さないように注意する ・褥瘡形成を予防する ・尿漏れ防止と下肢の動きを抑制しないように注意する ・消臭スプレーをさりげなく噴霧する ・背部などしわにならないように注意する

摘　便

❶　基礎知識

　摘便とは，肛門より直腸に指をいれ，塊となっている便の向きを変えるなど，刺激により排便反射をうながし，便を出しやすくしたり，便を摘出することである。高齢者はいきむ力や直腸の収縮力が弱いため，排便困難になることが多い。しかし，摘便は，羞恥心と苦痛を伴いかつ，直腸粘膜を傷つけることもあるので注意を要する。

❷　水分や食事，排便姿勢等の工夫

　便性を柔らかくするには，腸内の状況に合わせて不溶性繊維や発酵食品などを取り入れると効果的である。また，心臓や腎臓に疾患がなく特に問題のない人は，1日1000～1500 ml の水分を摂取するとよい。また，便器の高さを調整することにより前傾姿勢をとりやすくなる。温罨法や腹部マッサージの実施により腸蠕動をうながすことができる。

☐ 摘便の方法

事例：回復リハ病棟に入院中，食事は全量摂取しているが5日間排便のない83歳女性

目標：直腸下部に貯留した硬便を取り除き排便しやすくする	必要物品：ディスポーザブル手袋数枚，ビニールエプロン，ビニール袋，潤滑剤（ぬるゼリー・オリーブ油），紙おむつ，ガーゼ，陰部洗浄物品または陰部清拭用温タオル，トイレットペーパー，防水シート，皮膚保護材，消臭スプレー，バスタオル
手　順	**留意点・根拠**
①以下の準備をする ・対象者に摘便の必要性，方法を説明し了承を得る ・カーテンを閉め，実施しやすいように物品を配置する ・対象者に負担がない方法で衣服をおろす ・おむつを広げ左側臥位にし，安楽な体位を整える ・臀部の下に防水シートと便を受ける紙おむつを敷きこみズボンを下ろし臀部のみ露出する ②摘便をする ・手袋をつける ・右手の示指に潤滑剤を十分につける ・声をかけ口呼吸をうながしながら，肛門周囲のマッサージをしてから，肛門内へ示指をゆっくり挿入し，直腸壁に沿って指を螺旋状に動かし便の排出をうながす ・腹部・肛門部痛の有無や腹部の状態，直腸内の便触知の有無，排便量等を観察しながら③を続ける ・出血した場合は，中止し医師に報告するとともに観察を続ける ・直腸内に便がなくなったことを確認する ・トイレットペーパーと温タオルで肛門周囲を清拭する ・ズボンをあげ衣服を整える ③後片付け ・換気をし，カーテンを開けるなど環境を整える ・決められた場所に，使用した物を片付ける ・排泄物の量・性状を観察し，記録・報告する	・短文でわかりやすい言葉で説明 ・意思疎通が困難でも必ず声をかける ・羞恥心と保温のため露出は最小限にする ・消臭スプレーをさりげなく散布する ・ショック予防のため，ベッド上で行う ・ベッドや衣類を汚さないように注意 ・バスタオル等をかけ露出は最小限とする ・感染予防のため，右手は2枚重ねて手袋をつける ・肛門直腸への挿肛を滑らかにし腸粘膜の損傷を防ぐため ・肛門括約筋の緊張を和らげるため ・不安を軽減するため，わかりやすい言葉で，常に声をかけながら行う ・便の排出をうながすため，特に便を触れるさ側腹部を重点とし，腹部マッサージを同時に行う ・腸粘膜を損傷しないように慎重に行う ・消臭スプレーをさりげなく散布する ・一時に大量の排便をしたため，循環動態に変動をきたすことがあるため，しばらく安静とし観察する

☐ 尿道留置カテーテル抜去

❶　基礎知識

　尿道留置カテーテル（以下，カテーテル）の適応は，厳密な尿量の把握が必要なときや萎縮膀胱，皮膚障害への尿汚染を防止するなど，一時的な使用とされている。カテーテル使用について，定期的に評価し，適応のないものは，早急に抜去を検討する必要がある。平成28年診療報酬改訂では，排尿自立指導料が算定され，カテーテル抜去後の排尿自立に向け，多職種で構成されたチームでのケア実践が評価されている。カテーテル抜去後には，蓄尿障害や尿排出障害を生じることがある。

写真 5-5-1　使い捨て型（例：右）

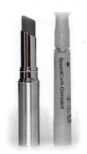

▷口紅と同じ大きさ。スピーディーカテ®
　コンパクトM：女性用
写真提供：コロプラスト

写真 5-5-2　再利用型

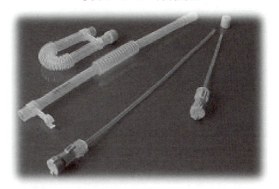

写真提供：株式会社ディヴインターナショナル

写真 5-5-3　間欠導尿バルンカテーテル

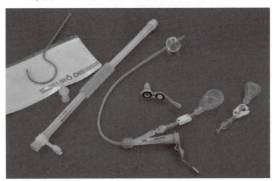

▷自己導尿のカテーテルとして、スポットバルーンまたはナイトバルーンとして使用できる
写真提供：株式会社ディヴインターナショナル

排尿日誌により，排泄状況をアセスメントしケアにつなげていくことが重要となる。

❷　導尿とカテーテルの種類と特徴

導尿とは，尿閉または残尿が多量の場合，管を尿道から膀胱に挿入し，尿を体外に排出する方法である。導尿には，一時的導尿と間歇的導尿がある。間歇導尿は，定時で1日に数回本人または家族が実施する方法である。脊髄損傷等の患者では長期にわたり導尿が必要な場合，工夫をして自己導尿を行っている人も多く，推奨されている。

間歇導尿は，カテーテル留置に比べてQOLは高く尿路感染も少ない。カテーテルには，使い捨て型（**写真 5-5-1**）と洗浄と消毒をすることで約1か月使用できる再利用型（**写真 5-5-2**），間欠式カテーテル（**写真 5-5-3**）がある。間欠式バルンカテーテルは，夜間のみ留置用として使用し，日中は導尿用として使用できるカテーテルである。利便性やコストなど，自らの生活に適したものを選択していくとよい。

❸　残尿測定法

残尿とは，排尿直後に膀胱内に残った尿のことである。尿道の狭窄や閉塞，膀胱の収縮力低下等により生じる。

残尿測定は，携帯型超音波膀胱容量測定装置を使用することにより，非侵襲的で安全かつ簡便に測定できる。残尿量が100 mlより多い場合は，泌尿器科医師へ相談する。

第5章■高齢者のQOLを高める専門的な看護技術　179

表5-5-3　排尿日誌（例）

排尿日誌　　　　　　　　　　　　　　　　　　　　　様　　No.

月日	時刻	一回排尿量(導):導尿量(ml)	失禁量(g)	残尿量(ml)	尿意の有無(○×)	排便(性状と量)	飲水摂取内容と量(ml)	排尿前後の言動・様子
	(例)9:30	150	50	100	○	水様便少量	番茶100	尿意切迫。座ってからなかなかでなかった。排尿時お腹を押していたなど
合計								〈備考〉

❹　排尿日誌

　排尿日誌（表5-5-3）は，排尿状態を客観的に判断するために記載する。その内容は，排泄した時間，1回排尿量，失禁の有無と失禁量，残尿量，排便の性状，飲水した時間と量等である。対象の症状および記載する人が可能な項目を選択する。

　1回排尿量は，採尿カップまたは洋式トイレ用採尿カップを使用すると簡便に測定できる。自分で尿意を伝えられない人は，センサー付き尿とりパッドを使用すると，正確な1回排尿量や残尿量を測定することができる。失禁量は，はかりを使用しておむつの重量を測定する。排便の性状は，ブリストルスケール（第4章7節参照）で，その他，排尿前後の訴えや様子を観察し気づいたことを記載すると役立つ。

　排尿日誌からわかることは，排尿回数から昼間頻尿と夜間頻尿，1回排尿量から膀胱萎縮や低膀胱容量，過活動膀胱，残尿量（正常100 ml 未満）から低活動膀胱，前立腺肥大症の可能性，排尿量と飲水量から水分摂取過多や水分摂取不足等である。

尿道留置カテーテル抜去の方法

事例：脳血管障害で入院時カテーテル留置していたが抜去の許可がでた74歳女性

目標：カテーテル抜去後自尿がみられ残尿もなくトイレで排泄できる	必要物品：残尿測定器，洋式トイレ用採尿カップ，飲水用カップ，排尿日誌
手　順	**留意点・根拠**
①以下の準備をする	・カテーテル留置中の飲食と排尿パターンを確認
・飲水を準備する	
・排尿に影響のある薬剤の服用がないか確認する	・カテーテル抜去後の排尿障害を引きおこす可能性あり
・排尿する場所を決めておく（トイレ・ポータブルトイレなど）	
・リハビリ職の人に，排泄動作の方法の確認（本人と同時）	・いつでも測定できるように準備
・残尿測定器，尿側カップを準備する	・水分は通常どおりの摂取
②カテーテルを抜去し排尿日誌を記録する	・抜去時間と尿量を確認
(1)カテーテルを抜去する	・本人が不安であればリハビリテーション職に

	協力依頼
(2)抜去後8時間まで経過をみる	・リラックスして過ごせているか
(3)尿意がみられたときはトイレ介助する	・リラックスできていなければ，入浴や足浴等
・採尿カップで尿量を測定する	実施
・残尿測定器で排尿後残尿を測定する	
・残尿感や尿意切迫感等ないか確認する	
・尿の色・臭気・混濁・浮遊物など性状を確認する	
・前傾の排尿姿勢がとれているか	・排出しやすい姿勢
排尿日誌に1回排尿量，残尿量，飲水等を記入する	
(4)尿意がみられなかったときは，残尿量により以下の様に対応する	
・排尿あり・残尿なし→翌朝まで上記同様測定	・膀胱容量の許容範囲を考慮
・排尿あり・残尿300ml未満→翌朝まで上記測定	・膀胱低収縮か尿道の狭窄か神経因性膀胱か
・排尿あり・残尿300ml以上あり→医師に報告し導尿実施，翌朝までの導尿時間を検討	・一般的に膀胱容量は400～500mlのため，残尿量が500mlを超えないよう300mlで対応の判断をする
・排尿なし残尿300ml以上→医師に報告し間歇導尿継続，薬物療法	
③排尿日誌を判断し，排尿ケアを実践する	
・翌朝，排尿日誌を確認する	・食事・飲水量と排尿量
残尿がなければ1日の日誌で終了	・排尿の自立をめざす
・残尿量が多いときは，医師と相談して間歇導尿を継続する	
・残尿量が多いときは原因の探求	

6 清潔のケア

高齢者の清潔ケアの意義

　清潔ケアは，入浴，洗面，整容，化粧，ファッションなど日常生活のなかで欠かせない生活の一部である。これらは，長年の生活のなかで培われ，個人のこだわりや価値観を反映しており，自尊感情を保つことにつながる。さまざまな清潔ケアにおいて，個人の清潔習慣や好みに配慮し，その人のできることを最大限に活かし，その人らしく生活ができるようにケアすることは重要といえる。高齢者自身の皮膚や各器官の機能を活性化し，生活意欲が向上するような支援が求められる。

高齢者の皮膚の特徴

　皮膚は全身を覆っている最大の器官であり，外界からの侵入物を防ぎ体内の成分の喪失を防御している。これを皮膚のバリア機能という。外界に近い層から，表皮，真皮，皮下組織で構成されている。

　一般的に皮膚表面のpHは4～7の弱酸性だが，加齢とともにpHはアルカリ性に近づく。また，高齢者の皮膚は，加齢にともない表皮の一部である角質層の水分が減少しドライスキン（老人性乾皮症）となるため，バリア機能が低下する。

　また，角質層の細胞間には，天然保湿因子（NMF），角質細胞間脂質（セラミド）があり，吸湿や保水力を発揮するが，加齢とともにNMFのもとになるたんぱく質の量が減少し，皮膚の乾燥や弾力性が低下する。成人のターンオーバーはおよそ28日であるが，高齢者では40～60日に延長される。

第5章■高齢者のQOLを高める専門的な看護技術　181

表5-6-1　入浴時の急死を防ぐための対処

	対処例
入浴前	特に冬期の場合には，脱衣所・浴室の温度を20℃くらいに上げておく ・浴室暖房機，浴室ファンヒーターなどを使用 ・浴槽にお湯を入れるときに蓋を開けておく ・シャワーで浴槽への給湯を行う
入浴中	・浴槽の湯音は40～41℃位とする ・長湯はせず，湯につかる時間は5分程度とする
入浴後	・脱水予防のため，入浴後はコップ1杯程度の水分を補給する
その他	・入浴の時間帯は，日中の活動性が高い夕方・夕食前が望ましい ・食後すぐの入浴は控えるようにする（血圧が低下しているため） ・入浴時の異変に気づけるよう注意をはらう ・一人暮らしの場合，公衆浴場の使用をすすめてみる

出所：泉キヨ子編（2015）：看護実践のための根拠がわかる老年看護技術，メジカルフレンド社，120.

❏ 入浴介助とドライスキンへの処置

❶ 基礎知識

　加齢にともなう皮膚の変化には，加齢変化と長年の紫外線の影響による光老化がみられる。高齢者に多い皮膚障害は，ドライスキンとかゆみ，浸軟，表皮剝離，褥瘡，真菌感染症などである。高齢者の皮膚の観察のポイントは，皮膚の性状（色，つや，張り，弾力）と変調（乾燥，浸軟，浮腫など），病変（斑，丘疹，結節，水疱，表皮剝離など）の有無とその状態である。ドライスキンによるかゆみは，保湿能が低下し，かゆみの受容器である知覚神経線維（C繊維）が表皮内まで侵入しているために生じる。浸軟とは，水分につかることにより一過性に角質層の水分が増加してふやけることであり，高齢者では，たるみなどにより皮膚が重なり密着している鼠径部や足趾間，女性の乳房の下に生じやすい。

❷ 入浴の適応と観察項目

　入浴では，新陳代謝を活発にするとともに爽快感を得られる。高齢者は，高血圧など循環器疾患や呼吸器疾患等を患っていることが多い。高齢者の入浴中の死亡報告例もあり，個人の心肺機能等を考慮した入浴の支援が求められる。

　高齢者の入浴に適した湯温は，副交感神経が優位となり，心拍数の減少，消化機能の促進，筋緊張の低下をもたらす，中温（38～41℃）である。脱衣所と浴室は26～28℃とし，湯温との差を少なくする。また，浴槽の高さと湯の量は，沈んだ身体にかかる静水圧を考慮する必要がある。心肺機能の低下した高齢者では，乳頭または腰部までの半身浴とするのが安全である（表5-6-1）。

　高齢者は，入浴により循環動態や血圧の変動を受けやすい。入浴前からバイタルサインや体調の観察を十分に行い，入浴中は，顔色や動作状況，呼吸，足取りなど十分に観察し，目を離さないようにする。また，高齢者のもつ力に目を向け，残存機能を活かし，できる所は行ってもらいできない部分を補えるようにする。一方では，高齢者が，入浴を楽しめるような工夫が求められる。入浴を拒む高齢者に対しては，その理由を探求し，個人の清潔習慣や価値観を反映したケアの工夫が必要となる。入浴時のケアの一例を資料5-6-1に示す。

❸ ドライスキンへの対処

　ドライスキンになりやすい部位は，皮脂腺が少ない下腿部・大腿部・腰背部・前腕である。ドライスキンの皮膚は，本来の角質層の働きが損なわれ，外界から微生物やアレルゲンが入り，搔痒感

資料 5-6-1　右片麻痺の高齢者の家庭浴槽への入浴介助

① タオルを使用して，肌の無駄な露出を避ける。看護者は右側に立って介助を行う。
② 言葉かけをし，これから行う介助の説明を行う。
③ 看護者が湯温を確認した後，利用者にも左手で確認してもらう。
④ 顔を洗う。
⑤ 左足にお湯をかけて，足下から徐々にお湯を全身にかける。
⑥ 洗身用のタオルに石けんを適量つけて，利用者の左手に渡す。洗うことが困難な左手，背中，臀部を介助する。手足は，末梢から身体の中心に洗うことで血行が促進される。洗身後は，お湯で石けん分を十分に流す。
⑦ 洗髪する。シャンプーハットを必要に応じて使用する。シャンプーを手で泡立て，頭皮をマッサージするように洗う。シャンプーを十分に洗い流す。リンスも，同様にする。タオルで軽く髪を乾かす。
⑧ シャワーチェアーから臀部を浴槽の縁に移動する（a）。左足を浴槽内に入れ（b），身体の傾きに注意して，右足を介助して浴槽内に入れる（c）。ゆっくりと浴槽につかる。
⑨ 長湯になりすぎないように浴槽から出る。手すりを持ち，立ち上がって浴槽の縁に臀部を移動する。右足を介助で浴槽の外に出す。つづいて左足も出す。臀部をシャワーチェアーに移動させる。
⑩ 利用者に苦痛がないか言葉かけをし，援助内容の確認を行う。

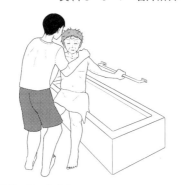

a　浴槽の縁に移動する

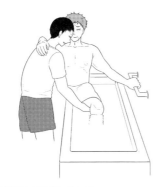

b　健側下肢を浴槽に入れる

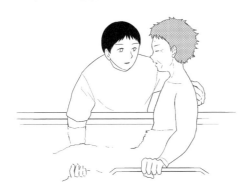

c　麻痺側を介助して浴槽に入れる

を生じるため，皮脂，天然保湿因子（NMF），細胞間皮脂成分（セラミド）の3つの成分を補うスキンケアが必要となる。つまり，ドライスキンの予防には，保護的な洗浄と保湿および保護をすることが必要といえる。適している保湿製剤は，ヘパリン類似性物質製剤や尿素製剤である。硫黄は，脱脂作用があり乾燥を助長させるため使用しない。

　バリア機能の低下した高齢者の清潔ケアでは，湯温を38～41℃とし，洗浄剤は弱酸性や低刺激性のものを使用，入浴は週1～2回，部分洗浄は1日1回程度とする。また，保湿剤や皮膚保護材は，入浴または洗浄後10分以内に，しわを進展させしわの方向と平行に塗り込み保湿および保護する。ドライスキンを呈する老人性乾皮症は，掻破が加わることで老人性皮膚掻痒症や皮脂欠乏性湿疹に至ることもあるので予防は重要となる。

❏ 入浴介助の事例

事例：脳梗塞のため右麻痺があり，立位が困難な85歳男性

目標：温熱効果により筋肉や関節の緊張や痛みが軽減できる。爽快感の発言がきかれる	必要物品：洗浄用タオル，バスタオル，シャンプー，リンス，弱酸性の洗浄剤，着替え，ドライヤー，入浴用車いす，介助用サンダル，保湿剤

手　順	留意点・根拠
①準備する ・対象者に入浴することを説明し，了承を得る ・対象者の状態（バイタルサイン，覚醒状態等）を観察し，入浴できる状態か判断する ・200 ml 程度の水分補給をうながす（食後の場合は様子をみる） ・浴槽は蓋を開け，脱衣所は暖房をかけ温め（冬季25℃），湯温を調節しておく（38〜41℃） ・入浴補助用具を準備しておく ・着替えを準備する ・排泄をすませておく ②脱衣動作を介助する（健側：左側から脱がせる） ・自分でできることはやっていただきながら，安全に脱衣動作を介助する ・上半身の脱衣を介助する ・手すりのある場所に移動し，車いすから入浴用車いすに移乗する ・対象者には，しっかりと手すりにつかまり立位をとってもらう介助者は体を支えながら素早くズボン＋おむつの臀部のところを下ろしシャワーチェア（図5-6-1）に座ってもらう ・靴，靴下，ズボンの脱衣を介助する ・脱衣所から浴室まで，シャワーチェアで移動を介助する ③浴室での介助を行う ・洗髪をする ・顔と体を洗う ・自分で洗えるところは洗ってもらい，洗えていない部分を介助する ・皮膚が重なった部分（腋窩・鼠径部・陰部・乳房下など）は，皮膚を伸展させながら洗う ・洗浄剤を十分に洗い流す ・安全な方法で，浴槽まで移動し入れるよう介助する ・対象者の希望を聞き，状態に合わせて浴槽に浸かる時間を決め，異常がないか観察を続ける ・浴槽からあがり脱衣所まで，シャワーチェアで移動を介助する ④着衣動作を介助する（患側：右側より袖を通す） ・皮膚の状態を観察しながら，体についた水分を素早く拭きとる ・皮膚の重なった部分（腋窩・鼠径・陰部・乳房下など）は，皮膚を伸展させながら拭く ・皮膚の乾燥の状態に合わせて保湿剤塗布する ・皮膚トラブルがないか観察し，異常時はスタッフに相談し軟膏塗布等の処置を行う ・上半身と下半身の着衣を介助する ・靴下と靴を履く介助をし，車いすへ移乗の介助をする ・シャツは，しわにならないように注意しながらズボンの中に入れ，姿勢を整える	・内臓への循環血液量が減少する可能性があるため，食後1時間以内は入浴を避ける ・体調に変化がないか注意 ・入浴中の脱水を予防 ・室温と体温の差を少なくすることで，血圧の変動を小さくする ・入浴中の循環動態や保湿成分の溶出が少ない中温とする ・安全で安楽な入浴とする ・入浴中の失禁を予防する ・事前に動作の確認をし安全に入浴できるようにする ・目を離さない ・何がどこまでできるのか事前に入浴に関わる身体動作の状況を把握しておく ・常に声をかけながら行う ・車いす・シャワーチェアのストッパーはすべてかける：転倒予防 ・立つときは靴を履いているように注意 ・目や耳の中に水が入らないように注意 ・ごしごし洗わない。洗う強さ・皮膚損傷に注意 ・洗浄剤を泡立て洗浄 ・皮脂の取りすぎ防止のため石鹸を使用した洗浄は1日1回 ・皮脂や角質を余分に除去しない ・洗浄成分が残ると皮膚トラブルの原因となる ・循環動態への影響を小さくするため，湯船につかる時間は5分程度とする ・入浴後の肌は浸軟して脆弱なため押さえ拭きし，皮膚はこすらない ・寒さを感じないようにする ・保湿剤はしわの走行に沿って優しく入り込む ・塗布は浴槽から上がった15〜20分以内に行う ・入浴前より疲労により，下肢等の力が入りにくいため転倒注意

・髪をドライヤーで乾かし，髪型を整える ⑤入浴後のケアと後片付け ・バイタルサインや全身状態の変化がないか観察する ・200 ml 程度の水分補給をうながす ・しばらく安静にして休息をとってもらう ・使用した物品を元の位置に片付ける	・熱風によるやけどに注意 ・急速に体が冷えないよう，部屋は適温に温めておく ・気分不良などないか ・脱水予防 ・循環動態を安定させる

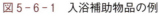

図5-6-1　入浴補助物品の例

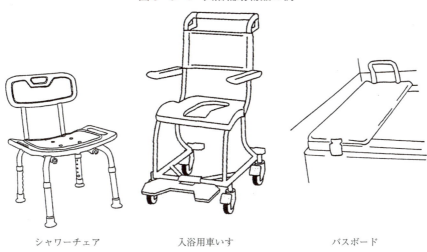

シャワーチェア　　　　入浴用車いす　　　　バスボード

洗　浄

❶ 基礎知識

　高齢者では，免疫力や身体機能等の低下により，尿路感染や褥瘡を生じやすくなる。高齢女性では，エストロゲンの減少により膣内がアルカリ性に傾き自浄作用が低下するため，細菌感染を生じやすい。そのため陰部洗浄が必要となる。

❷ 洗浄の種類と特徴

　高齢者の腰背部や下腿部は，ドライスキンになりやすいため，強くこする洗浄は控え，皮脂の取りすぎを防ぐため，保護的に洗浄をするとよい。保護的洗浄法とは，40℃以下のお湯を使用して手掌に厚みのある泡を立て，押すようにして洗浄する方法である。

　洗浄剤の主成分である界面活性剤は，泡立てることにより皮膚のよごれを取り囲む形で除去される。その後は洗浄剤が残らないように洗い流し，水分を押し拭きすることで浸軟を防止し，バリア機能の低下を防ぐ。皮膚の乾燥がみられる高齢者には，保湿剤を塗布すると乾燥の防止につながる。

陰部洗浄

事例：認知症の進行とADLの低下あり。尿意・便意がなくおむつ内失禁がみられる82歳男性

目標：陰部の清潔を保ち尿路感染が発症しない。陰部の発赤や痒みの訴えがきかれない	必要物品：洗浄ボトル微温等（40℃以下），弱酸性洗浄液，新しいおむつ，ビニールエプロン，ディスポーザブル手袋，ビニール袋，ガーゼ，防水シート，タオル，バスタオル
手　順	留意点・根拠
①以下の準備する	

・陰部洗浄を行うことを説明し了承を得る ・カーテンを閉め，スムーズに実施できるよう必要物品を配置する ・ベッドの高さを調節し柵を外す ・腰に触れながら短文でわかりやすく伝えながら衣服をおろす ②陰部洗浄をする ・手袋をつける ・おむつを広げて，排泄の有無・性状，皮膚の状態を観察する ・洗浄用のおむつと防水シートを臀部の下に敷きこみ，保護的な洗浄方法で洗い，シャワーボトルを用いて石鹸をよく落とす ・洗浄後は清拭布でおさえるように拭く ・側臥位に向け，臀部を洗う ・側臥位にして，汚染した部分を内側にまるめるようにおむつを取り除く ・仙骨部など乾燥部分に皮膚保護剤を塗布する ・汚れた手袋を外す ・おむつのギャザーを立てパッドをその内におさめ，臀部から鼠径部に沿わせて装着する ・衣服・体位・ナースコールなど身の回りを整え包布をかける。体位変換をする ③後片付け ・ベッドの高さと柵を戻す ・使用物品を片付ける	・驚かせて不安にならないように配慮 ・羞恥心に配慮する ・腰痛予防 ・不安の軽減 ・できるところは声をかけやってもらう ・感染予防 ・衣類の汚染防止 ・男性の場合：亀頭部や陰嚢と陰茎のしわや重なり部分は特にきれいに洗う，ごしごしこすらない ・皮膚のバリア機能の低下を防ぐため，水分が残らないようにしっかり拭く ・皮膚保護 ・ドライスキン・褥瘡予防 ・転落防止

❑ **身だしなみ・更衣**

　身だしなみは，日常生活の中では当たり前に整えられているように思うが，加齢にともなう意欲の低下や障害等により，整えることが難しく，徐々にその人らしさが失われることがある。

　身だしなみのケアでは，高齢者自身に衣服を選択してもらい，日中は私服に着替え気分転換を図る。また，洗顔後や入浴後には，今まで使用していた化粧水と保湿剤をつけるとともに化粧，整髪，髭剃りなども働きかけ，活気のある生活を送れるように支援していくことが必要である。

　また，高齢者は，身体機能や視力低下および生活習慣病などにより，セルフケアが困難となり，足白癬，巻き爪，外反母趾，胼胝など足に問題をもつ人が多い。これは転倒の原因にもなるため，足浴や爪切り，足部の運動も重要なケアの一つとなる。

7 移乗・移動のケア

❑ **高齢者の移乗・移動の意義**

　自由に移乗・移動できることはQOLを高めるうえで重要である。また生活範囲を広げ，活動性を高め，廃用症候群やフレイルの予防となる。一方で，高齢者は転倒・転落リスクが高いため，活動と安全の見極めを行い，両立するよう支援する。また移乗・移動は手段であり，移動したいと思う目的が生活の中になければ，QOLは高まらない。意欲を引き出すような関わりも必要である。

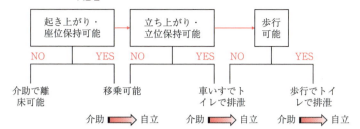

図5-7-1 基本動作から予測される適切な移乗・移動手段とADL

出所：社団法人日本理学療法士協会（2004）：平成16年度老人保健事業推進費等補助金事業「高齢者の「起き上がり」，「立ち上がり」能力と自己効力感を高めるケアに関する調査研究事業報告書」のパンフレットを参考に著者作成．

表5-7-1 転倒の関連要因

内的因子		外的因子	
運動機能	認知・心理・行動	環境	課題や動作
・平衡機能（バランス能力） ・協調性 ・筋力 ・持久力 ・柔軟性 ・姿勢 ・感覚系	・注意 ・意識状態 ・高次脳機能障害 ・身体イメージ ・精神状態（興奮，抑うつ） ・転倒恐怖感 ・運動習慣 ・性格	・床や道路の状態 ・障害物 ・段差や階段 ・照明 ・履物（靴） ・衣類 ・歩行自助具 ・服薬内容 ・服薬数	・バランス能力の必要な課題 ・大きな筋力を使う課題 ・スピードを伴う課題 ・二重課題 ・不慣れな動作 ・不意な外乱 ・感覚遮断

▢ 高齢者へのアセスメント

❶ 移乗・移動

身体機能と環境（手すり，歩行補助具，車いす等の福祉用具）の双方をアセスメントする．身体機能は筋力（特に下肢・体幹），関節拘縮の有無（特に膝屈曲拘縮，尖足の有無），動作時の痛み（立ち上がり，膝に荷重した際の痛みの有無等）に着目する．座位保持ができれば移乗でき，立位バランスが保持されていれば歩行できる可能性が高い（図5-7-1）．

❷ 転 倒

転倒の要因は(1)運動機能，(2)認知・心理・行動，(3)環境，(4)課題・動作に分類される（表5-7-1）．転倒リスクが高いものとして筋力低下，転倒歴，歩行・バランス障害等があげられており，特に注意を要する．一方で転倒の原因は多様であり，完全に防ぐことは難しい．そのため転倒した際の被害を最小限にとどめる配慮（衝撃吸収力のある床材・コーナーガードの使用，ヒッププロテクターの着用など）も必要となる．また入院・入所時に転倒リスクアセスメントを必須とする施設もあり，日本看護協会は転倒・転落アセスメントスコアシートを公表している(2)．

▢ 歩行介助と補助具の使い方

❶ 基礎知識

歩行介助では左右への重心移動を支援することが多い．また転びそうになった際には助ける必要がある．そのため患側（麻痺側や痛みがある側）から介助する．過介助は，対象者の自然な歩行を妨げるため，対象者と動きを合わせて歩く（対象者が右足を出す際，介助者も右足を出し，一緒に歩く）（図5-7-2）．

歩行補助具の使用目的は，(1)支持基底面を広げバランスを補う，(2)体重支持の2つがある．一方

図5-7-2 動作歩行の介助

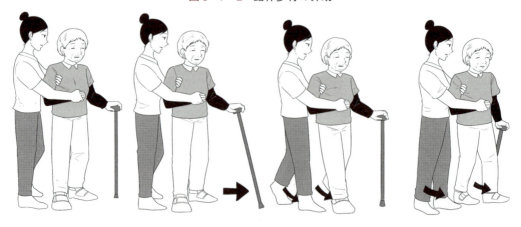

表5-7-2 歩行補助具の種類と利点・欠点

	杖 単脚	杖 多脚	歩行器・車
安定性（バランス，体重支持）	低	中	高
重さ	軽	中	重
操作性	高	中	低
環境	屋内外	屋内	屋内*
その他	最も多用	手を離しても自立可能	両上肢がふさがる
適応	虚弱高齢者全般	片麻痺，片側下肢障害	急性期・両側下肢障害

注：＊ローレイター（車輪が大きい）の場合は屋外でも使用可能。
出所：著者作成。

で歩行補助具の安定性の高さ（支持基底面が広い）や重さ（重いほど安定）が歩行を妨げることがある（＝操作性が低い）。また歩行補助具を用いると，上肢がふさがれ，荷物が持てなくなる。そのため対象者の歩行能力や目的に応じて適切な歩行補助具の選択が必要となる。

❷ 補助具の種類と特徴（表5-7-2）

杖は単脚，多脚杖がある。多脚杖は単脚杖より安定性が高く，支持性も高いが，操作性は低い。歩行器は支持基底面が広く，両上肢で支えるため（片麻痺者は使用できない），多脚杖より安定性，支持性が高いが，操作性は低い。歩行器と歩行車があり，歩行器は上肢で歩行器を持ち上げ，前にすすめる必要がある（上肢の支持なしでの立位保持能力が必要）。一方，歩行車は車輪がついているため，押すだけですすめられる。しかしカーブや止まる際に踏ん張れない場合，転倒リスクがある。また屋内で，廊下が広く，段差がないなど使用できる環境が制限される。なおシルバーカー（押し車）は使用者とシルバーカーの支持基底面が離れるため，補助能力は低く，独歩可能者の使用を想定しており，介護保険の給付対象でない。

歩行に対する援助

事例：自宅退院が決まったが歩行に自信がない79歳男性

目標：歩行に対する不安感が軽減でき，退院後閉じこもりにならない	必要物品：歩行補助具（杖，歩行器など）
手　順	留意点・根拠
①歩行に自信がない理由を聞き取る	・転倒自己効力感が低い場合は，閉じこもりの要因とな

②身体機能，バランス・歩行能力，環境要因等を以下の方法でアセスメント
・床，履き物等の安全を確認
・壁際，いすや手すりが近くにあるなど本人が安心して行える環境で行う
・全身状態の情報収集（転倒を誘発しやすい疾患の有無，不眠，服薬状況等）
・体調の確認（意識レベル，バイタルサイン，めまい・ふらつきの有無，指示理解，痛み・麻痺の有無など）
・身体機能，バランス・歩行能力の確認
　下肢筋力などの身体機能→立ち上がり→立位保持→立位バランス（重心の移動範囲）→歩行と簡単なものから順にアセスメント
③歩行補助具を使って歩行を実践
・歩行補助具の高さ調整
　杖：背筋を伸ばして立った状態で，足先から15 cm，足の外側15 cmのところに杖をつき，杖を持った上肢の肘が30度屈曲する
　歩行器：背筋を伸ばして立った状態で，両手で前方にある歩行器を把持し，肘がやや屈曲する高さ
・歩行補助具の使い方の説明と確認
　3動作歩行からはじめ，問題なければ2動作歩行を試す
・歩行介助は，杖は健側につく。介助者は患側から介助。介助者は対象者と動きを合わせ歩く（図5-7-2）

ったり，転倒リスクが高い可能性があり，適切な対応が必要
・段差の有無や床が濡れていないか，滑らないか確認。転倒のきっかけはつまづきが50%，滑りが15%と多い[3]
・自宅での歩行に自信がない場合は，自宅環境に合わせてアセスメントするとよい（畳や敷居など）
・靴など足にフィットする履き物が適する。スリッパは×
・5剤以上内服している場合は転倒リスクが高まる[4]
・認知機能や理解力（歩行補助具の操作方法が理解できるか），姿勢変化・身体障害の種類と程度（神経疾患か整形疾患か，片側か両側）に合わせて，適切な歩行補助具・介助方法を検討
・多くの杖や歩行器はプッシュボタンで長さや持ち手の向きを調整可能
・円背やバランス障害を呈する神経疾患では，使いやすい杖の高さが左の基準どおりとは限らないため，対象者に持ってもらい，力の入りやすさなどを確認する
・3動作杖歩行（常時2点支持歩行）（図5-7-3）
　　杖→患側下肢→健側下肢
・2動作杖歩行（2点1点支持歩行）（図5-7-4）
　　杖と患側下肢→健側下肢
・3動作杖歩行は安定性が高いが，歩行速度が遅く，実用性に欠ける
・歩行が不安定で，膝折れ等が予測される場合，介助者は対象者の腰や腋下から介助
・客観的に歩行の安定性を評価するとともに，対象者の不安感等を聞き取り，対応の参考にする

図5-7-3　三動作杖歩行

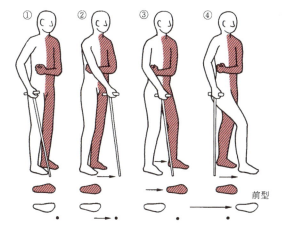

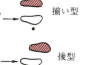

三動作歩行は杖→患足→健足の順で前に出す。健足が患足より前に出るか否かで「後型」「揃い型」「前型」に分れる（後者ほどよい）。これは患足での体重支持時間の長さを示す。

図5-7-4　二動作杖歩行

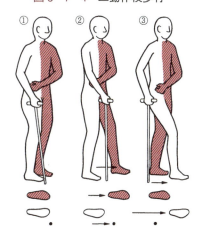

三動作歩行の第1段階と第2段階が一緒になったもので，杖・患足→健足の順になる。これにも「後型」，「揃い型」，「前型」の別がある（普通後2者）。

🔲 車いすへの移乗と移動

❶ 基礎知識

移乗は立ち上がり（臀部離床）→方向転換→着座の複合動作である。なお臀部離床には立ち上がる方法と立ち上がらずお尻をずらす方法，方向転換には下肢をステップする方法と，事前に足部を方向転換しておきピボットする方法がある。

車いすでの移動は移乗・座位保持・車いす駆動能力が必要となる。特に駆動は高齢者には重く，上肢の筋力が必要となる。また方向転換等の操作方法の理解が難しい。片麻痺者は，片手・片足で操作するためより難しい。近年では電動車いすが普及しつつあり，重度障害者であっても移動可能である。

❷ 車いすの種類と特徴

車いすは駆動が自操か介助か，モジュール性，チルト・リクライニング機能の有無などで分類される。モジュール型車いすは対象者に合わせて寸法の調整やパーツを選べる。チルト・リクライニング車いすは座面や背もたれを傾けることが可能であり，頭頸部が不安定，座位保持困難，下肢に著しい拘縮がある重症者でも使用できる。六輪車いすは，少ない力で駆動でき，小回りが利くため，力の弱い高齢者や狭い日本家屋に適する。

対象者に合った車いすの選択が重要である。たとえば座面の横幅が大きすぎると体が傾き，奥行きが長すぎると仙骨座りになり，褥瘡・転落・誤嚥などの二次障害を誘発する。なにより対象者は苦痛で，離床がすすまない理由になっている場合もある。車いすに長時間座る場合はお尻が痛くならないようクッション等の検討も必要となる。ブレーキの緩みは転倒事故の原因となる。またタイヤの空気圧を保ち，車軸に油をさすだけで駆動が軽くなるため，メンテナンスも欠かせない。

🔲 ベッドから車いすへの移乗

事例：左麻痺をもつKさんのベッドから車いすへの移乗（図5-7-5）

目標：安全に車いすに移乗できる。生活範囲を広げ，活動性を向上し，心身機能の維持・向上が図れる	必要物品：車いす，介助バー，電動ベッド，必要に応じて移乗用福祉用具（トランスファーボード・シート），靴
手　順	**留意点・根拠**
①準備を行う	
・車いすに移乗することを伝え，承諾を得る	・何をするか伝え，安心してもらう。また声かけの反応から意識レベル，指示理解，動作への協力の有無を予測
・体調の確認（意識レベル，バイタルサイン，めまい・ふらつきの有無，指示理解，痛み・麻痺の有無など）	・臥床期間が長い場合，起立性低血圧に注意
・身体機能のスクリーニング	・片麻痺者では麻痺側より，非麻痺側の機能（筋力，関節可動域）が保持されているかが自立度に関係
上肢で介助バーや介助者につかまれそうか，下肢筋力，姿勢保持能力（寝返り・起き上がりができるかで予測可能）から介助方法を検討（図5-7-1）	・起き上がった後，靴や車いすを取りに行き，目を離した際に転落することがないよう，事前に必要な物品は用意
②以下の環境設定を行う	・非麻痺側の残存機能を活用可能。また方向転換時の臀部の移動距離が最短となり，転落リスクが減少。介助スペースも確保しやすい
・ベッドの高さは起き上がった際，足が床に付く高さ	
・靴や車いすを事前に準備	
・車いすは対象者の非麻痺側で，ベッドに対して，15〜20度の角度で斜めに，ベッドに接して置く	・アームレストやフットレスト取り外し式車いすであればベッドにぴったりつけて，立ち上がらなくても移乗可能
・両側のブレーキをかける。車いすが動くと転倒する危険性あり	・ブレーキ・フットレスト忘れは認知症者で要注意。自動でブレーキがかかる車いす等が販売されている
・フットレストは挙げる。下りていると，足が引っかかったり，踏みつけ車いすごと転倒する危険性あり	
③立ち上がる	

・起き上がり，端坐位となり靴を履く ・浅く座り，可能な範囲で臀部や足の向きを事前に移乗する方向へ移動 ・持てる状態のときは介助バーや移乗先の車いすのアームレストを把持 ・足は肩幅に開き，膝はまっすぐ前を向いた座位。膝を曲げ，足を引き，立ち上がる ・立ち上がり時に「サン，ハイ」など声かけ ・臀部が持ち上がらない場合は介助する ④方向転換を行う 　下肢をステップする方法と，事前に足部を方向転換しておきピボットする方法がある ④着座を行う 　ゆっくり着座するよう介助する ⑤姿勢を整える 　着座直後，姿勢が傾いていたり，座りが浅い場合は，深く座り直す	・移乗時に足部やすねを車いすやベッドにぶつけ，傷つけないよう靴や靴下をはく ・方向転換時の臀部の移動距離を短縮 ・立ち上がりに上肢の協力が得られる ・重心の前方移動が行いやすく，立ち上がりやすくなる ・タイミングよく上・下肢の筋力を発揮でき，介助量が軽減できる ・介助量が多い場合は前方，介助量が少ない場合は側方介助。適切な介助量で介助することが生活リハビリテーションになる ・非麻痺側下肢をステップする際，麻痺側に全体重が乗り，膝折れがおこることがある。慣れるまではピボットする方法が安全 ・重心移動を制御できずに勢いよく座ると，車いすが転倒したり，腰椎圧迫骨折の危険性あり ・後方から介助者が引き上げるのではなく，対象者にお辞儀してもらい，立ち上がるように臀部を持ち上げ，座り直す

図5-7-5　片麻痺者のベッドから車椅子への移動

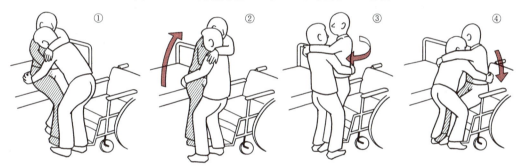

8 活動と休息のケア

🔴 高齢者の活動と休息の意義

　活動とは，快く豊かになることをめざして自ら動くこと，日常生活のあらゆる身体活動を指し，身体機能の維持や，生きがいの保持をもたらす。
　休息とは，心理・身体的に休みをとることで，活動によって生じた心理・身体的疲労を解消し，新たな活動を行うことを可能にする。休息の中で最も効率的なのは睡眠であり，免疫補強や同化作用促進という生体維持に必要な役割も果たす。活動と睡眠は，最も基本的な生体現象であり，体内時計がつくり出すほぼ1日の周期である概日リズムの中で交代制に発現する。

🔴 高齢者へのアセスメント

　高齢者の個別性を考慮し，身体的・精神的・環境・生活要因（表5-8-1）を把握し，活動と睡眠をアセスメントすることが重要である。

表 5 - 8 - 1　活動と睡眠に影響を与える要因

要　因	活　動	睡　眠
身体的要因	①運動機能 ・麻痺，しびれ等の障害の有無 ・ADL ②身体症状 ・痛み，痒み，発熱，疼痛，倦怠感などの有無 ・本人の自覚症状 ・脈拍，呼吸，血糖値 ・眠気が出現する薬（睡眠薬など）の使用の有無 ③認知機能 ・見当識障害，失行・失認，実行機能障害	①運動機能 ・良肢位の確保や体位変換を行うことが可能か ②身体症状 ・痛み，痒み，発熱，疼痛，倦怠感，冷感の有無 ・夜間頻尿の有無 ・呼吸困難感，咳嗽の有無 ・不眠を招く薬（パーキンソン病治療薬，降圧薬など）の使用の有無 ③認知機能 ・見当識障害，せん妄の有無
精神的要因	①精神状態 ・緊張，不安，抑うつ，興奮，怒りの有無 ②活動意欲	①精神状態 ・緊張，不安，抑うつ，興奮，怒りの有無 ・リラックス状態か
環境要因	①照度—明るすぎないか，暗すぎないか ②騒音—うるさくないか，静かすぎないか ③適度な温湿度 ④役割や，行いたい活動があるか ⑤他者との交流の有無	①照度—適度な暗さがあるか ②騒音—うるさくなく，静かであるか ③適度な温湿度 ④慣れた寝具や衣類であるか ⑤プライバシーが保たれているか
生活困難	①普段の就寝・起床時間 ②普段の活動内容と時間	①普段の就寝・起床時間 ②普段の活動内容と時間

出所：著者作成。

不眠への援助

高齢者が不眠を訴えることは多い。背景として，睡眠効率の低下，活動と睡眠のリズムの不調，活動の機会や量の低下があげられる。

❶　睡眠効率の低下

高齢者の睡眠は，入床してから入眠するまでの時間（入眠潜時）の延長，深いノンレム睡眠である stage3, 4 の出現比率の減少，中途覚醒回数の増加によって，総就床時間に占める総睡眠時間（睡眠効率）が低下する。

❷　活動と睡眠リズムの不調

概日リズムの位相の前進や，振幅の低下が，覚醒と睡眠のリズムを保ち難くする。

❸　活動の機会や量の低下

高齢者は加齢にともない活動の機会や量が低下する。これは睡眠に必要な適度な疲労感を得難くする。

看護者は，年齢相応な昼間の覚醒状態の維持と，夜間睡眠の確保を通して，高齢者の生活リズムを整える必要がある。

睡眠薬を使用する高齢者は少なくないが，使用開始時は，成人の 2 分の 1 から 3 分の 1 の少量からとする。これは，高齢者が薬物の代謝が遅く，半減期が長くなる傾向にあるためである。ベンゾジアゼピン系睡眠薬など作用時間の長い睡眠薬を使用すると，昼間の眠気，ふらつき，だるさなどが生じる持ち越し効果がおこりやすい。高齢者では，持ち越し効果の少ない超短時間もしくは短時間作用型の睡眠薬が望ましい（図 5 - 8 - 1）。

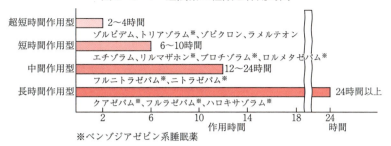

図5-8-1 睡眠薬の種類と作用時間

※ベンゾジアゼピン系睡眠薬

出所：著者作成。

表5-8-2 レクリエーション実施に必要な計画事項

目　的	体力アップ，認知症予防など
対象者人数	性別，年齢，身体機能，認知機能，趣味などに応じて →個別に対応するのか，グループ別に対応するのかも検討
時　間	休息後の時間で，30～60分程度 →対象者の体力や集中力を考慮する
場　所	食堂，談話室，ホール，庭，畑など →活動を行うのに適した場所を安全面とともに検討する
内　容	ゲーム，クイズ，音楽，回想法，体操，風船バレー，園芸，歌など →対象者の能力に合う，楽しい，仲間づくりができるものなど

出所：著者作成。

❑ 活動の支援

高齢者の昼間の活動に対する支援では，できるかぎりその人本来の生活が送れるよう，高齢者のもてる力を引き出し，生活のなかのできることが増えるように関わる。運動機能に障害がある高齢者の場合，福祉用具の利用や，環境の工夫を行う。

他者との交流や集団のなかでの役割を果たすことを通して，高齢者が自分のできることを認識し，さらなる活動意欲がもてるよう支援することも大切である。レクリエーションは，そのきっかけとして大きな役割を果たす。レクリエーションは，高齢者が興味，関心，意欲をもてる内容を企画し，生活の中に取り入れる（表5-8-2）。

❑ 社会参加の意義

『平成28年版高齢社会白書』によると，60歳以上の高齢者の61.0％は自主的なグループ活動に参加しており，その内容は「健康・スポーツ」が最も多く，「趣味」，「地域行事」であった。参加して良かったことは，「新しい友人を得ることができた」，「生活に充実感ができた」，「健康や体力に自信がついた」であった。(5)

社会参加は，高齢者の生活に張り合いをもたらし，高齢者の不安を緩衝する。しかし，加齢による身体機能の低下，退職による人間関係の変化，核家族化による社会環境の変化など，高齢者の社会参加を阻む要因は多い。

高齢者の社会参加をうながすには，内容を高齢者自身が選択できるよう支援することが必要である。また，継続した社会参加を支援するには，高齢者が出かけやすい環境を整備することが必要になる。具体的には，歩いて行ける場所や，公共交通機関の便の良い場所での活動の開催，活動の合間に休息できる場所を用意しておくことなどがあげられる。

❏ 昼夜逆転への援助

事例：入院中，昼間は寝ており，夜間に起きている86歳男性

目標：生活リズムを整え，昼間の活動を維持する	必要物品：レクリエーショングッズ
手　順	留意点・根拠
①毎日同じ時間に起床・就寝する ②1日の活動と休息をバランスよくとる。その際，病棟の予定を考慮し，過活動や疲労に留意する（図5-8-2）	・規則正しい生活は，安定した概日リズムの維持に寄与する ・良質な休息は，良質な活動を生み，良質な活動は良質な休息を生む。連続した活動は，過度な疲労をもたらすだけである。高齢者は，夜間に睡眠をまとめてとる単相性睡眠から，睡眠と覚醒を繰り返す多相性睡眠に移行するため，昼間覚醒し続けることが難しい。夜間の良眠のために昼寝は15時以前にとる。特に12～14時の30分程度の昼寝は疲労を回復させ，午後の活動性が上がる
③早朝に強い日の光を浴びる	・メラトニンは，安定した概日リズムや睡眠の維持に寄与すると言われており，日光を浴びた14～16時間後に分泌され，分泌から2～3時間後に眠気を感じるようになり，良眠につながる
④日中にレクリエーションに参加する	・レクリエーションは，心身の活動の機会となる

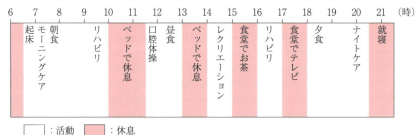

図5-8-2　生活リズムを整えるための1日の活動と休息の例

9 薬剤の使用と服薬管理

❏ 加齢にともなう生理機能の変化

　薬物療法を受ける成人に比して，高齢者は，加齢による肝臓や腎臓の代謝，排泄機能の低下により，薬物血中濃度が下がりにくい。たとえば，同じ1日3回服用の薬であっても，薬物が体内に残存しやすく，過剰投与状態となる。その結果，副作用を生じやすい。薬剤によっては成人期の患者より，低用量から投薬をはじめる場合もあるが，そうでないこともある。身体観察を含めた，薬剤の作用，副作用の確認を十分に行う必要がある。

❏ 高齢者の服薬管理の意義

　高齢者は複数の疾患を有していることが多く，多種類の薬を服用している。このような服薬状態を多剤併用（Polypharmacy）という。高齢者の多剤併用による問題は多岐にわたる。負担する薬剤費の増大や薬物相互作用や服薬忘れ，服薬まちがいなどによる薬物有害事象の増加である[6]（高齢者の安全な薬物療法ガイドライン2015より要約引用）。

　薬物療法の対象者である高齢者自身が理解し，服薬の自己管理をできることが望ましい。しかし，

表5-9-1　高齢者が服薬管理をできなくなる原因とそれを引きおこす要因

原　因	要　因
加齢にともなう生理機能の変化	薬物を代謝する肝臓や排泄する腎臓の，加齢にともなう機能低下
加齢や疾患にともなう機能障害	上肢や手指の運動機能障害，視覚障害，嚥下障害，認知機能障害など
加齢にともなう環境変化への不適応	新しい薬の追加，使用薬の変更（例：ジェネリック薬品への変更）
生活パターン	不規則な生活パターン，サプリメントや健康食品の摂取
社会的環境	独居，近隣に家族が住んでいない，行政サービスを受けていない
高齢者の認識	疾患，治療，薬剤への知識不足や理解不足，服用薬剤の多さ

高齢者はさまざまな原因により，適切に服薬管理できないこともある（表5-9-1）。

高齢者の服薬管理とリスクマネジメント

　一般に高齢者がおこしやすい服薬に関するまちがいは「飲み忘れ」「服用量まちがい」「服用時間まちがい」「服用薬まちがい」「知識不足，理解不足による誤用・怠薬」が多い。このようなまちがいがおこる要因として，多種類の薬剤服用，加齢や疾病にともなうさまざまな機能障害，環境や生活パターンの変化，独居などがあげられる。

　これらのまちがいを減らすため，リスクマネジメントとして，「処方薬の種類や数を減らす」，「配合薬の選択を考慮する」，「内服回数を減らす」，「処方薬の包装をできるかぎり一包化する」，「薬袋や個包装の印字を大きくする」，「かかりつけ薬剤師による服薬指導」，「訪問看護や訪問介護，訪問薬剤師などによる服薬管理」などが提言されている。これらは，服薬管理ができなくなる原因である「加齢にともなう生理機能の変化」，「加齢や疾患にともなう機能障害」，「加齢にともなう環境変化への不適応」などに対応している。

　高齢者は長年の生活パターンを変えること，環境の変化に適応することが難しい。たとえば，食事が1日2食，決まった時間に食べない場合，毎食後1日3回の服用は生活パターンに合わず，誤薬や怠薬につながる。医師や薬剤師と相談，1日1～2回服用で済むような薬剤の処方を提案し，服薬が継続できるよう調整する必要がある。また，新しい薬剤の追加や使用薬の変更は，服薬管理の混乱につながりかねない。薬剤の包装を一包化することで，混乱を低減し，新しい薬を含め，服薬管理の継続が可能となるようサポートすることが重要である。

　また，高齢者は，服薬に関して正しく理解をしていないこともある。一度誤った知識が定着するとなかなか修正できない。服薬時や看護場面で高齢者と話し，治療や薬剤について，どの程度理解をしているのか，何がわかっていて，何がわからないのか，誤った理解をしていないかどうか確認することが重要である。それを基に，適切に服薬できるような工夫を高齢者とともに考える，必要なときは医師，薬剤師と協力し，高齢者が正しく理解し，服薬管理ができるようにサポートしていくことも必要である。

認知機能低下がある高齢者の服薬管理とリスクマネジメント

　認知機能低下により，高齢者は比較的早い段階から服薬管理が困難になる。薬剤を服用したかどうかわからなくなる，過剰服用や怠薬がおこる場合，「おくすりカレンダー」（カレンダーの日付に薬を入れる袋が装着）や「配薬ボックス」（朝・昼・夕・眠る前と薬をいれる箱）などを使用することで飲み忘れ，飲みまちがいを予防できる。また，飲む時間により薬袋の色を変えることも，服薬管理に効果的である。さらに，薬物治療の効果に影響がないと判断できる場合，医師や薬剤師と相談し，服薬回数そのものを減らす，服薬する薬剤数を減らすことも，リスクマネジメントとなる。服薬回

数や薬剤数を減らすことは，飲み忘れや誤薬のリスクを低減できる。

認知機能を再評価し，「おくすりカレンダー」や「配薬ボックス」などが上手く使用できない場合，薬剤セットや服薬確認を家族や訪問看護，訪問介護，訪問薬剤師に依頼し，服薬管理に参画してもらう。

❏ 嚥下機能低下がある高齢者の服薬管理とリスクマネジメント

嚥下機能低下により，従前の薬剤形状では誤嚥する場合，嚥下機能を評価し，経口摂取が可能かどうか，薬の形状や大きさの変更，オブラートや服薬ゼリーの使用，食事に混ぜて服用させるなど，服薬可能な方法に変更する。経口からの服薬が難しいと判断した場合は，貼付薬への変更を医師，薬剤師とともに検討する。

❏ 退院後の服薬管理とリスクマネジメント

退院後，高齢者が服薬を自己管理できるように入院中からサポートすることが望ましい。前述のようなサポートをしても，服薬の自己管理が難しい場合，配偶者や家族に服薬管理を代行してもらう必要がある。しかし，家族がいない，家族のサポートが得られない場合，服薬管理ができなくなる。このような場合，入院中から患者背景の情報収集を行い，退院後の自宅療養で，どのようなサービスが受けられるか，どのようなものが必要かなどを多職種で話し合い，薬物療法を含む療養生活が安定的に送れるよう支援していく。退院後は，訪問看護や訪問介護サービスの導入，薬剤師訪問サービスの検討，服薬状況の確認，副作用の出現の有無など，服薬管理を継続してサポートする必要がある。

⑩ 寛ぎと安心，安全のケア

❏ 寛ぎ・安心・安全の意義

寛ぎ・安心・安全確保は高齢者の健康を回復，保持するために重要な要素である。寛ぎはゆったりと穏やかな気持ちになることである。看護師は病院や施設，在宅ケア機関，自宅が，高齢者にとって寛げる場であるか確認し，かつ，安全な場になるように環境を整えていく。転倒予防のために一方的に行動の自由を制限することは，高齢者にとって寛ぎの場が苦痛の場になってしまう。仮に，高齢者の身の安全確保のための身体拘束であったとしても，拘束を選択する前に，安全と寛ぎを両立できる方法を看護師は考えなければならない。

❏ 医療事故対策について

高齢者人口の増加により，高齢者の医療事故も増加している。病院における医療安全対策については日本医師会が医療従事者のための医療安全対策を発表しており，各病院でも医療安全管理マニュアル，医療事故予防マニュアルを作成し取り組んでいる。院内では医療安全管理体制，院内感染対策，医薬品や医療機器に係る安全確保の体制がとられ，病院全体で事故予防と事故対策に取り組むよう推進されている。

また，高齢者ケアを担う施設や在宅ケア機関での対策は遅れていたが，近年，全国社会福祉協議会による福祉施設における事故対応ハンドブックや各施設でも独自に事故予防・事故対策，感染予

表5-10-1 老年看護実習における学生のヒヤリハットの内容

関連するリスク	場面	理由の一例	対策
転倒・転落	入浴介助 移乗 トイレ介助・おむつ交換 座位からの急な立ち上がり 立位・座位 リハビリやレクリエーション ベッド上への移動	浴室移動時、目を離した 身体を支えられなかった ズボンの上げ下げで立位が不安定 急に立ち上がり側について行けなかった 支えや介助が未熟だった 全員に目を配れなかった 移動に目をとられて柵を忘れていた	目を離さない、しっかり確認、職員にも確認してもらう 一人で実施せず職員を呼ぶ 手順・手技を確実に行う、支えをしっかり行う 事前に予測し準備から後片付けまできちんと行う 高齢者に説明し、協力を得る 部分でなく全体をみる 最後にベッド柵や周辺を確認する
誤嚥	食事介助 水分摂取 口腔ケア 薬剤の内服	分間しなかった、義歯装着を忘れた とろみをつけなかった うがいを無理にすすめた すぐに水を飲ませた	飲み込み、口の中、食事内容を確認する リズムやスピード、体位、食事内容、とろみを確認する 体調を確認する、食事のときに予測する とろみの必要性を事前に判断
外傷	車いす移送・移乗・体位変換 入浴介助 清潔援助 排泄援助	車いすタイヤに手を挟むところだった 更衣のときに壁に頭があたった 表皮剥離しやすいところをタオルでこすった パッドを濡れたまま放置した	すぐに移動するのではなく、全体を確認する 介助するときに十分なスペースを試く 老人の皮膚の特徴を踏まえて拭く 自分にできないことは職員に頼む
本人まちがえ	配膳 入浴介助	返事をしたので渡したら違う人だった 違う人に服を着させた	呼名に加えて名札、職員に確認する 服の名前と本人呼名と職員に確認をとり照合する
風呂の事故	浴槽内 浴槽外	浴槽内でバランスが崩れた 長湯でも気がつかなかった	手すりを握らせる、浴槽内にいすを置く 湯温を確認し、時間も測定にいすを置く。常に人、本人から目を離さない
火傷	陰部洗浄時、手浴 水分摂取	ボトル内の湯の温度が少し熱かった 熱いお茶を入れてしまった	前腕内側で温度を確認する・温度計で確認する お茶に水、氷を入れて温度調整する
離棟	エレベーター移動 診療	確認なしに載せた 帰宅願望の利用者を職員に声がけなく診察室につれていった	職員に目的と場所、利用者を確認する 同上
異食	摘便 清潔援助	便の始末を早く処理しなかった 消毒液の片付けをすぐにしなかった	手早く便を片付ける、手に届かないところに置く 手早く消毒液を片付ける、手に届かないところに置く
他者への危害	誘導・散歩	隣の人にぶつかり、喧嘩しそうになった	十分な空間の確保と人との会話の橋渡しをする
閉じ込め	トイレ介助	トイレ内で内から鍵をかけられそうになった	外からでも開けられる方法を周知しておく

出所：内田陽子、新井明子、小泉美佐子（2006）：老年看護学実習におけるヒヤリハットの内容と教育方法、群馬保健学紀要、26、83、85、表1、4、をもとに著者が一部改変作成。

防のマニュアルを作成し，高齢者の安全確保に努めるようになった。

❑ 高齢者の事故の特徴

　ある施設での老年看護学実習における学生から提出されたヒヤリハット（事故発生にはならなかったが一歩直前で気づいた事項）場面と内容を**表5-10-1**に示す。これをみると，事故のもとになる事項は転倒・転落，誤嚥，外傷が多く，高齢者の日常生活（入浴，移動，排泄，清潔等）の場面で発生し，ケアする側の注意不足と高齢者の身心の状態（認知症や麻痺等の運動機能の低下，感覚の低下等）に関連するものであった。看護師はこのような事故の特徴を事前に知っていれば，看護を行うときにそれを予測しながらその予防に努めることができる。したがって，事故一歩手前および事故発生のときはすみやかに報告するとともに，高齢者への対応を迅速に行う。そして職員と情報を共有して同じようなことが再び発生しないように振り返り，教育やケア体制を改善していく必要がある。

❑ 寛ぎ・安心・安全への援助

　学生が考えた事故予防の対策の例を**表5-10-1**に示した。事故予防には，高齢者の動きに注意し，職員に確認する，手順や手技を確実に行う，嚥下状態を確認する等，高齢者に対するアセスメントと適切な技術の提供，職員との連携が対策の要となる。そして，それだけでなく，ケアの場が高齢者にとって寛ぎの場となるために，音や照明，カーテンの色の工夫，部屋の空間を広くする，パブリックスペースの設定等の環境調整をしていく。

◯ 注

(1)　前田耕太郎編（2006）：徹底ガイド排便ケアQ&A，総合医学社，44.

(2)　征矢野あや子（2007）：転倒・転落はなぜ起きるの？　リスクアセスメントの有効性とエビデンスに基づいた実践活用，ナーシング・トゥデイ，22(12)，40-46.

(3)　Cumming, R. G., Klineberg, R. J. (1994): Fall frequency and characteristics and the risk of hip fractures, *J Am Geriatr Soc*, 42(7), 774-778.

(4)　Kojima, T., Akishita, M., Kameyama, Y., Yamaguchi, K., Yamamoto, H., Eto, M., Ouchi, Y. (2012): High risk of adverse drug reactions in elderly patients taking six or more drugs: analysis of inpatient database, *Geriatr Gerontol Int*, 12(4), 761-762.

(5)　内閣府（2016）：平成28年版高齢社会白書（http://www8.cao.go.jp/kourei/whitepaper/w-2016/zenbun/28pdf_index.html）（2017.5.15）

(6)　日本老年医学会日本医療研究開発機構研究費・高齢者の薬物治療の安全性に関する研究研究班編（2016）：高齢者の安全な薬物療法ガイドライン2015，メジカルビュー社.

◯ 参考文献

第4節

山田あつみ，飯田良平（2014）：介護現場で今日からはじめる口腔ケア楽しくできる健口体操と正しいケアで誤嚥・肺炎予防（もっと介護力！シリーズ），19，メディカ出版.

江崎久美子，吉川美加（2012）：口腔機能向上のためのレクリエーション&トレーニング，74-75，ナツメ社.

第5節

正木治恵編（2007）：老年看護実習ガイド，照林社，45.

泉キヨ子編著（2015）：老年看護技術，メヂカルフレンド社，120.

西村かおる（2013）：排泄ケアワークブック，中央法規出版.

西村かおる編（2009）：排便アセスメント＆ケアガイド，学研，39.

穴澤貞夫（2009）：排泄リハビリテーション，中山書店.

上山真美（2013）：膀胱留置カテーテル抜去の判断と排尿障害のアセスメント・ケアガイド，松本印刷.

第6節

泉キヨ子編（2015）：看護実践のための根拠がわかる老年看護技術，メヂカルフレンド社.

西村かおる（2013）：排泄ケアワークブック，中央法規出版.

西村かおる編（2009）：排便アセスメント＆ケアガイド，学研.

藤野彰子監修（2007）：看護技術ベーシック改訂版，医学芸術社.

北川公子他（2013）：老年看護学，医学書院.

内藤亜由美，安部正敏編（2008）：病態・処置別スキントラブルケアガイド，14-15，学研プラス.

穴澤貞夫（2009）：排泄リハビリテーション，中山書店.

樗木晶子他（2002）：入浴の人体に及ぼす生理学的影響；安全な入浴をめざして，九州大学医療技術短期大学部紀要，29，9-14.

第8節

三島和夫（1998）：老年者の睡眠，Life Support and Anesthesia［LiSA］増刊 眠りのバイオロジー——われわれはなぜ眠るのか，12-14.

江本愛子（1995）：寝たきりにしない 活動と休息，講談社.

第9節

泉谷聡，大倉典子，土屋文人（2011）：高齢者を対象とした薬剤の包装形式の評価実験，医療の質・安全学会誌，6(1)，31-38.

中村祥子，漆原尚巳，宮崎貴久子，中山健夫（2009）：外来患者の薬物治療への参加意識と事故回避行動への認識——大阪府高槻市における質問紙調査，医療薬学，2，113-123.

坪田恵子（2016）：高血圧症患者のセルフケア行動に向けた生活指導における教育効果の検証，富山大学看護学会誌，16(1)，1-11.

日高俊彦，門田靜明，Perelsztein, A. G. 他（2016）：脳梗塞患者における服薬アドヒアランス向上を目指して——服薬サポートツールの有用性の検証，医学と薬学，73(7)，837-844.

重松一生，小川泰弘，吉田匡秀，中島慎哉，岡伸幸（2016）：認知症患者の残薬問題，*Therapeutic Research*，37(5)，503-506.

川名三知代，初田稔，廣原正宜，串田一樹（2015）：独居かつ認知機能が低下した高齢者に対する服薬支援の在り方，癌と化学療法，42，33-35.

成尾千晶，小嶋正義，山口恵（2014）：高血圧患者の服薬アドヒアランスに影響を及ぼす因子の検討と配合剤に対する意識調査，*Progress in Medicine*，34(5)，969-972.

戒田文子，田中順子，石﨑隆志（2006）：高齢者における服薬困難をもたらす要因の考察，日病薬誌，42(1)，65-68.

葛谷雅文，遠藤英俊，梅垣宏行他（2000）：高齢者服薬コンプライアンスに影響を及ぼす諸因子に関する研究，日老医誌，37，363-370.

高橋静子，森山仁美，夏目隆史，中尾教伸，比江島欣愼（2016）：経口薬の誤薬に影響を与える要因に関する疫学的研究，日本医療マネジメント学会雑誌，17(2)，66-71.

Arrighi, H. M., Gélinas, I., McLaughlin, T. P., Buchanan, J., Gauthier, S. (2013): Longitudinal changes in functional disability in Alzheimer's disease patients, *International Psychogeriatrics*, 25(6), 929-937.

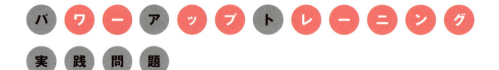

Q1 軽度の嚥下障害がある高齢者に，誤嚥性肺炎を予防するため，200cc のお茶に増粘剤を小さじ4杯入れて提供したが適切なケアか。

（解答）×：適切ではない。軽度の嚥下障害であれば粘度を強くしすぎる必要はない。濃いとろみは，口腔残留や咽頭へ付着しやすくなる。

Q2 高齢者が多くおこしやすい便秘の種類は何か。

（解答）弛緩性便秘：高齢者は，食事（食物摂取）の摂取不足や腹筋の低下，大腸の緊張・蠕動の低下により弛緩性便秘をおこしやすい。性別では男性より女性の方がおこりやすい。

Q3 老人性皮膚搔痒症の高齢者に，保湿のため，硫黄入りの入浴剤を使用するのは適切か。

（解答）×：適切ではない。硫黄入りの入浴剤は，脱脂作用があるため，皮脂を除去し乾燥を助長してしまう。高齢者の保湿は，ヘパリン類似性物質製剤や尿素製剤で行う。

Q4 Aさん69歳は，町の検診で骨量のやや減少を指摘され骨粗鬆症予防の指導として，外出時にヒッププロテクターを使用することをすすめられた。この指導内容は適切か。

（解答）×：適切ではない。予防の段階では，食事指導や運動の継続，転倒予防等が必要となる。ヒッププロテクターは，大腿骨頸部を保護するものであり，Aさんには適さない。

Q5 グループホームへ入居している高齢者が，居室で嘔吐しノロウイルスの発症が確認された。感染の拡大を防ぐために，その高齢者の居室の隅々までアルコールで拭いた。これは適切か。

（解答）×：適切でない。ノロウイルスに対してアルコールの消毒効果は低い。便座やドアノブなどの消毒には，次亜塩素酸ナトリウムが有効である。また，ノロウイルスは，接触感染，飛沫感染，空気感染をするため，施設内の感染拡大を防止するためには，吐物をすべて残らずすみやかに処理し，リネンは85℃で1分間の加熱処理をすることが必要である。

■第6章■

認知症をもつ高齢者の看護

本章で学ぶこと ─────────────

1 認知症の定義，原因疾患，検査，診断症状の特徴を理解する。

2 BPSD の特徴を学びコミュニケーションケアの要点を理解する。

3 認知症に関する施策をふまえてのアセスメントケアプランについて理解する。

1 認知症とは

☐ 認知症の定義

　認知症とは何か，その答は認知症の定義にある。その一つ，米国精神医学会が2013年に示した DSM-5 から認知症の定義（表6-1-1）を解説する。

　DSM-5 では，認知機能を6領域に分けている。

❶　注　意

　注意を集中したり，注意を分散したり，注意をAからBに移したりするなどの認知機能で，認知症では初期から低下するだけでなく，せん妄などの意識障害でも低下する。

❷　記憶と学習

　美味しい店を覚えておけば後で再び食べられる，失敗は二度と繰り返さないというように，良い出来事や悪い出来事を記憶することが学習になる。

❸　言　語

　聞いたり見たりした言葉を理解したり，考えを言葉に表す機能が言語機能で，この機能のみが障害されると失語症という。認知症では一般的に初期では言語機能が保たれているが，失語症からはじまる認知症のタイプ（意味性認知症）もある。

❹　実行機能

　段取りよく作業を遂行する機能。調理を例にとると，どの材料をどういう順番で調理をすすめれば料理を仕上げることができるか，段取りを考えて，手順良く作業をすすめる機能である。認知症では，この障害が生活障害を引きおこすので，生活に支援が必要になる。

❺　運動・感覚（失行・失認に相当）

　脳は身体からの情報を分析して，考え，行動している。認知症では，見

❏ DSM-5
　精神疾患・精神障害と統計マニュアル第5版。

表6-1-1　DSM-5の認知症の診断基準（A〜Dをすべて満たす）

A	認知障害	6領域：注意，学習と記憶，言語，実行機能，運動─感覚（失行・失認），社会的認知のうちの1領域以上で明確な障害（以前よりも低下）
B	認知障害に基づく生活障害	自立（独立）した生活の困難（金銭管理・服薬管理などの複雑なIADLに最小以上の援助が必要）→独居に手助けが必要
C	意識障害	せん妄などの意識障害ではない
D	精神疾患	認知障害は，精神疾患（うつ病や統合失調症）に起因するものではない

注：＊DSM-5では，認知症（Dementia）をMajor neurocognitive disordersと用語変更した。
出所：著者抄訳。

たものの位置や動きがわからない視空間認知障害，見まちがえる誤認，衣服を上手に着られない着衣失行など，健常人が当たり前にできる認知や行為が障害される。

❻　社会的認知（社会脳）

人間は社会的な生物で，他人とうまくやることが社会生活に必要で，そのための認知機能を社会脳という。具体的には，他人の気持ちがわかる，他人に共感できる，その場の空気を読める，社会のルールを守れるなどがある。前頭前野に障害があると，この社会脳機能が低下する。

これら6領域のうちの1つ以上の領域で，以前に比べて明らかな機能低下があり，そのために生活管理が困難になり，（もし独居生活をするとしたら）支援が必要な状態となった場合，認知症という。ただし，せん妄などの意識障害やうつ病などの精神疾患は認知症から除外する。認知症は初期には生活管理の困難が（たとえばTPOに合った服を選ぶことが困難に），進行すると生活行為に支援が必要になり（服を着る順序や着方がわからなくなる），さらに重度に進行すると身体機能も低下して徐々に歩行困難になる。そして，発症から10〜15年の経過で，寝たきり，手足の随意的な運動もなくなる。その後は，発語もなくなり，尿便失禁，嚥下困難で死に至る。随意的な運動ができなくなるのも，脳に生じた病変によるものであり，認知症疾患自体が死をもたらす。よって，最後は経管栄養をしてもしなくても，認知症で死ぬという理解が必要である。

生活障害は一過性ではなく，継続することが認知症の特徴で，多くの場合は進行性に悪化していく。一過性の場合は，意識障害，せん妄やてんかんなど認知症以外の病態を考える。

❏ 認知症の全体像をとらえる

定義だけでは，認知症の理解は難しいため，認知症のイメージがわくよう，詳しく解説する。

まず，認知症を引きおこすのは疾患で，代表的なものに，アルツハイマー型認知症，レビー小体型認知症，血管性認知症，前頭側頭型認知症があり，これで8割以上を占める。そのほか，認知障害を引きおこすさまざ

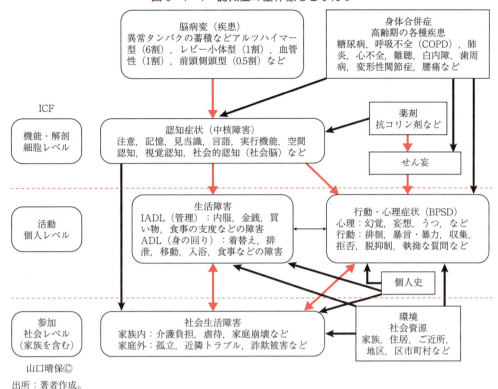

図6-1-1 認知症の全体像をとらえる

な疾患が認知症を引きおこす可能性がある。正常圧水頭症のように，認知症の症状を示すが，適切な外科治療（シャント手術）によって認知機能が回復する場合もあり，認知症疾患がすべて治らないというわけではない。血管性認知症も，適切な治療で認知機能が回復したり，進行が止まったりするケースもある。これらの原因疾患によって，出現する症状はさまざまなので，ここではアルツハイマー型認知症を例にとって，認知症の全体像を示す。

まず，原因疾患によって脳がダメージを受けることで，認知機能が悪化する。アルツハイマー型認知症の場合は前述❶～❻の6領域のうち，特に記憶機能が強く低下するが，注意障害によって運転が危険になり，実行機能障害もともない生活に支援が必要になっている。このような認知機能の障害を認知症状や中核症状という。

この，認知症状によって，初期には生活管理能力である IADL（金銭管理，公共交通機関の利用，服薬管理などの高度な生活管理能力）障害が，進行すると生活行為そのものである ADL（着替え，移動，入浴，排泄などの身の回りの生活行為）が障害され，これらを生活障害ととらえる。

妄想やうつなどの心理症状と，徘徊や暴言・暴力などの行動障害を合わせて認知症の行動・心理症状（Behavioral and Psychological Symptoms of Dementia：BPSD）という。特徴は，①いろいろな BPSD が出現するケースと，ほとんど出現しないケースがあること，② BPSD の多くは生い立ちや性格，住環境，ケアの状態などの影響を受けやすいが，それらの影響

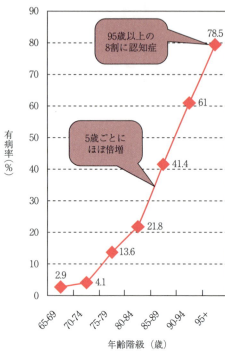

図6-1-2 年齢と認知症有病率の関係

出所：朝田隆ほか（2013）：認知症有病率調査について（http://www.tsukuba-psychiatry.com/?page_id=806）

を受けない BPSD もある，③よって，環境調整やケアの仕方を変えることで BPSD の多くが改善する，といった特徴がある。

社会生活（他者との関係）という面をみると，家庭内では夫婦の不仲や虐待，家庭外では近隣トラブル（ゴミ出しなど），消費者被害（詐欺）などの社会生活障害がある。さらに認知症の全体像をとらえるには，学歴，職歴，生活歴などの個人史，持病などの身体合併症や，内服薬，住環境や近隣・地域の社会資源などを包括的にアセスメントする必要がある（図6-1-1）。このように，認知症の全体像を包括的・全人的にとらえて，その人の生活を支えるにはどんなケアが必要かを考え，それを提供する。認知症だからもの忘れという認知機能障害のケアといった単純なものではない。

認知症の有病率

日本全国で認知症の人は約500万人（2016年）で，高齢者人口の約15％を占める。団塊の世代が後期高齢者となる2025年には約700万人に増加すると推測されている。年齢と有病率との関係をみると，5歳長生きするごとに認知症になる率がほぼ倍増することがわかる（図6-1-2）。

この傾向は40歳代から続いている。そして95歳を越えると約8割が認知症になる。日本人高齢者が死ぬまでに認知症になる確率は約5割，2人に1人が認知症になると推測されている。長寿が認知症急増の要因となっているともいえる。男女を比較すると女性は少し有病率が高い。実際の患者数は，女性のほうが男性よりも平均寿命が長いので，女性が多い。

2 認知症の病態と種類

認知症の原因疾患としての4大認知症がある。

アルツハイマー型認知症

βタンパクがアミロイドとして脳（大脳皮質連合野）にたまることが，最初に見つかる病変で，この病変は老人斑といわれる。発症する20年以上前にβタンパクの蓄積がはじまり，徐々に蓄積量が増えていくが，脳には余力があるため，症状は出ない。βタンパクが多量に蓄積した後に，タウタンパクが神経原線維変化として蓄積し，神経原線維変化も経過とともに出現範囲が広まっていく。そして，認知症となる5年ほど前にはもの忘れ

のみが出現し，それから認知症発症までの時期を軽度認知障害（MCI）という。そしていよいよ認知症を発症した後，徐々に進行して，10〜15年で死に至るのが平均的な全経過である（例外も多い）。どうしてβタンパクが脳に蓄積をはじめるのかは明らかではないが，加齢が最大の要因で，βタンパク蓄積を有する者の割合は，健常者でも40歳代で5％程度，60歳代で15％程度，70歳代で50％程度と加齢にともなって上昇する。

　認知症全体の半数以上を占めるアルツハイマー型認知症の症状の特徴は，近時記憶障害が強いことで，少し前の出来事（エピソード）を覚えていない。これを短期記憶障害というのは誤りで，短期記憶（たとえば電話の番号ボタンを押し終わるまで番号を覚えているが，押し終えたら忘れる秒単位の記憶）という用語は即時記憶に近い。出来事を覚えられないようになると，時間の流れ（出来事の前後関係；時間軸）が定かでなくなり，時間の見当識障害を生じる。また，アルツハイマー型認知症では，頭頂葉機能の一つである視空間認知の障害が早くから出現するので，場所の見当識障害が出現する。そして，アルツハイマー型認知症が進行すると，家の近くでも道に迷うようになる。相手が誰だかわからなくなる人物の見当識障害は，重度になると出現する。記憶障害を背景に，あるのを忘れて，買い物に行くたびに同じものを買ってしまう。実行機能障害（段取りできない）に加えて記憶障害があるので，調理を上手にできなくなる。毎日同じおかず，それも納豆など買ってきたものばかり。調理の途中でも，何を作ろうとしていたのか忘れて違う料理になったり，調味料を入れたのを忘れてもう一度入れたり，また逆に入れてないのに入れたつもりになったりと，味もおかしくなったりすることがある。

　アルツハイマー型認知症は病識に乏しく，笑顔で明るく振る舞い，多弁で取り繕う。本人は「困ることはない」と言い張り，医療や介護を拒否することが多い。病識を理解することが，ケアでは極めて重要なので，後で詳しく触れる。アルツハイマー型認知症は，単に記憶が悪くなる病気では済まされないのである。

　軽度のステージでは生活管理障害であるが，中期以降，健常人であれば当たり前にできる動作も障害される。たとえばトイレに行っても，便器を便器と認識できず，蓋が閉まっていると蓋を開ける動作ができない。洋式トイレなのに，和式トイレのように前進して腰かける（180度逆向き），便器の横に排便する，排泄したものを処理しようと手で掴んだり，隠したりする（水洗以前のトイレは，出たものは落下して視界から消えたのだが，現在はそうはいかない）などの動作が出てくる。

　重度になると，いすに腰かけることができずに，いすの前で立っている。座るように声をかけても座れない。このようなことは健常人が理解するのが難しい。このような症状が出現すると，家族は「最近バカになっちゃって困る」と訴える。家族にとっては衝撃的な出来事だが，このように生活行為がうまくできなくなっていくのもアルツハイマー型認知症の進行過程である。そして歩行障害から寝たきりとなり，次いで言葉を徐々に失って

いき，咀嚼嚥下機能も低下して，寝たきり，無言，尿・便失禁の状態になり，いよいよ死を迎える。このようなアルツハイマー型認知症の進行過程は，FAST で示されている。

□ レビー小体型認知症

　レビー小体型認知症は，脳だけでなく末梢神経系を含めた神経細胞内に α シヌクレインというタンパクが異常蓄積して生じる。神経細胞のなかでこのタンパクが塊をつくると顕微鏡で見ることができ，レビー小体と名づけられている。このタンパクが蓄積する部位に応じて，パーキンソン病（脳幹，特に中脳黒質にたまる）やレビー小体型認知症（脳幹・大脳基底核や大脳皮質にたまる）になる。アルツハイマー型認知症と同様に，異常蓄積は長い年月をかけて徐々に進む。1976年に小阪憲司が大脳皮質にレビー小体が出現している例を見つけたことを発端に，レビー小体型認知症の概念が確立した。認知症全体の 1 〜 2 割を占める。

　最初に出る症状は REM 睡眠行動障害といわれる。これは，夜間夢を見て大声を出し，手足を動かす（逃げる，殴るなど）症状で，発症する何年も前から出現することが多い。また，うつ症状も先行することが多く，初めはうつ病と診断され，幻視などが出現して，レビー小体型認知症と診断される。

　レビー小体型認知症の四大症状は，①症状の変動：覚醒レベルが高くて，認知機能が高くはっきりしている時間・日と，全く逆に認知レベルが低下している時間・日があり（活動は不活発なことも，せん妄様で過活動なこともある），変動幅が大きい（ある日は認知症，ある日は健常に近いといった，大きな変動），②リアルな幻視：存在しないものが見える，見間違える（たとえば皿の上のパンくずを見て，虫がたくさんいると言うなど），そして見えているものに対して反応する（たとえば，「あっちに行け」などと話しかける，追い払う，逃げる，掴もうとするなど），③パーキンソニズム（手足の固縮，無動，小刻み歩行，すくみ足などで，振戦は少ない），④上記の REM 睡眠行動障害であり，認知症があり，このうちの 2 症状が出現したらレビー小体型認知症と診断できる。そのほかにも，⑤誤認妄想：妻など身近な人を別人だと誤認する。⑥幻の同居人：変な人が 2 階にいるなど，誰かが家の中にいるという妄想をもち，警察に電話したりする，⑦立ちくらみや失神，頑固な便秘といった自律神経症状，があると，レビー小体型認知症を確信できる。このような特徴を示すので，症状を知っていればレビー小体型認知症と気づくことができる。レビー小体型認知症はアルツハイマー型認知症よりも進行が早く，より早く寝たきりとなり，死を迎える。

□ 前頭側頭型認知症

　百年以上前にドイツのピック医師が，前頭葉か側頭葉（またはその両方）に限局性の脳萎縮がある例をピック病として報告した。これを前頭側頭型認知症といい，前頭葉の萎縮が主体だと，脱抑制や易怒性などの行動障害

が中心症状となり，行動障害型前頭側頭型認知症と分類され，側頭葉の萎縮が主体だと，物の名称をいえなくなる語義失語が中心症状で，意味性認知症と分類される。どちらのタイプも，こだわりや常同行動（同じ行為を繰り返す）が出現する傾向がある。

　前頭側頭型認知症では，脳にタウタンパク（これはアルツハイマー型認知症でも蓄積する）がたまる場合と TDP-43 タンパクがたまる場合があるが，いずれにしてもタンパクの異常蓄積が脳にダメージを与える点がアルツハイマー型認知症やレビー小体型認知症と同じである。「我が道を行く」行動をとるので，介護者の言うことを聞かず，思い立つとすぐ行動に移し，抑制が効かない，さらにそれを繰り返すので，介護に難渋することが多いが，幸いなことに認知症全体の1割以下と頻度が少ない。進行すると，行動は減少し，寝たきりとなって死を迎える点は，ほかの認知症疾患と同じである。

❏ 血管性認知症

　脳の重量は1300 g程度と，体重の2〜3％程度なのに，体を循環する血液の15％が脳を巡り，体全体で使われる酸素の20％が脳で消費されている。脳は体重の割に代謝が活発で，絶えず酸素の供給を必要としており，酸素が途絶えると神経細胞が死んでしまう。このように脳は虚血（酸素や栄養を運ぶ血液が不足した状態）に弱い。加えて，加齢にともなって脳の血管は徐々に動脈硬化がすすみ血流は低下していく。また，心筋梗塞や徐脈性不整脈などによって脳への血液供給量が低下すると，脳梗塞が発生して，大脳の深いところにある白質がダメージを受ける。また脳出血によってダメージを受ける場合もある。1回の脳梗塞で局所的なダメージを受けても，通常は認知症にはならないが，このようなダメージが複数箇所に生じるか，広範囲に生じることで認知機能が低下し，血管性認知症となる。

　症状は，壊れる場所によってさまざまだが，大脳深部白質が広範囲に虚血によってダメージを受けるビンスワンガー型では，意欲が減退するアパシー，悲観的になる抑うつ，動作が緩慢になる血管性パーキンソニズム，嚥下障害や構音障害がみられる偽性球麻痺などが中心的な症状となる。かつては発作を繰り返して階段を下るように症状が悪化するケースが多かったが，最近は，アルツハイマー型認知症のように徐々に進行して階段状ではないケースが多い。50年前の日本では，アルツハイマー型認知症よりも血管性認知症が多いといわれていたが，高血圧症の治療や脳梗塞の予防などがすすみ，現在では血管性認知症は認知症全体の1〜2割となっている。

❏ 治療可能な認知症（treatable dementia）

　代表として正常圧水頭症を示す。脳脊髄液は，側脳室内の脈絡叢で産生され，脳幹部で脳の周囲に出て上行し，頭頂部の静脈に吸収される。この吸収が悪くなると，頭蓋内に脳脊髄液が貯留して，認知機能が低下する（アルツハイマー型認知症のように明るく多弁ではなく，ボーッとしている）。

第6章■認知症をもつ高齢者の看護　207

パーキンソン病類似の歩行障害（すり足で小刻みだがパーキンソン病の場合よりも足を左右に広げて歩く傾向）や尿失禁がみられ，認知障害と併せて三徴という。脳画像で特徴的な所見がみられ，診断に結びつく。この疾患が疑われたら，腰椎穿刺を行い，脳脊髄液を30ml排出する。これだけで歩行障害が改善し（スピードが速くなる），認知機能も改善する（はっきりする）という効果がみられれば，脳外科でシャント手術を行うことで症状が改善する。それゆえ「治る認知症」といわれる。しかし，アルツハイマー型認知症やレビー小体型認知症に正常圧水頭症を合併している場合は，一時的に症状が改善しても，長期的には悪化するので，治るわけではない。

❑ 軽度認知障害（MCI）

健常と認知症の中間の状態を軽度認知障害（MCI：Mild Cognitive Impairment）という。アルツハイマー型認知症が多いので，MCIの多くはアルツハイマー型認知症の前段階で，健忘だけを示し，生活能力はわずかに障害されている場合が多い。物忘れが強くなっているが，まだ一人暮らしを手助けなしでできるので認知症とはいえないレベルがMCIである。レビー小体型認知症のMCIであれば，REM睡眠行動障害やうつや幻視がみられるが，HDS-Rのような認知テストは高得点で認知症ではない状態である。ただし，重度の呼吸器不全や心不全などでも認知機能が軽度低下してMCIの状態になることがある。これらは適切な治療で健常に戻る可能性がある。

③　認知症の検査，診断と治療

❑ 認知テスト

認知症の診断には，認知機能が低下していることを示す必要がある。そこで比較的簡便な認知テストとして MMSE か改訂長谷川式簡易知能評価スケール（HDS-R）が使われている。ともに30点満点で，MMSEであれば23点以下，HDS-Rであれば20点以下が認知症の目安になる。ただし，認知症かどうかは生活状況から判断するのが基本で，点数だけから判定はできない。認知機能が低下し，かつ生活管理能力が低下していれば認知症と判断できる。HDS-Rは，年齢や日付などの見当識，3単語や5物品の記憶，引き算と数字の逆唱，言語流暢性と，記憶に重点をおきながら全般的な認知機能を評価する。

アルツハイマー型認知症の前段階としてのMCIを診断するには，記憶の詳しい検査が必要になるので，リバーミード行動記憶検査の物語再生などが用いられる。25の文節からなる物語を聞いた直後と30分後に思い出してもらい，何文節思い出したかが点数になる。HDS-Rでは21〜26点をMCIとするのは適切ではない。職業歴や教育歴によっても点数が影響を

❒ MMSE
Mini-Mental State Examination

❒ 改訂長谷川式簡易知能評価スケール（HDS-R）
→230頁

受けることに留意が必要である。

簡便な認知症スクリーニング検査

認知症に気づくのに有効な簡便な検査を紹介する。たとえば「最近どんなニュースがありましたか？」と質問する。具体的に〇〇の事件があったなど，そのとき話題のニュースを答えられれば認知症ではない。一方，「いろいろあって何から答えたらよいか難しい」などの取り繕いや，「私はNHKしか見ませんからね」「夜は早く寝るので」など具体性がなくて文脈も変な答は認知症の人の特徴である。

「お歳はいくつですか？」などの質問に対して，同席している家族のほうを振り向いて確認を求めるのも認知症の特徴で，振り向き徴候といわれる。山口キツネ・ハト模倣テストなど，両手で作った形を真似てもらう模倣動作も，失敗するようになる。折り紙が役立つという論文もある。

これらの検査は認知症のテストらしくなく，本人の尊厳を傷つけずに行うことができ，ある程度の正確さで認知症かどうかを判定するのに役立つ。

画像検査

脳の形態を示す画像検査としてCTとMRIがある。MRIの方が解像度は高く，詳細な病変を見つけることができる点と，大脳白質の虚血性変化を詳しく評価できる点が優れている。前頭側頭型認知症は前頭葉ないしは側頭葉に限局した萎縮を示すので，これらの形態画像が診断に役立つ。しかし，海馬領域が萎縮しているからアルツハイマー型認知症だろうと判断することはできない。アルツハイマー型認知症初期では海馬の萎縮の画像所見がないことも多い。アルツハイマー型認知症の症状があって，海馬が萎縮していれば診断の裏付けになるのであって，画像診断は補助的な役割である。血管性認知症を診断する場合も，前述の症状があることが前提条件で，形態画像は参考にすぎない。

一方，脳の働きを画像化する方法（機能画像）として，脳血流SPECTがある。脳の働きが低下している部位は脳血流も低下していることから，血流低下部位を色づけして示すことができる。アルツハイマー型認知症では頭頂葉外側面や内側面の後部帯状回・楔前部の血流低下が特徴的で，診断に有用である。レビー小体型認知症の場合は後頭葉優位の血流低下を示すことが多い（低下しない例もしばしばある）。DATスキャンは，大脳基底核のドパミン受容体の状態を画像化し，レビー小体型認知症の診断に役立つ。レビー小体型認知症ではMIBG心筋シンチで心筋の交感神経の状態を把握する検査が診断に役立つ（心臓が写りにくくなる）。若年発症では機能画像が有効だが，高齢発症では複数病変の合併が多く，機能画像の価値が低くなる。

血液検査

血液検査で判明する病気のなかで，甲状腺機能低下症とビタミンB_{12}欠

表6-3-1 アセチルコリンを増やす薬剤

一般名	ドネペジル	ガランタミン	リバスチグミン
製品名	アリセプト	レミニール	イクセロン，リバスタッチ
適 応*	軽度〜重度	軽度〜中度	軽度〜中度
使用法	1回朝内服	2回朝夕内服	貼付（1日1回）
特 徴	後発品あり。アリセプトはレビー小体型認知症にも適応	アセチルコリン以外の神経伝達物質の作用も増やす	重症化で増えるブチリルコリンエステラーゼも阻害する
副作用の特徴	易怒性が比較的多い	胃腸障害が比較的多い	皮膚症状が多い，保湿などが必要

注：＊アルツハイマー型認知症における適応。

乏症が認知症症状を引きおこすことがある。よって，血液検査でこれらを見つけ出すことができるといわれる。しかし，実際には認知症の人で甲状腺機能が低下していても，それが認知症の原因となっていることはまずない。

認知症の診断

前述の表6-1-1に則って，①認知テストで認知機能が低下している，②実際の生活で，管理能力が低下し，認知症の症状がある，③症状の変動がなく継続していて（レビー小体型認知症を除く），せん妄のような意識障害ではない，④うつ病や統合失調症などの精神疾患ではないことから認知症と判定される。

次に，どの疾患が認知症の原因となっているかは，症状を第一に検討する。本章第2節に示したように，原因疾患によって中心症状は大きく異なるので，患者の示す症状から原因疾患を推測できる。そして，画像診断を参考にして診断を確定する。単に認知症という診断で終えては，頭が痛いので頭痛と診断したというのと同レベルで，治療やケアに結びつかない。認知症の原因がどの疾患なのかを診断して，適切な治療・ケアを行う。

認知症の治療

認知症の多くは，脳に特定のタンパクが蓄積して生じるので，このタンパクをたまりにくくする薬剤が根本的治療薬になる。ところが，残念ながら，根本的治療薬は未だに開発されていない。よって，不足している神経伝達物質のアセチルコリンを増やす薬剤3剤（表6-3-1）と，神経細胞死に結びつく神経伝達物質のグルタミン酸の働きを調整する薬剤のメマンチン（メマリー®）がアルツハイマー型認知症の進行を遅らせる薬剤として承認されているにとどまる。アセチルコリンを増やす薬剤は胃腸障害や徐脈，喘息などの副作用の発現，易怒性・暴言などの効き過ぎ症状を示すことがある。メマンチンは，用量が多いと過沈静になることや，めまいなどの副作用にも注意が必要である。

非薬物療法では，身体活動（運動）が第一で，認知症の進行を遅らせることが多くの研究で示されている。何でもしてあげるケアではなく，本人

表6-4-1 認知症の病型と代表的な症状およびそのケア

	症　状	ケ　ア
アルツハイマー型認知症	繰り返しの質問	答を貼っておく：ホワイトボードに書いておく
	盗られ妄想	整理整頓：役割・日課や優しい声かけ→居場所づくり：存在肯定
	易　怒	怒りのスイッチを見つけ，入れないようにする：薬剤（ドネペジル）が原因のことも
レビー小体型認知症	幻　視	整理整頓：本人には見えることを肯定したうえで，他の人には見えないことを伝える
	失　神	慌てないで，横にして様子をみて，脳血流が回復すれば元に戻る
行動障害型前頭側頭型認知症	脱抑制	好きにさせる：行動制限しないで済む環境調整
	スイッチ易怒	予測不可能：すぐにかわして気分転換
	常同行動	良い行動を繰り返すように習慣化する
血管性認知症	構音障害	筆談：ゆっくりとしゃべってもらう
	咀嚼嚥下障害	嚥下リハビリ：食事形態の配慮
	アパシー	ほめてやる気を引き出す

の生活意欲を高め，活動量を増やす看護が望まれる。認知症のリハビリテーション（リハビリ）では，残存能力を活用し，認知機能そのものではなく生活機能の維持向上をめざすことが望ましい。このためには，筆者の提唱している脳活性化リハビリテーション5原則が有用である。[5]

①快：楽しく関わることが大切。認知症の人は，記憶がつながらないので，そのときそのときが楽しくなければやってくれない。楽しいことが意欲の根源になる。②ほめ合い：誰でもほめられるとうれしい，そしてほめたほうもうれしくなる。ともに脳でドパミンが放出され，両者のやる気がアップする。そして自己効力感（自信）が高まり，活動性が高まる。③コミュニケーション：他者との楽しい会話が安心を生む。④役割を演じる：生きがいが生れる。⑤失敗を防ぐ支援：成功体験が大切。

4　認知症の症状

　認知症の症状を，認知症状（中核症状）とBPSD，生活障害，社会生活障害などと分類することは本章第1節で触れた（図6-1-1）。それは，認知症の人の全体像をとらえるためである。一方，認知症ケアでは，ケアすべき症状を分析的にリストアップする必要がある。認知症の原因疾患（病型）によって症状が異なることは，第2節で触れた。まとめると表6-4-1のようになる。

　また，発症年齢によっても，症状や経過に違いが出てくる。65歳以前に発症すると若年性認知症といわれる。若年性では，頭部外傷後の高次脳機能障害や，脳卒中後の血管性認知症なども含まれる。一般的に，若年性ア

ルツハイマー型認知症は，進行が早く，失行・失認や失語などの症状が目立つ傾向がある。さらに，若年性認知症のケアを行ううえで把握しておくべき特徴は，①身体能力が高く，遠方への外出も可能。ただし，暴力がある場合は力が強くて困る。②初期であれば就労支援で就業が可能なこともあるが，進行が早く，いずれは就業不能になる。③子どもの養育費など生活費が必要（約4割は家計が苦しいという）。また共働きの場合は，伴侶が介護に当たると収入が途絶える。④うつ病などとまちがわれ，診断が遅れる傾向がある。⑤有病率が低いので（認知症全体の1〜2％が若年性），居場所が少ない（高齢者のデイなどは嫌がっていかない傾向があり，若年性専門の施設が少ない），などの特徴を理解してケアを考える。

適切な認知症ケアのための症状理解

適切な認知症ケアを提供するためには，認知症の特性を理解しておく必要がある。代表的なアルツハイマー型認知症を例に，その特性を解説する。

❶ 病識低下

病識（病気の自覚）が低下していて，自分へのケアが必要な状況だと理解できていないゆえ，ケアを拒否，ケアに対して礼を言わない・感謝しない，という特徴がある。このため，「あなたは失敗が多くケアが必要な状況だから，ケアしてあげる」という態度では拒絶される。「少しでもあなたの役に立ちたい・あなたの役に立てば幸せです」という謙虚な態度で接すると，受け入れてもらえる可能性がある。また，なにか作業を行ってもらう場合も，「これして」と命令するのではなく，「この仕方を教えてください」という依頼方法でうまくいく。病識が低下していて，本人はケアを不要と思っている状況を理解しておく必要がある。

❷ 時間軸喪失

記憶障害により出来事がつながらず（時間軸を失い），そのときそのときを生きている（図6-4-1）。よって，そのとき，そのときに，その人が納得のいく接し方をするのが原則である。たとえば夕飯を待てないでいる利用者に「夕食は6時だから，あと30分待っていてくださいね」とお願いするのが有効なのは，認知症ではない健常高齢者を相手にした場合で，認知症の利用者には通用しない。アルツハイマー型認知症で記憶・見当識の障害があって時間軸を失った人に，このようなスケジュールに沿ったケアは無効といえる。「夕食はまだか」といわれたら，直ちに「はい，これ食べて」と何か食べ物を出したり，その時々，素早く対応できるようにする。これが認知症ケアの基本である。時間軸が失われている状態という症状理解を肝に銘じておく必要がある。

❸ 不安から妄想へ

自分の脳が壊れていくという不安を背景に，被害的な思考に陥りやすい。失敗の原因が自分（のもの忘れ）にあると考えるのではなく，他者（身近にいる嫁など）に責任を転嫁して，「盗られた」と妄想をもつ傾向がある。嫉妬妄想も，背景には自分が捨てられるのではないかという不安が隠れて

図6-4-1 アルツハイマー型認知症の人が抱える困難の理解〜健常者との対比

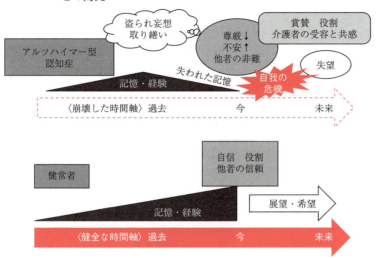

出所：著者作成。

いる。背景にある不安をなくすには，ほめる（賞賛），役割をもってもらう，本人の言うことを受け入れ共感を示すことが基本である（図6-4-1）。

❹ 残存能力活用

認知機能が徐々に低下するが，手続き記憶（手慣れた動作の記憶）や感情は残っている。ゆえに，本人ができる作業を行ってもらう。危険だからと，はさみや包丁を取り上げるのではなく，積極的にはさみなどを使う場面をつくる。また，感情は最後まで保たれているので，本人の表情をみて，笑顔など「快」を増やし，不快な表情を直ちに読み取りその原因を除去する。このように，認知症の人の症状の特徴を理解することで，適切なケアが提供できるようになる。

❑ 生活障害

どんな生活行為にも認知機能は必須であり，認知症は生活障害を引きおこすという基本的な理解が必要である。初期にはIADL障害が中心になる。進行するとADL障害が中心になる。代表的なものについて解説する。断らないかぎり，アルツハイマー型認知症を例にする。

❶ 金銭管理困難

アルツハイマー型認知症の初期から金銭管理ができなくなる。記憶障害を背景に，キャッシュカードや通帳，印鑑を紛失する。下ろしたお金を紛失する。支払いを忘れる。「預けたはずだ」「いや，預かっていない」といった友人との代金のやりとりのトラブルで友人を失う例もある。自分で管理ができないにもかかわらず，病識が低下して「自分でできる」という自信をもっているので，家族など他人の管理に移行することが難しい場合が多い。また，移行が盗られ妄想を誘発することもあるので注意深く行う必要がある。

❷　服薬管理困難

　薬は基本的に毒物なので，飲みすぎてはいけないが，記憶障害で飲んだことを忘れて二度飲んでしまうこともある。アルツハイマー型認知症治療薬の代表であるドネペジルを 2 度内服すると，胃腸障害や徐脈などの副作用が出て，救急車で搬送される例もある。逆に飲み忘れが多いと，薬効が出ない。独居であれば，訪問看護師，訪問薬剤師，ホームヘルパーなどの支援で内服管理ができる状態にならないと，安心して薬を処方できない。病棟などでは，薬を配っても飲み忘れる，手から錠剤がこぼれ落ちる，ゴミ箱に捨てる，洗面所ではき出すなど，内服をしっかりと見届ける必要がある例もある。

❸　旅行困難

　一人で計画を立て，公共交通機関を使って遠方の行ったことのない目的地に到達することが困難になる（行き慣れたところなら行ける）。列車に乗りまちがえる，乗り過ごす，まちがえて降りる，列車の中でトイレに行ったら，自分の席に戻るのに右往左往するなど，遠方への外出では多くの困難を抱えることになる。

❹　更衣の困難

　初期には TPO に合った服を選ぶことが困難になる。季節や場所を考え，状況判断をして適切な服装を考えて服を選ぶことが困難になる。そして，身だしなみは，だんだんとだらしなくなる。中期以降，服の袖と自分の腕の空間的位置関係がわからなくなって，服の袖に腕を通せなくなるなど，着衣動作そのものが障害される（着衣失行）。さらに進行すると，バスタオルをズボンと間違えたり，ズボンの上に下着のパンツをはいたり，パンツを頭からかぶろうとしたりと，さらにトンチンカンな行為となる。まれだが，着衣を全部脱いでしまって，裸で歩き回ろうとする例もある。

❺　調理の困難

　献立を考えて手際よく調理をすすめるには，高度な認知機能が必要である。このため，アルツハイマー型認知症の初期から食事の用意に変化が現れる。初期は，ものぐさになっておかずの品数が減ってくる，前日の献立を覚えていないので同じ献立が続く，納豆など，買ってくるだけで手間のかからないおかずばかりになる，鍋こがしが頻発するといった変化が現れる。中期以降は，味付けがおかしくなり，複雑な工程の料理はできなくなるが，手続き記憶は保たれているので，誰かが寄りそって口出しすれば（手は出さない）調理を遂行できる。

□身体症状としての生活障害

　アルツハイマー型認知症が重度になれば，排尿コントロールや歩行などの身体機能も低下する。尿失禁や歩行不能から寝たきりになるのも，運動野などに病変が広がったためである。よって身体ケアが必要となる。

　そして，終末期が近づくと嚥下機能低下から，誤嚥してむせることが頻回となり，誤嚥性肺炎を併発する。言語機能も低下して，語彙が少なくな

り，いずれは言葉を発しなくなるが，そのレベルでも笑顔は残っていることが多い。尿失禁が比較的早期から出現するのは正常圧水頭症と血管性認知症である。小刻み歩行がみられたら正常圧水頭症かパーキンソン病かレビー小体型認知症，大脳基底核に病変のある血管性認知症を疑う。運動麻痺をともなっていれば，血管性認知症が疑われる。

❏ 社会生活障害

本人を取り巻くすべての他人との関係がこれに含まれる。国際生活機能分類 ICF では参加の概念に相当する。前頭前野（前頭葉の前半部）には，他人の行動意図を理解したり，他人の気持ちを推し量ったりするような社会性に関係する領域がある。

そして，この機能が障害されると，人間関係がうまくいかなくなる。また，このような機能が保たれていたとしても，記憶障害で何かを忘れたときに，伴侶がそれを指摘すると，忘れたという自覚に乏しいために立腹して相手を攻撃する。すると攻撃された相手も立腹して攻撃を返す，といった悪循環が，夫婦の関係性を悪化させる。

友人との関係も，物品貸借や約束などを忘れて，気まずくなる。そして，仕事ではミスが目立つようになり，仕事ができなくなり，町内会の役員なども続けられなくなる（周囲の人たちが理解してくれると続けられる場合もあるが）。このように社会的な役割も奪われていく。独居の場合には，生活維持に手助けが必要になるが，病識が乏しく，「大丈夫です。一人でできます」と，拒む例も多い。たとえゴミ屋敷になっていても，拒むのである。そして支払いもできないので，ガスや水道が止められ，電話も使えなくなり，餓死する例もある。

❏ BPSD の定義と解説

認知症の人にみられる心理症状と行動症状を合わせて認知症の行動・心理症状（BPSD：behavioral and psychological symptoms of dementia）という。具体例を示すと，心理症状には幻視や妄想，抑うつ，不安など，本人の気持ちや思いを聞くことでわかる症状が含まれる。行動症状には，暴言・暴力，常同行動（同じ動作を繰り返す），徘徊など，行動観察から判明するものが含まれる。BPSD にはいくつかの特徴がある。

❶　出現するとは限らない

BPSD が出現しない例もある。たとえばアルツハイマー型認知症では記憶障害が必発するが，BPSD であるもの盗られ妄想は一部の症例にしか出現しない。しかももの盗られ妄想は男性よりも女性に出現しやすい傾向がある。

❷　環境やケアの影響

脳病変によって生じる認知機能障害（中核症状）に近いもの，すなわち環境やケアの影響をあまり受けないもの（例：幻視）から，環境やケアの状況の影響を強く受けるもの（例：易怒性）がある。

❸　治療可能

認知症状（中核症状）が経過とともに徐々に悪化していくことが多いのに対して，BPSD は適切な対応でよくなる可能性が高い。認知症は治らないとあきらめるのではなく，家族が困る症状である BPSD はよくなるので，適切な医療・ケアや環境調整が必要である。

5　認知症の BPSD の対処法（薬物含む）

BPSD の多くはケアする側が困惑する症状だが，適切な医療とケアで多くが予防でき，また改善する。それゆえ，適切なアセスメントと，BPSD を引きおこす要因の分析（脳病変そのもの，せん妄，環境，ケアの関わり方などのどこに要因があるのか），そして，その要因への対応が求められる。このような対応によって，真のアウトカム（成果）である「穏やかな生活を継続すること」が得られる。

家族介護者にとっては介護が大変であることは否定しないが，その介護のなかに潜んでいる小さな幸せに気づける介護者は燃え尽きることもなく，うつになることもなく，介護を続けられる。この「小さな幸せへの気づき」や「成功体験」と「自己効力感」「達成感」を高める技術を伝える介護者への心理教育が有効である。認知症の本質は「病識低下」にあることを示したが，この本質を理解していると，「ちゃんとしてよ」「しっかりしてよ」などの注意・叱責を減らすことができ，それが BPSD の予防につながる。BPSD の多くは対人関係のなかで生じるが，その対人関係を改善するにはどちらかが変わらなければならない。ところが，認知症の人は変わる能力を失っているために，ケアする側が変わるしかない。そして，ケアする側が変われば，関係性が改善し，BPSD を防ぐことができる。

❏ BPSD の薬物療法

BPSD の治療は，非薬物療法が基本で，それでも収まらない場合に，薬物の出番になる。BPSD がせん妄で生じていれば，せん妄の要因を分析しそれを取り除くことで解決する。投与されている薬剤がせん妄の原因となることがしばしばあるので，抗コリン作用をもつ薬剤（たとえば総合感冒薬，抗ヒスタミン剤，H_2 阻害薬など）のチェックが必要である。認知症治療薬自体がせん妄を引きおこすこともある。せん妄の治療薬は，抗精神病薬や眠気の強い抗うつ剤などで，眠らしてしまってその場をやり過ごそうとする薬剤が使われるが，それでは根本的な解決にはならない。せん妄ではない場合，以下の 4 つに分けて治療薬を選択する。

❶　認知機能低下や覚醒レベルの低下が要因の場合

少量のリバスチグミンが有効なことがある。レビー小体型認知症の場合は，アリセプト® が承認を受けている。

❷　易怒性や暴力など興奮が強い場合

少量のバルプロ酸（抗てんかん薬）や，チアプリド（抗精神病薬），クエチアピン（抗精神病薬）など，興奮や活動性を抑える薬剤が用いられるが，副作用も強いので，メリットがデメリットを上回る場合のみ使う。

❸　妄想が強い場合

基本的には抗精神病薬で治療するが，薬で抑えきれるものではないことも理解しておく。副作用にも要注意する。

❹　うつやアパシーなど活動性が低下している場合

うつに対しては，眠気の副作用が出にくい抗うつ剤を試してみる（セルトラリンなど）。アセチルコリンを増やすアルツハイマー型認知症治療薬（ドネペジルなど）がアパシーに対して有効なことが多い。

☐ 心理症状への対処

❶　妄　想

記憶障害を背景に，自分がしまい忘れたりして見つからないと「盗られた」と言い出すもの盗られ妄想が多い。アルツハイマー型認知症の頻度が高いので，アルツハイマー型認知症のことが多い。病識が低下し，自分が忘れるという自覚に乏しく，他人を犯人に仕立てて責任を転嫁する。

こうやって原因を他者のせいにすることで，自分は救われる。人間は追い詰められると責任を他者に転嫁する自己防衛の機序が働く。もの盗られ妄想は女性に多く，背景には不安や喪失感がある。日課や役割があり，周囲から受け入れられ（受容と共感），ほめられたり，認められたりする等の心理的なサポートが根本的な解決に結びつく。

❷　幻　視

幻視があれば，まずレビー小体型認知症を疑う。何もないのに見えるというものよりも，何かの模様や物体を動物や人物に見まちがえるという錯視が多い。たとえばごはんにかけたふりかけを指して「小さな虫がいっぱいいる」，庭の木立をみて「人が何人もいる」など，見まちがえる（錯視）が，それだけでなく，見えたものに対して反応するリアルさがある。

先の例でいえば，怖がり，追い払おうとするなどのリアクションをともなう。このようなリアルさがレビー小体型認知症の幻視（錯視を含む）の特徴である。よって，環境調整で部屋を片付けたり，模様のあるものをなくしたり，照明を明るくして認知しやすくするなどで，幻視が減る。「これで幻視が消える！」と，呪文を唱えながら目の前で両手をパチン！と叩くと，幻視が消えることがある。レビー小体型認知症の幻視はBPSDに分類されるが，認知症状（いわゆる中核症状）でもあり，多くは薬剤が有効で，消失することも多い（いずれ再発するが）。

❸　アパシー

「パシー」はパッション（情熱）に由来する単語。先頭に否定を表す「ア」をつけるとアパシーとなり，情熱をなくした状態，つまり，興味が薄れ，意欲が低下し，やる気がない，身体を動かそうとしないといった状

▶抗精神病薬

抗精神病薬は，ドパミンD₂受容体を阻害する薬剤，つまり意欲の源である神経伝達物質ドパミンの働きを弱める薬剤で，意欲が低下すると同時に，創造性などの活力が低下する一方，妄想は出にくくなる。同時にパーキンソン症状が出現し，筋肉が硬く動きにくくなり，動作が遅くなり，体の動きが減る。その結果，バランスが不良となり転倒，呑み込みが悪くなり誤嚥性肺炎，心臓への影響などで，死亡率も高まるといわれている。よって，非薬物療法で収まらず，自傷他害があるときに上記の副作用というデメリットよりも，その薬剤を使うことで穏やかに暮らせるというメリットが上回る場合のみ，少量から注意深く用い，症状が改善したら減量・中止する。

第6章■認知症をもつ高齢者の看護　217

態となる。重度のアパシーでは放っておけば一日中寝ている。介護者からみれば，一日中ボーっとテレビを見ていて，困ることもしないので，介護は楽だが，廃用性の機能低下や認知機能低下が進行する。悲観的な気分のうつとは異なり，本人は，さして困っておらず，「生きていてもしょうがない」といった悲壮感をもっていない。対応として，やる気を引き出すには，ほめることが一番有効で，意欲を引き出すドパミンが放出される。意欲を高め，楽しい作業の習慣がついて身体を動かすように仕向けることで認知症の進行遅延にも役立つ。薬剤ではパーキンソン病治療薬がドパミンの働きを高めて，意欲向上に有効なことがある。

❏ 行動障害への対処
❶ 易怒性
　易怒性がみられたら，ドネペジルなどのアセチルコリンを増やすアルツハイマー型認知症治療薬の投与の有無を確認する。もし処方されている場合は，薬剤を減量～中止するだけで易怒性が低減することが多い。

　ドネペジルは半減期が3日なので，1週間様子をみると中止の効果が判明する。ケアでは「怒りのスイッチ」を見つける。どんなときに怒るか観察することで，介護者が怒りのスイッチに気づく。介護者に「どんなときにイライラしますか」と，尋ねてみるのもよい。そして，スイッチがわかれば，介護者がその「怒りスイッチ」を押さないようにすることで，怒りを防げる。

　施設介護では，どんなときに怒るかを記録し，その記録をスタッフで共有することで，怒りを減らすことができる。同時に，どんなときに笑顔になるかも記録して情報を共有することで，笑顔が増え，怒りが減る。

❷ 暴言・暴力
　原因もはっきりしないのにいきなり怒り出し，暴力を振うこともあるが，多くはきっかけとなる介護者側の発言や行動がある。これも暴言・暴力のスイッチを見つけて，そのスイッチを入れないようにする対応で，低減することができる。ただし，原疾患が行動障害型前頭側頭型認知症の場合は，次項の脱抑制も加わって，前触れなく（スイッチを入れていないのに）いきなり暴力におよぶことがあり，薬物（抗精神病薬が主体）での行動調節が同時に必要となる。

　アルツハイマー型認知症の場合は，スイッチを見つけ，本人の嫌がることをしない対応で概ね落ち着かせることができる。いわゆる帰宅願望で，「居たくないところに入れられた」というような不満が原因の場合，自宅に帰れば問題が解決する。

　しかし，そのような対応をとれない現実がある。であれば，今居る場所が心地よく，役割があって，周囲から認められ，ほめられる存在になるような環境調整とケアが必要で，本人と仲良くなること，嫌がることをしないことが基本である。たとえば，入浴をすすめる場合も，「入らないと臭い」などネガティブな表現は使わず，「入ったら気持ちよくなりますよ」

「入った後，（ノンアルコール）ビールを飲みましょう」などその気にさせる表現を使う。

❸　脱抑制や常同行動

人間は社会のルールに従うように，周囲の状況に配慮して行動するが，社会的認知機能（社会脳）が破綻すると，思い立ったらすぐ行動する（行動を我慢できない）状況となり，脱抑制といわれる。同じ動作や作業を何度も繰り返さずにいられない状態は常同行動（こだわり）といわれる。

これらは，前頭葉や側頭葉が障害されると出現する。ケアの基本は「行動を止めない，好きにさせてあげる」，ただし他者に危害を加え，自身の危険がある場合は別で，制止や薬剤が必要となる。しかし，行動を制止すると怒り，暴力に結びつくこともある。本人にとっては，その行動が正しい行動なのだから，その行動を頭から否定するのではなく，共感的態度で接しながらなだめて落ち着かせる必要がある。

❹　徘徊・無断外出

うろつき回る徘徊には，見当識障害で場所がわからなくなる場合（アルツハイマー型認知症に多い）と，常同行動で同じ経路で回り続ける周回の場合（前頭側頭型認知症に多い）がある。施設の外に出ようとする場合は，そこに居たくない（帰宅願望）や，外でやることがある（子どもの食事の用意，買い物，散髪など）など，本人にとっては出る必要があると感じる理由が潜んでいる。その理由を探り，対処するのがケアの基本となる。買い物や散髪が理由なら，そこに連れて行ってあげればよい。背景には不安や喪失感が隠れていることが多く，他のBPSDと同様に，役割や居場所づくり，共感と受容で，居心地のよい環境になると，無断外出が減る。

❺　異　食

食べ物でないものを食べてしまう異食は，(1)食べ物と見まちがえて食べてしまう（失認）の場合と，(2)手当たり次第何でも口に入れてしまう（脱抑制・常同行動）場合がある。これは，1歳程度の幼児が何でも手あたり次第口に運ぶ動作（口唇傾向）に類似している。

いずれも認知症が進行すると出現するが，(1)は(2)に先行する。味覚障害や嗅覚障害も背景にある。対応として，食べると危険なものは片付けるが，そうでないものは食べても問題視しないで，おおらかに接する。

⑥　認知症をもつ高齢者へのコミュニケーション

第4節認知症の症状で，社会生活障害（他者との関係性の障害）について解説した。他者との関係は，コミュニケーションによって成り立っているので，認知症になるとコミュニケーションの障害を有する。

❏ コミュニケーション障害への対処

コミュニケーションの多くは言葉で行われるが，日常生活ではしばしば言葉のもつストレートな意味と，その裏に隠された意図が乖離する。たとえば「あなたは怒ってるでしょう」と言われて，怒鳴りながら「怒ってないよ！」と声を荒げたら，怒っていると相手は感じる。言葉のもつ意味とは正反対の気持ちが表れている。良好な関係性を保つためには，コミュニケーションで，このように相手の真意を探る必要がある。このように声のトーン，大きさ，間などが意味をもつ（話し手の意図を表す）。表情や身振りなども大きな意味をもつし，視線や相手との位置関係なども影響をおよぼす。

認知機能が重度に低下した人では，正面で視線を合わせてこちらに注意を向けてから会話をはじめる。これは次に示す，重度認知症の人とのコミュニケーションに役立つユマニチュード®の技法の一つである。

❏ ユマニチュード®[6]

比較的重度の認知症の人に「あなたは私の大切な人です」という愛のメッセージを与え続けることで「人間として大切にする」というケア理念と，そのための数々の技法の集大成がユマニチュード®である。認知症が重度まで進行し，一日中寝たきりで，他者とのコミュニケーションがわずかとなり，人間らしさが失われていく。そんな無言・無表情に近い状態に陥った人でも，「あなたのことを，私は大切に思っています」というメッセージを常に伝え続けると，こころを開いて他者とのコミュニケーションが可能となる。

パーソン・センタード・ケアは理念だけで技法がないのとは対照的に，ユマニチュードはコミュニケーション技法を含めた多数のケア技法を有している点で，実践的である。人間らしさは，「直立歩行」と「他者との関係性（絆）」で，「見る」「話す」「触れる」「立つ」を4つの柱としている。

❏ バリデーション[7]

バリデーション療法（Validation）は，確認療法と訳されるが，共感療法ともいえる。認知症の人の「考えや感情を確認し，共感し，力づける」ことがバリデーションである。本人の考えや感情を理解するという点で，パーソン・センタード・ケアに通じる。

バリデーションでは，BPSDにも「意味がある」ととらえる。たとえば，なぜ徘徊するのかを，その人の人生史に照らし，理由がわからなければその行動を真似てみて（ミラーリング），そして，本人の思いを理解し，共感的態度で接することで，BPSDを鎮静化する。バリデーションでは，認知症の進行に合わせて4つのステージを設定し，ステージごとのアプローチを行う。

7 認知症ケア総論

❏ 認知症ケアの理念：パーソン・センタード・ケア

　認知症の人のケアでは，パーソン・センタード・ケアの考え方が基本である。

　パーソン・センタード・ケアとは，英国のトム・キットウッドにより提唱された認知症ケアの理念で，その人らしさ（personhood）をケアの中心に据えている。従来のケアは，認知症になった人の気持ちに寄り添ったケアが行われていなかった。

　パーソン・センタード・ケアでは，「ひとりの人間として大切な存在」として，自分の気持ちや考えをうまく表現できない認知症の人の気持ちを，ケアする側がくみ取って，認知症の人の意向に沿い，本人の尊厳を傷つけないようにケアする。認知症の人は「くつろぎ・アイデンティティ・愛着や結びつき・たずさわること・共にあること・愛されること」のニーズをもっている。これを満たそうという人間愛にあふれたケアの理念である。そして，これらのニーズが満たされれば，興奮や攻撃的行動などのBPSDは軽減・消失する。

　「認知症になったら何もわからない」という古い偏見（old culture）を捨てて，その人の心をくみ取り，ひとりの人間として尊重するケア（new culture）が求められている。パーソン・センタード・ケアでは，表6-7-1に示すよい状態が増え，よくない状態が減っていることをケアの目標とする。一言で表せば，「笑顔が増えるケア」であろう。笑顔が適切な認知症ケアの指標となる。

表6-7-1　よい状態とよくない状態

よい状態の目安（サイン）	よくない状態の目安（サイン）
○表現できること	○がっかりしている時や悲しい時にほったらかしにされている状態
○ゆったりしていること	○強度の怒り
○周囲の人に対する思いやり	○不安
○ユーモアを示すこと	○恐怖
○創造的な自己表現	○退屈
○喜びの表現	○身体的な不快感
○人に何かをしてあげようとすること	○体の緊張，こわばり
○自分から社会と接触すること	○動揺，興奮
○愛情を示すこと	○無関心，無感動
○自尊心	○引きこもり
（汚れ，乱れを気にする）	○力のある他人に抵抗することが困難
○あらゆる感情を表現すること	

▷よい状態とよくない状態は，明確に2分されるのではなく，さまざまな要素の影響で容易に変化します。

出所：認知症介護研究・研修大府センター：パーソン・センタード・ケアってなに？
（http://www.dcm-obu.jp/images/book/pamphlet02.pdf）

第6章■認知症をもつ高齢者の看護　221

❑ 認知症状（中核症状）のケア

記憶障害などの認知症状に対して，基本的には，どのように代償する（足りないところを補う）かが対応の基本となる。健常時なら当たり前にできたことが，できなくなる。その障害が片麻痺のように目に見えるものではなく，認知症では目に見えないため，本人も家族もあせり，いら立つこともある。しかし，看護職はケアのプロとして，病態を理解して障害に気づいて対応する必要がある。

❶ 記憶・見当識障害

「同じことを何度も訊く」はアルツハイマー型認知症で高頻度に出現する。本人は初めて訊いているつもりでも，何度も訊かれる側は心的ストレスを感じる。それでもていねいに答えてあげるのがよいケアだが，(1)ホワイトボードなどを使って答を書いておく，いつも決まった質問なら答をあちこちに貼っておくなど，答える回数を減らす工夫が役立つ。しかし，(2)「なぜ質問するのか」と考えてみると，不安が背景に隠れていることが多い。であればこの不安を取り除くことが根本的な解決策になる。記憶がつながらなくて，時間軸を失い，不安がいっぱいの患者・利用者に，「覚えていなくても大丈夫」「いつでもいいよ」というおおらかな態度で接することと，その人の居場所や役割をつくることが基本的な解決になる。しかし，実際の現場（病棟や施設）では，○時に入浴，○時に昼食などとケアや業務の時間が決められており，スケジュールどおりのケアに認知症の人が従うよう求めるところから，互いの気持ちにずれが生じる（患者・利用者だけでなくスタッフにも不満がたまる）。

❷ 実行機能障害

段取りができなくなるので，独力では食事の用意など一連の作業を遂行できなくなる。よって，監視しながら口を出すことで，段取り部分を支援する（作業は取り上げないことが大切）。たとえば調理では，調理全体を代行して役割を取り上げてしまうのではなく，どんな手順で作業するかという段取りの部分を代わってあげれば，本人は作業ができる。そして能力を維持できる。看護者は監督しながら「次は○○ですね」などと口だけ出せばよい。

❸ 判断力低下

適切な判断が徐々に難しくなっていく。病期に応じて，本人が意思判断できるように，本人が覚えていない情報を提供するなどの支援が必要になる。支援をしながら本人主体で判断してもらうこと（shared decision making）が望まれる。

❹ 視覚認知障害（失認）

注意機能が低下して，周辺視野へ注意が向かなくなり，見えている範囲が進行とともに狭くなる（重度では正面しか見えていない）。また正面に見えている物品でも，視覚認知機能（見たものが何だかわかる）が低下する。たとえば食事のとき，目の前のごはんやおかずを食物と認知できなくなってくる。この場合は，香りで誘う，鮮やかな色の食材で見えやすくする，

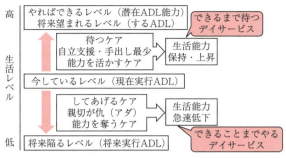

図6-7-1 能力を奪うケアと能力を活かすケア

出所：著者作成。

ごはんは白なので色のついたごはん茶碗によそうなど，コントラストを明瞭にして認知の誤り（失認）を減らす。

❺ 失 行

重度になると，いすの座り方もわからず，いすの前で立っているだけになることもある。このとき，大腿後面を手で摩ると，それがきっかけで腰を落として座ることができる。また，お辞儀のように前屈みの姿勢にして，股関節部を前から後下方に押すと座ることができる。このようなコツを知らないで，上から一生懸命押さえつけても座ってくれない。洋式トイレでは，便器を認識できない（失認），使い方がわからない（失行）で介助が必要になる。今の高齢者が子どもの頃は，洋式便器がなかったので，洋式トイレは重度になると使い方がわからなくなることも多い。

□ 認知症の生活障害のケア

認知症は生活障害を引きおこすので，生活へのケアが必要になる。ただしこの部分は他のケアとも重複するので，特徴的な部分はすでに述べた。以下，補足する。

❶ 待つケアは能力を引き出すケア

日本人ケアスタッフは「おせっかい」な介護の傾向が強い。たとえば，ゆっくりなら歩けるのに車いすに乗せる，衣服を揃えてあげれば見守りで着衣できるのに，手を出してしまう。本人ができることまでやってあげるのは「能力を奪うケア」（図6-7-1）となる。「待つケア」そして，できないところだけをさりげなく支援して「失敗を防ぐケア」が真に求められる「自立支援のケア」（能力を引き出す・保つケア）である。待つケアは時間がかかり，その看護師は無能と評価されがちで，施設ではテキパキとケアしてあげて早く作業を終える看護師が有能と評価されがちなのが現状である。しかし管理者がこの考えを改めないと，「待つケア：能力を引き出すケア」は普及しない。

❷ 尊厳を守るケア

デンマークでは，本人が了解しないかぎりケアは行わない。無理やり入浴させる，無理やり着替えさせるなど，本人の尊厳を無視する行為は決して行わない。本人の意思をとことん尊重する。ゆえに本人が自分の意思で

立ち上がって転倒しても，基本的には施設の責任は問われない。

日本はこれを転倒事故ととらえて事故扱いする。このデメリットとして，事故を防ぐために身体拘束や行動制限，能力を奪うケアが生まれる。転倒の問題は，入所時に本人と看護者と施設で十分に話し合って合意を文章に残しておくとよい。

❸ 認知症終末期のケア

長期入所施設では，嚥下障害や終末期の看取りが大きな問題である。看取りを行う施設が増えているなか，終末期にどのような医療やケアを希望するのかを，入所の時点で本人と家族を交えて合意して記録を残しておくとよい。認知症の多くは，死に向かって進行する病気であり，経過をみていれば，死の時期が近づいたことがわかる。

認知症終末期に PEG（胃瘻）を入れないという選択は生死の問題ではない。入れても入れなくても死ぬからである。死を少し先延ばしする期間，本人はハッピーなのだろうか？　認知症終末期の経管栄養は「医学的に無益な延命」であることを，医療者が家族にきちんと伝えたうえで（インフォームド），家族の判断（コンセント）を仰ぐことが望ましい。フランスでは認知症終末期の PEG は虐待である。

8　認知症を取り巻く施策と医療・看護の役割

❑ わが国の認知症施策

急増する認知症高齢者への対応は，国あげての戦略が必要となった。そこで，厚生労働省は2012（平成25）年9月オレンジプラン（認知症施策推進5か年計画：平成25年度から29年度まで）を公表した。そこでは，認知症の早期発見・早期対応等主な政策を講じた。その後，2015（平成27）年1月では厚生労働省は新オレンジプラン「認知症施策推進総合戦略──認知症にやさしい地域づくりに向けて」を公表した。2025年には認知症患者が約700万人（約5人に1人）まで増加すると推定し，認知症の人の意思が尊重され，できるだけ住み慣れた地域で自分らしく暮らし続けることができる社会の実現をめざした。

認知症施策推進戦略（新オレンジプラン）の7本柱と主な政策を以下に示す。

新オレンジプランの7本柱
❶　認知症への理解を深めるための普及・啓発の推進
認知症サポーター養成等
❷　認知症の容態に応じた適時・適切な医療・介護等の提供
かかりつけ医の認知症対応力向上研究，認知症サポート医，認知症疾患医療センター，認知症初期支援チーム，病院勤務の医療従事者向け対応力向上研修，BPSD ガイドライン，認知症介護実践者研修等，認知症ケアパス，認知症地域支援推進員等
❸　若年性認知症施策の強化

全国若年性コールセンター，若年性認知症ハンドブック／ガイドブック，若年性認知症施策を推進するための意見交換会等

❹ 認知症の人の介護者への支援

認知症カフェ等

❺ 認知症を含む高齢者にやさしい地域づくりの推進

❻ 認知症の予防法，診断法，治療法，リハビリテーションモデル，介護モデル等の研究開発及びその成果の普及の推進

❼ 認知症の人やその家族の視点の重視

❏ 退院計画と在宅支援

認知症であっても住み慣れた地域で生活するために，入院中からの退院計画と在宅支援は重要となる。そのために，入院中から患者の生活機能について，できる所，できない所をアセスメントし，生活機能を維持・向上のためのリハビリテーションやサービスの導入を検討する。その例を**表6-8-1**にあげておく。認知症高齢者が利用できるサービスには介護保険制度によるもの，各市区町村でサービス提供されるもの，各サービス事業所が独自で提供しているもの，地域での行事や見守りボランティア，認知症の人と家族の会等，さまざまなものがある。これらのサービスも視野に入れて，退院計画と在宅支援に向けて多職種と連携しながらすすめる。

❏ もの忘れ外来と認知症医療疾患センター，認知症初期集中支援チーム

認知症について悩む本人や家族は，かかりつけ医に受診を行うことが多い。しかし，必ずしも認知症専門医とはかぎらない。近年，認知症の専門的な知識をもつ医師による専門外来（もの忘れ外来，認知症外来，シルバー外来，老年外来，メモリー外来等）が増加している。

表6-8-1　退院計画と在宅支援

ニーズ	退院計画
自分の家に帰りたい	・本人のできることとできないことを明確にする →生活機能であるIADL（電話，買い物，洗濯，調理，金銭管理等），ADL（食事，排泄，入浴，移動）等を入院前，入院中の状況から今後の予測を行う ・自宅環境をふまえたリハビリを毎日実施する ・試験外出をして，自宅の構造を写真とり，障害物や問題点を明確にする ・同居家族の人数や関係，介護力や経済力等をお聞きし，相談にのる ・介護保険制度や地域で利用できるサービス，社会資源について説明し，介護保険申請やサービス利用の具体的な案を示す。それに対する本人や介護者の意見をきく
できるだけ口から美味しく食べたい	・咀嚼，嚥下能力や口腔機能のテストや観察で評価する ・口腔体操や発声練習，自助具を使って食べる練習をする
ニーズ	在宅サービス案
昼間は独りで心配，安心して暮らしたい	・訪問介護，通所介護・福祉用具貸与（ベッドやシルバーカー）・住宅改修（手すり設置・段差解消）を介護保険を使って利用する ・市の緊急通報装置や配食見守りサービスを利用する
近所の友達とおしゃべりして楽しく暮らしたい	・民生委員，近所の友人に訪問して，話をしてもらう ・地域の行事（お花見・敬老会・歌謡会等）に参加を手伝ってもらう

認知症疾患医療センターは，都道府県および指定都市から，認知症専門医療と介護サービス事業者との連携を担う中核機関として指定を受けた医療機関である。全国に500か所（2017年度末）の整備を目標としている。役割として，診療所や病院からの鑑別診断の相談や患者，家族の相談，かかりつけ医への研修会，地域住民への情報発信等である。

また，認知症初期集中支援チームの立ち上げが各地で行われるようになった。チームは，保健師，看護師，作業療法士，歯科衛生士，精神保健福祉士，社会福祉士，介護福祉士などの専門職が2名以上，認知症などの専門医療の経験がある医師1名による。家族や周囲の人からの訴えを受けて，認知症かどうかの評価，適切な医療機関や介護サービスにつなぐ，生活環境やケアのアドバイスや介護負担軽減のサポートを行う。看護師は地域にあるこれらの医療連携，医療と介護連携のしくみを理解し，その橋渡し役になるだけでなく積極的にリーダシップを発揮することが求められている。

9 認知症をもつ高齢者へのアセスメント，ケアプラン

❑ 認知症をもつ高齢者へのアセスメント

アセスメントにおいては，できるかぎり，その人自身から情報を得よう。回想法にもなり，人生を振り返ることになる。しかし，質問ばかりをしないで，まずは，味方になりたい力になりたい存在であることを伝えたうえでの傾聴が大切である。これらの内容について自分で回答することができなくとも，家族や入院や入所までに関わってきた人から情報を集めることがこれからの人生をその人らしく生きていくために重要である。

❑ アセスメント視点

以下のアセスメントの視点が重要である（表6-9-1）。

❶ 精神面のアセスメントの視点

うれしいと感じられることは何か，何があれば自身の存在価値や，生きる意味をもち続けられるのかを評価することである。表6-9-1の①〜⑤はその高齢者を理解するために，その人の生き方として何を大切にしてきたのか，そのうえで現在の状態をどのようにとらえ，どのように今後を生きていきたいかを把握する。⑥〜⑧は，安心や安寧を得られる人や対象が何であるのかを把握する。

❷ 社会面のアセスメントの視点

人とのどのようなかかわりに影響を受け，どのようなかかわり方や人との距離感が気持ちを安定することにつながるのかを評価することである。⑨，⑩は，社会の中でどのように生活し生きてきたのか，人生の方向性を決定する家族は誰なのかを把握する。⑪，⑫は，人との距離をどのように保ちたいか，つらい経験をどのように対処してきたのか把握する。

表6-9-1　認知症をもつ高齢者へのアセスメント視点

認知症高齢者の アセスメント視点	情報収集項目	情報取集のポイント
1.〈精神面〉 嬉しいと感じられることは何か，何があったら自身の存在価値や，生きる意味をもち続けられるのかを評価する	①日常生活活動や身体状態，疾患についての受けとめ ②生活信条 ③努力し頑張ってきたこと ④性格 ⑤どのように人生を送りたいか	何を大切にしてどのように生き，現在の状態をどのようにとらえ，今後どのように生きていきたいかを把握する
	⑥信頼している人・大切な人・近くにいたい人 ⑦大切な動物，物，場所 ⑧楽しいこと・好きなこと 　（趣味：音楽，園芸，手芸，工作，囲碁将棋，テレビ・映画鑑賞，運動，散歩など）	安心・安寧を得られる人や対象は何なのかを把握する
2.〈社会面〉 人とのどのようなかかわりに影響を受け，どのようなかかわり方や距離感が気持ちを安定することにつながるのかを評価する	⑨成育歴・人生歴・家族構成 ⑩経済的支援者・家族内意思決定者とその思い	社会の中でどのように生活し，生きてきたのか人生の方向性を決定する家族は誰かを把握する
	⑪周囲の人との関係の持ち方（社会生活の障害を含む） ⑫対処行動（コーピング方法）	人との距離をどのように保ちたいか，辛い経験をどのように対処してきたかを把握する
3.〈疾患〉 疾患の進行および老化による機能障害から今後の身体的変化の可能性を評価する	⑬認知症および原因疾患の治療と経緯，現在の症状・障害 ⑭認知症機能評価（HDS-R，MMSE），認知症進行段階 ⑮BPSDの発症の有無 ⑯身体合併症疾患の治療と経緯，現在の症状・障害	身体機能の障害とその程度を把握する
4.〈日常生活〉 自己管理（IADL）と自立（ADL）の状態から生活障害を評価するまた，高齢者の喜びや心地良さと苦痛や不快の程度，身体損傷の可能性を評価する	⑰認知症高齢者の日常生活自立度，障害高齢者の日常生活自立度（寝たきり度），介護度，社会資源の活用	日常生活全般の自立度評価を把握する
	⑱コミュニケーション（意思疎通の手段）	思いをどのような手段で伝え，受けとめられるのかを把握する
	⑲食事（嚥下機能，食への関心・好み，摂取状況） ⑳排泄（水分摂取状況，排泄リズム） ㉑入浴（保清の習慣，羞恥心の程度） ㉒移動・移乗（障害の程度，手段） ㉓補助具使用の有無（眼鏡，補聴器，義歯，杖，車いすなど）	自己管理の意志と自立の状態，現在受けている介助の状況を把握する

出所：著者作成。

❸　疾患のアセスメントの視点

　認知症および原因疾患や身体合併症の進行と老化による機能障害から今後の身体的変化の可能性を評価する。⑬〜⑮は認知症に関するもの，⑯は身体合併症による身体機能の障害とその程度を把握する。

❹　日常生活のアセスメントの視点

　自己管理（IADL）と自立（ADL）の状態から生活障害を評価する。また，高齢者の喜びや心地良さ，苦痛や不快の程度，身体損傷の可能性を評価する。⑰は，日常生活全般の自立度評価を把握する。⑱は，思いをどのような手段で伝えられ，どのような手段で受けとめられるのかを把握する。

第6章■認知症をもつ高齢者の看護　227

表6-9-2 Aさんの情報とアセスメント

認知症高齢者のアセスメント視点	情報収集項目	情報の内容	情報の分析
1. 〈精神面〉	① 日常生活活動や身体状態、疾患についての受けとめ	認知症の病識はないが、食欲不振のために入院加療が必要なことはなんとなくわかっている	病識はないが、食欲不振のための入院加療についてはなんとなく理解できている
	② 生活力	人に迷惑をかけず、若いころに兄弟の経済的支援をしてきた	人に迷惑をかけずに、夫とのんびりとした生活をしたいと思っている
	③ 努力し頑張ってきたこと	明るいが頑固である	明るい性格で、明るい者で、働き者である
	④ 性格		
	⑤ どのように人生を送りたいか	自宅に退院し、子どもたちに迷惑をかけずに生きていきたい。夫とのんびりとした生活をしたい	
	⑥ 信頼している人・大切な人・近くにいたい人	近くにいてほしいのは夫であるが、娘や息子を信頼している	夫に近くにいてほしい、娘や息子を信頼している
	⑦ 大切な動物、物、場所	家猫のミーが大切である 苦労して建てた家が大切な場所である	家が大切な場所であり、家猫や手芸が心のよりどころになる
	⑧ 楽しいこと・好きなこと（趣味・園芸、手芸、工作、囲碁将棋、テレビ、映画鑑賞、運動、散歩など）	手芸と家庭菜園	
2. 〈社会面〉	⑨ 成育歴・人生歴	父母を中学時代に亡くし、苦労して勤労し兄弟を高校までの就学の支援をした。職場結婚した夫と2人暮らしを生活している	社会の中で苦労して生きてきた
	⑩ 経済的支援者・家族の思い（社会生活の障害を含む）	長男が経済的支援と家庭内意思決定をし、子ども2人は都会で家族と生活している。退院先は施設と考えている	長男が経済権をもつ息子は退院先を自宅ではなく、施設と考えており、本人の希望と合致していない
	⑪ 周囲の人との関係の持ち方（社会生活の障害を含む）	周囲の人と笑顔で積極的に会話をしている	笑顔で周囲の人と会話をしているが、多くのことで自分の気持ちを我慢する可能性がある
	⑫ 対処行動（コーピング方法）	辛いときは、自分が我慢することで他者を優先してきた	
3. 〈疾患〉	⑬ 認知症および原因疾患の治療と経過、現在の症状・障害	脳梗塞を頻繁に発症しており、昨年の発症後から記憶障害が多くなってきた。現在は特に治療していない。今回は食欲不振ところを警察に保護され、衰弱のための入院となった	脳血管性認知症と考えられ、記憶障害がすすんできていると考えられる。急に外出できなくなってきたBPSDの症状はないが帰宅願望があり病院外へ出ようとする
	⑭ 認知症機能評価（HDS-R、MMSE）、認知症進行程度	HDS-R：15点	
	⑮ BPSDの発症の有無	特にないが、帰宅願望があり外出しようとする	
	⑯ 身体合併症疾患の治療と経過、現在の症状・障害	食欲不振で衰弱しているため点滴加療のため入院	
	⑰ 認知症高齢者の日常生活自立度、障害高齢者の日常生活自立度（寝たきり度）、介護度、社会資源の活用	Ⅱb、ランクJ、介護認定の申請はしていない	自立度評価のランクは比較的良い
4. 〈日常生活〉	⑱ コミュニケーション（意思疎通の手段）	言語的コミュニケーションで思いを伝えられるが、悲しそうな表情をしていることが多い	意思疎通に支障はないが、悲しい表情をしていることからわかり、訴えている可能性がある
	⑲ 食事（嚥下機能、食への関心・好み、摂取状況）	食事はあまり摂れていないが、1回の摂取量は1/3程度である。ヨーグルトは好きで自宅でも毎日1個摂取していた	自分の身の回りのことを管理する意思があるが、今回は、外出から帰宅できなくなったことから、自己管理できない状況がある。食事についての関心や興味が低下しているものの、食事摂取量も少ない
	⑳ 排泄（水分摂取状況、排泄リズム）	水分量は食事時に摂るが800ml/日程度である。尿意はあり排尿は1日8回、排便は1回／4〜5日	生活は自立している
	㉑ 入浴（保清の習慣、羞恥心の程度）	温泉や入浴・足湯が好きである	
	㉒ 移乗・移動（障害の程度、手段）	ややふらつくが、独歩で移動できる	独歩ができているがふらつきがあり、転倒の危険性がある
	㉓ 補助具使用の有無（眼鏡、補聴器、義歯、杖、車椅子など）	補聴器を使用しており、杖は安心のために持っている	

表 6 - 9 - 3　Ａさんの看護計画表

看護問題：慣れない入院と夫が側にいない不安があり，帰宅願望があり外出しようとする（安心できる家に帰り夫の
　　　　　そばにいたいという欲求がある）

長期目標：Ａさんが病院での生活に慣れ，治療を受けることができる

短期目標：1．病院がＡさんを脅かす場所ではないことを感覚的に理解できる
　　　　　2．Ａさんは一人ではなく夫や家族に会えることが感覚的に理解できる

具体策	担当者
①施設内の案内を受け，午前午後各2回は散歩を行い生活する場が安心であることがわかる	看護師 クラーク
②職員から積極的に笑顔で声をかけられ，いつでも不安なことが表出できる雰囲気を感じることができる	全職員
③夫や家族に面会をすすめ，困難な場合は電話での会話をすすめる	看護師 クラーク
④夫は安全な場所で過ごしていることを知り安心できる	看護師
⑤娘や息子をどのように育ててきたか，夫とどのように努力してきたかなど，1日の中で傾聴する時間を設け，頑張ってきたことをねぎらう	看護師
⑥友人の面会をすすめ，なじみのある人と話をする	看護師
⑦同室者や職員との交流をすすめ，話しができる知り合いを増やす	看護師
⑧好きな入浴や足浴を毎日行いほっとできる	看護師
⑨好きな手芸で作品をつくり達成感や自己効力感を感じる	看護師
⑩無断で外出しないよう頻繁に訪室し会話をする	全職員

出所：著者作成。

⑲～㉓は，自己管理の意思と自立の状態，現在受けている介助の状況を把
握する。⑱～㉓は，認知症をもつ高齢者に特におこりやすい生活の障害で
あり，認知症の進行につれて BPSD（行動・心理症状）の要因となること
がある。BPSD 予防のためにも把握することが重要である。

❏ アセスメント例

　Ａさん85歳女性。脳梗塞を何度か発症し，昨年に再度発症した後，記憶
障害が多くなってきた。今回は，外出したが帰宅できなくなり保護され，
食欲不振があり衰弱しているため入院となった。帰宅願望があり病院外へ
出ようとする（**表6-9-2**）。

❏ 認知症をもつ高齢者への看護計画の例

　ここでは，一例としてこのＡさんの帰宅願望についての看護計画をあげ
る。

　❶　看護問題

　慣れない入院と夫が側にいない不安があり，帰宅願望があり外出しよう
とする（安心できる家に帰り夫のそばにいたいという欲求がある）

　❷　長期目標

　Ａさんが病院での生活に慣れ治療を受けることができる

　❸　短期目標

・病院がＡさんを脅かす場所でないことが感覚的に理解できる

第6章■認知症をもつ高齢者の看護　229

資料6-9-1　改訂長谷川式簡易知能評価スケール（HDS-R）

1	お歳はいくつですか？　（2年までの誤差は正解）			0	1	
2	今日は何年の何月ですか？　何曜日ですか？ （年月日，曜日が正解でそれぞれ1点ずつ）	年		0	1	
		月		0	1	
		日		0	1	
		曜日		0	1	
3	私たちがいまいるところはどこですか？ （自発的にでれば2点，5秒おいて家ですか？　病院ですか？　施設ですか？ のなかから正しい選択をすれば1点）		0	1	2	
4	これから言う3つの言葉をいってみてください．あとでまた聞きますのでよく覚えてください． （以下の系列のいづれか1つで，採用した系列に○印をつけておく） 　1：a）桜　b）猫　c）電車　　　　2：a）梅　b）犬　c）自動車			0	1	
				0	1	
				0	1	
5	100から7を順番に引いてください．（100−7は?，それからまた7を引くと?　と質問する．最初の答えが不正解の場合，打ち切る）	(93)		0	1	
		(86)		0	1	
				0	1	
6	私がこれから言う数字を逆から言ってください．（6-8-2,3-5-2-9を逆に言ってもらう．3桁逆唱に失敗したら，打ち切る）	2-8-6		0	1	
		9-2-5-3		0	1	
7	先ほど覚えてもらった言葉をもう一度言ってみてください． （自発的に回答があれば各2点，もし回答がない場合以下のヒントを与え正解であれば1点）　　a）植物　b）動物　c）乗り物	a：	0	1	2	
		b：	0	1	2	
		c：	0	1	2	
8	これから5つの品物を見せます．それを隠しますのでなにがあったか言ってください． （時計，鍵，タバコ，ペン，硬貨など必ず相互に無関係なもの）		0	1	2	
			3	4	5	
9	知っている野菜の名前をできるだけ多く言ってください．（答えた野菜の名前を右欄に記入する．途中で詰まり，約10秒待ってもでない場合にはそこで打ち切る）　0〜5=0点，6=1点，7=2点，8=3点，9=4点，10=5点		0	1	2	
			3	4	5	
			合計得点			

・Aさんが一人ではなく夫や家族に会えることが感覚的に理解できる

以上から看護計画を表6-9-3のように立てた．

　認知症をもつ高齢者は，自身で理解できることが少なくなり，場合によっては他者の非難を受け，不安が増強する．また，尊厳が脅かされ一人だけ取り残されたような気分となる．かかわる人は，その高齢者を受容することと共感をもち賞賛すること，そして，役割をもってもらうような援助が必要である．したがって，その人が何を大切にして生きてきてきたのか，それを尊重する援助が重要である．

　また，認知症をもつ高齢者は，徐々に症状が進行してくる．身体合併症

も成人期とは異なり機能をさらに低下させ疾病が完治することは考えにくい。現在の身体的障害と向き合いながら補助具を用い，自身で行動できるよう，高齢者が折り合いをつけられるためにかかわることが大切である。その人の尊厳とは何か，その人を尊重するとはどういうことか，その人らしさとは何かを考え続けながらかかわることである。

❏ 改訂長谷川式簡易知能評価スケール（HDS-R）の活用

　HDS-Rは，一般の高齢者から認知症高齢者をスクリーニングすることを目的に作成され，記憶を中心とした大まかな認知機能障害を5～10分で簡易に評価できる（資料6-9-1）。もの忘れ外来や入院病棟・入所施設において，看護師が評価できアセスメントに活用することができる。評価の導入は，しばらく世間話などをして高齢者にリラックスしてもらってから開始する。また，終了後のかかわりは重要であり，設問の「野菜」をテーマに話をしたりするなど，嫌な気分のまま終わりにしないよう自尊心への配慮が必要である。

　判定方法は，最高得点は30点満点であり，20点以下を認知症の疑い，21点以上を正常と判定した場合に最も高い弁別性を示す。重症度分類は行わないが，各重症度群間に有意差が認められているため，以下の平均得点を参考とする。非認知症：24±4　軽度：19±5　中等度：15±4　やや高度：11±5　高度：4±3。

10　認知症をもつ高齢者への生活援助と家族看護

❏ 認知症をもつ高齢者への生活援助

　援助を受けるのみでなく，生活のさまざまな場面での自己決定等できることを一つでもしてもらい，また，できるだけ役割をもってもらうことや情緒的なコミュニケーションをとることが大切である。

❏ 食　事

　食事は，わかることやできることが少なくなる認知症をもつ高齢者にとって，唯一楽しみを感じられ生きる意欲とつながる援助であるため，できるだけ工夫することが必要である。筆者は学生とともに認知症をもつ高齢者への食事の工夫を看護師にインタビューし，意味内容の類似したものでカテゴリー分類を試み，援助の示唆を得た。

　対象の看護師は，本人・家族の希望は経口摂取であり，経口摂取は生きがいととらえていた。そのために信頼関係を形成し，その人の特徴を把握し，経口摂取の援助をしていた。特に，①経口摂取，②患者の食事のすすめ方を尊重，③食事を混ぜない，④受容的な態度などは，経口摂取のための支援には必要である。認知症が進行すると食物の認識ができなくなり集

表 6 - 10 - 1　看護師が行っている食事援助の工夫

コアカテゴリー	カテゴリー	サブカテゴリー
信頼関係の形成	信頼関係の形成	コミュニケーションを通して信頼関係を築く 感情のコントロール
	家族との信頼関係の形成	家族とのコミュニケーション 家族の想いを大切にする
入院生活への適応	入院生活への適応	入院生活に溶け込める配慮
特徴を把握	生活・食習慣の把握	情報収集 生活に目を向ける ペースの把握 パターンの把握 病前の食生活の把握 家族から食生活の情報収集 食の好みの把握
環境調整	環境調整	集中してもらうための援助
栄養管理	栄養状態の分析	栄養状態のアセスメント
	必要最低限の栄養摂取	必要最低限の栄養が摂れる工夫 高カロリーの摂取にこだわらない
経口摂取のための支援	経口摂取	経口摂取の促進
	患者の食事のすすめ方を尊重	患者のペースに合わせる 無理強いしない 食事に満足感が得られるような配慮 できるかぎり自力で食べてもらう
	食事を混ぜない	食事を混ぜない
	受容的な態度	温かく見守る
チームの調整	チームの協力体制	他職種と情報共有 他職種と連携 他職種と援助の統一

出所：著者作成。

中して食べられず，手順がわからなくなり自力で摂取ができなくなる。さらに進行すると嚥下や経口摂取も困難となり，PEG 増設の検討が行われることもある。それゆえに，介助には相手の自尊心を尊重することが必要である。少量を口に入れ味を楽しむことのほうが，本人や家族にとっても満足のいくことである場合も多い（**表 6 - 10 - 1**）。

❏ 排　泄

　多くのことを忘れてしまう段階になっても，羞恥心は感じるものであるため排泄ケアには配慮が求められる。定期的なトイレ誘導を行うことも必要であり，頻回な排泄希望の場合は，その原因や理由を検討することが必要である。感染症，膀胱炎，便秘になりやすいため水分補給も重要である。

❏ 入浴（保清）

　入浴の意味を理解できなくなっている高齢者にとっては，狭い場所に連

れて行かれ，服を脱がされ，湯に入れられることの恐怖を感じてしまう援助であることを忘れないでいたい。ともすると，高齢者から拒否をされることになり，無理強いすることで援助者との信頼関係が崩れ，行動・心理症状（BPSD）を誘発する場合もある。拒否されない工夫として，①受容してから穏やかに誘う，②行動に合わせて誘う，③無理強いしない，脱衣や入浴手順がわからないことを踏まえ，④初回はできるだけ介助する，⑤楽だと思われるようかかわるなど，ていねいなケアが必要である。

▢ 失認や失行の考慮

さまざまな生活援助を行う際に，認知症に特有の運動・感覚障害（失認・失行）を考慮する必要がある。具体的には，見たものの位置や動きがわからない，食べる・衣服を着る・排泄などの順序や道具・設備の使い方などがわからなくなるなどの症状である。当たり前にできていた認識や行為ができなくなるため，自身ももどかしく感じ自尊心が低下することが多い。生活援助においては，このことを念頭におき，尊厳を保つ親切な協力者として手伝う姿勢が大切である。

▢ 活動と睡眠

認知症であっても活動を楽しむことができる。その人の力を信じ，楽しめる何かを一緒に探していくと思わぬ能力があることに気づかされる。自由に表現できる雰囲気をつくり，自尊心を尊重し自己効力感が感じられるよう，音楽と運動（アクティビティ）やレクリエーションや回想法などその人の反応をみながら探すことが大切である。楽しい活動は心が落ち着き，眠りも深くなる。

▢ 家族との関係

認知症をもつ高齢者が入院した場合，治療や安全を最優先することになり突然の環境の変化に高齢者は戸惑い，家族も同様にとまどう。高齢者は安心できる家族から切り離され，混乱しせん妄となることもある。入院中のなじみの関係支援は認知症高齢者にとって，精神的な安定を継続しBPSDを予防することになる。

高齢者のみでなく家族を含めた支援が重要となる。入院中の援助についての研究は，藤原のBPSDへの対応や菅沼[8]の予防のための心理教育介入[9]，深見[10]のコミュニケーションなどがある。家族は，病気の進行が次のステージにすすむたびに，精神的に不安定になったり揺らぎを繰り返す。頼りになる存在だった高齢者の変化に向き合い，やがて家族さえわからなくなるつらさを感じることになる。家族は，高齢者のその人らしさを保ち，少しでも現状維持をと切に願っている。その家族の思いをくんで一緒に安堵したり，悲しみに寄り添っていくことが大切である。

公益社団法人認知症の人と家族の会（1980年結成）は，当事者を中心とした会であり，全国47各都道府県に支部がある。家族会を紹介することも

家族への援助になると考える。

　家族が高齢者をもの忘れ外来に受診させるまでのプロセスに関する筆者の研究[11]において，家族は高齢者のおかしな言動に気づき認知症なのではないかと疑いつつも，正常の範疇と解釈し容認して状況に対処していたことが明らかになった。援助者は「できれば病気であってほしくない」と否認する家族の心情も理解しかかわりたい。

　結婚式，葬儀，法事などの人生イベントは，その人の人生にとって節目となる重要なものである。その人がその人らしく生き抜き終えるよう支えることが，認知症をもつ高齢者と家族へのエンドオブライフケアともなる。近年，このような尊厳のある人生イベントを有料でサポートする団体も出てきており，施設においてもその体制を整えてきているところもある。

☐ 急性期一般病棟での援助

　平成28年度診療報酬改定では，身体疾患を有する認知症患者のケアに関する評価をしている。具体的には，認知症ケア加算として加算1，2がある。認知症ケア加算1は病棟での認知病ケアチームの介入評価，ケア加算2は看護師の介入評価を設けている。ケア加算2の施設基準は，①認知症患者が入院する病棟には，認知症患者のアセスメントや看護方法等について研修を受けた看護師を複数人配置する，②身体拘束の実施基準を含めた認知症ケアに関する手順書を作成し，職員に配布し活用する，である。病棟において，認知症状の悪化を予防し，身体疾患の治療を円滑に受けられるよう環境調整やコミュニケーションの方法等について看護計画を作成し，計画に基づいて実施し，その評価を定期的に行うことが求められている。

　一般社団法人日本老年看護学会も，2016年8月に「急性期病院において認知症高齢者を擁護する」立場を表明している。

● 注

(1) 山口晴保（2016）：紙とペンでできる認知症診療術——笑顔の生活を支えよう，協同医書出版.

(2) 同前書.

(3) 同前書.

(4) 同前書.

(5) 同前書.

(6) 本田美和子，ジネスト，Y., マレスコッティ，R.（2014）：ユマニチュード入門，医学書院.

(7) フェイル，N.／藤沢嘉勝，篠崎人理訳（2001）：バリデーション——認知症の人との超コミュニケーション法，筒井書房.

(8) 藤原美由紀，三枝智宏，鈴木みずえ（2015）：一般病院に入院する高齢患者の認知症の行動・心理症状と心身機能が心身ケア依存度に及ぼす影響，日本認知症ケア学会誌，13(4)，719-728.

(9) 菅沼一平，上城憲司，白石浩（2014）：認知症高齢者の家族介護者に対する心理教育介入，日本認知症ケア学会誌，13(3)，601-610.

⑽　深見淑子，中山美保，下井由紀子，戸田陽子（2014）：認知症高齢者に対するコミュニケーションの技術の特徴，日本看護学会論文集，44，39-42.

⑾　木村（櫻井）清美（2011）：認知症高齢者の家族が高齢者をもの忘れ外来に受診させるまでのプロセス——受診の促進と障壁，日本認知症ケア学会誌，10(1)，41-48.

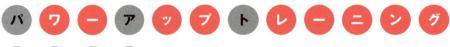

パワーアップトレーニング 実践問題

Q 1 認知症とは単なるもの忘れという認知機能障害をいうか。
（解答）　×：DSM-5 の認知機能 6 領域のうち 1 つ以上の領域で明らかな機能低下があり，生活管理が困難で支援が必要な状態のことをいう。

Q 2 認知症は，アルツハイマー型認知症だけのことをいうか。
（解答）　×：原因疾患として 4 大認知症（アルツハイマー型・レビー小体型・前頭側頭型・脳血管性）を理解することが大切である。

Q 3 認知症は画像検査で診断され，原因疾患の診断は必要ないか。
（解答）　×：原因疾患によって症状が大きく異なり，適切な治療やケアのために重要である。

Q 4 記憶障害や見当識障害は，認知症の BPSD であるか。
（解答）　×：BPSD ではなく，認知中核症状である。暴言や徘徊，不安や妄想等の心理・行動障害を BPSD という。

Q 5 BPSD の対処には第一に薬物療法が有効であるか。
（解答）　×：BPSD には非薬物療法（引きおこす要因の分析とその要因への対応）が有効である。多くは対人関係の中で生じるため，介護者側が変われば関係性が改善し BPSD を防ぐことにもなる。

Q 6 ユマニチュード®とは，コミュニケーションのみの技法であるか。
（解答）　×：包括的コミュニケーションに基づいた技法であり，感覚・感情・言語によるケアである。

Q 7 パーソン・センタード・ケアとは，効率よくケアすることであるか。
（解答）　×：その人らしさをケアの中心に据えたケアである。尊厳が守られ，能力を活かして穏やかに生活できるよう支援することである。

Q 8 初期集中支援チームメンバーは，医師と看護師のみであるか。
（解答）　×：チームは，保健師，看護師，准看護師，理学療法士，作業療法士，歯科衛生士，精神保健福祉士，社会福祉士，介護福祉士などの国家資格保有の専門職 2 名，認知症などの専門医療の経験がある医師 1 名である。

■第7章■

健康レベル別にみた高齢者の看護

本章で学ぶこと ────────────

1　元気・虚弱高齢者への介護予防及び看護について理解する。
2　急性期及び回復期，慢性期にある高齢者の看護について理解する。
3　災害時，外来通院，入院入所する高齢者に対する看護について理解する。

1 元気・虚弱高齢者の看護（介護予防）

❏ 世界一の高齢社会日本が掲げた「健康日本21」

　高齢化率とは，65歳以上の人口が全人口の何％を占めるかというものである。わが国は2013年に25.1％となり，これは世界のどの国も達成しておらず，日本は世界一の高齢社会国となった。平均寿命においても，女性で86歳，男性で80歳を上回っており，現在の高齢者はさらに長生きできる可能性が高いといえる。

　その理由の一つに，日本は国民皆保険制度の存在や高齢者に対する医療制度が比較的整備されていること。さらには老人基本健康審査などの健康診断も広く実施されていることや健康増進や病気の早期発見，早期治療が充実していることがあげられる。また，日本の社会が比較的平等で，貧富の差が少ないことも長寿要因になっているかもしれない。

　このような背景のなか，わが国は健康寿命の延伸をめざし，2000年度から2012年度まで「21世紀における国民健康づくり運動」を「健康日本21」として取り組んだ結果，「日常生活における歩数の増加」や「糖尿病合併症の減少」については，悪化している結果となった。そこで，2013年度から2022年度までを期間とする「21世紀における第二次国民健康づくり運動」を「健康日本21（第二次）」として5つの方向性を示した（**資料7-1-1**）。[1]

　国が定める国民の健康づくり計画（計画期間：25年度〜34年度）は，「全ての国民が共に支え合い，健やかで心豊かに生活できる活力ある社会」をめざすべき姿とし，基本的な方向性として，①健康寿命の延伸と健康格差の縮小，②主要な生活習慣病の発症予防と重症化予防，③社会生活を営むために必要な機能の維持及び向上，④健康を支え，守るための社会環境の整備，⑤栄養・食生活，身体活動・運動，休養，飲酒，喫煙および歯・口

資料7-1-1　健康日本21（第二次）概要

○平成25年度から平成34年度までの国民健康づくり運動を推進するため、健康増進法に基づく「国民の健康の増進の総合的な推進を図るための基本的な方針」（平成15年厚生労働大臣告示）を改正するもの。
○第1次健康日本21（平成12年度～平成24年度）では、具体的な目標を健康局長通知で示していたが、目標の実効性を高めるため、大臣告示に具体的な目標を明記。

健康の増進に関する基本的な方向

①健康寿命の延伸と健康格差の縮小
  ・生活習慣の改善や社会環境の整備によって達成すべき最終的な目標。
  ・国は、生活習慣病の総合的な推進を図り、医療や介護など様々な分野における支援等の取組を進める。

②生活習慣病の発症予防と重症化予防の徹底（NCD（非感染性疾患）の予防）
  ・がん、循環器疾患、糖尿病、COPDに対処するため、一次予防・重症化予防に重点を置いた対策を推進。
  ・国は、適切な食事、適度な運動、禁煙など健康に有益な行動変容の促進や社会環境の整備のほか、医療連携体制の推進、特定健康診査・特定保健指導の実施等に取り組む。

③社会生活を営むために必要な機能の維持及び向上
  ・自立した日常生活を営むことを目指し、ライフステージに応じ、「こころの健康」「次世代の健康」「高齢者の健康」を推進。
  ・国は、メンタルヘルス対策の充実、妊婦や子どもの健やかな健康増進に向けた取組、介護予防・支援等を推進。

④健康を支え、守るための社会環境の整備
  ・時間的・精神的にゆとりある生活の確保が困難な者も含め、社会全体が相互に支え合いながら健康を守る環境を整備。
  ・国は、健康づくりに自発的に取り組む企業等の活動に対する情報提供や、当該取組の評価等を推進。

⑤栄養・食生活、身体活動・運動、休養、飲酒、喫煙、歯・口腔の健康に関する生活習慣の改善及び社会環境の改善
  ・上記を実現するため、各生活習慣を改善するとともに、国は、対象者ごとの特性、健康課題等を十分に把握。

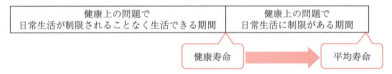

図7-1-1　健康寿命と平均寿命

腔の健康に関する生活習慣および社会環境の改善，の5つを定めている。
　これらの方向性を軸に，各区市町村では，健康づくりに関する意識や知識を行動につなげる取り組みをいっそう効果的にすすめるために取り組んでいる。特に重要な視点は，「ライフステージに合わせた取り組みの推進」，「健康づくりを始めるきっかけづくりと継続支援」，「市区町村の特性を踏まえ，さまざまな関係機関との連携」である。この視点を大切にし，健康寿命の延伸をめざしていく。健康寿命を延ばし，健康寿命を平均寿命に近づけることが重要なポイントである（図7-1-1）。

高齢者の日常生活と受療率が高い主な傷病およびフレイル

　高齢になると，健康寿命を延伸したい，障害をもっても自立した生活を送りたいと，誰もが願う。「平成28年国民生活基礎調査」の結果，65歳以上の高齢者の半数近くがなんらかの自覚症状を訴えている（有訴者率）。また，「平成29年版高齢社会白書」によると，65歳以上の高齢者の受療率が高い主な傷病をみると，外来では，「高血圧性疾患」，「脊柱障害」で，入院では，「脳血管疾患」，「悪性新生物（がん）」であった。

▶有訴者率
　人口1,000人当たりの「ここ数日，病気やけが等で自覚症状のある者（入院者を除く）」の数。

表7-1-1 フレイル評価基準

評価項目	評価基準
1．体重減少	「6か月間で2～3kg以上の（意図しない）体重減少がありましたか？」に「はい」と回答した場合
2．倦怠感	「（ここ2週間）わけもなく疲れたような感じがする」に「はい」と回答した場合
3．活動量	「軽い運動・体操（農作業も含む）を1週間に何日くらいしていますか？」および「定期的な運動・スポーツ（農作業を含む）を1週間に何日くらいしていますか？」の2つの問いのいずれにも「運動・体操はしていない」と回答した場合
4．握力	利き手の測定で男性26kg未満，女性18kg未満の場合
5．通常歩行速度	（測定区間の前後に1mの助走路を設け，測定区間5mのタイムを計測する）1m/秒未満の場合

注：1～2項目：プレフレイル，3項目以上：フレイル
出所：Fried, L. P., Tangen, C. M., Walston, J., et al. (2001): Cardiovascular Health Study Collaborative Research Group. Frailty in older adults: evidence for a phenotype, *J Gerontol A Biol Sci Med Sci*, 56, M146-56.

　介護が必要になった主な原因は，「認知症」が最も多く，次いで「脳血管疾患」，「高齢による衰弱」であり，要介護状態にならないための予防について強化すべき内容が明確になってきた。[4]

　ここで，注目しなければならないのが，高齢者の身体機能や認知機能が低下して虚弱となった状態「フレイル」である。フレイルは，要介護予備群として注目されており，健常な状態と要介護状態（日常生活でサポートが必要な状態）の中間の状態として，日本老年医学会が2014年に提唱した（表7-1-1）。多くの高齢者は健常な状態から，筋力が衰える「サルコペニア」という状態を経て，さらに生活機能が全般に衰えるフレイルとなり，要介護状態に至る。加齢にともなう身体機能の衰えは不可避的であるが，身体要素（サルコペニア，ロコモティブシンドローム），精神要素（うつ，認知症），社会要素（孤独，閉じこもり）に対して適切な介入がなされれば，要介護に至ることが予防でき，健常な状態に戻すことができるといえる。

介護予防がめざすものと介護予防促進の具体策

　介護予防とは，単に高齢者の運動機能や栄養状態といった個々の要素の改善だけをめざすものではない。むしろ，これら心身機能の改善や環境調整などを通じて，個々の高齢者の生活機能（活動レベル）や参加（役割レベル）の向上をもたらし，それによって一人ひとりの生きがいや自己実現のための取り組みを支援して，生活の質（QOL）の向上をめざすものである。[5]

　介護予防の具体策として，フレイルを防ぐことが重要である。基本は「運動」と「食事」で，筋肉を増やすために有酸素運動が必要とされており，空気の良い場所でのウォーキングを最低でも1日5000～6000歩を継続

すると筋力の低下を防げる。そして，レジスタンス運動（筋トレ）は筋肉量増加の効果がある。これは無酸素運動で，毎日行うのではなく週に1回程度でよい。セラバンドやダンベルなど用いて，呼吸がハアハアする程度に運動する。その際，数を逆から数えながら行うことで認知機能にも良い効果をもたらすため，指導プログラムに取り入れたい。また，フレイルを防ぐために，栄養状態が低下する前の食事面での早期介入も重要である。食事は，筋肉のもととなるタンパク質の摂取がポイントとなるが，高齢者は骨格筋におけるタンパク質合成が低下しているため，成人以上にアミノ酸の血中濃度を上げる必要がある。ただし，高齢者は腎機能障害をもつ人も多いため注意が必要である。性別を問わず体重1kg当たり1gのタンパク質を毎日食事からとることが望ましい。

これらの知識をもとに，地域の実情に応じて，保健センター，地域包括支援センター，訪問看護ステーション，健康づくり推進員などを活用し，課題に応じた専門職（保健師，看護師，管理栄養士，理学療法士，作業療法士など）が，対応の必要性が高い高齢者に対して相談や訪問指導などを実施することが必要である。

介護予防の目的を要介護状態の予防や改善とすると，その効果を検証するには長期間の介入が必要となり，介入内容の何が効果的であったのかがわからなくなる場合が多い。よって，アウトカムを一つずつ設定し，介入効果を確認しながら知見を集積していくことが重要である。

筆者らは，10年以上O市にて「死ぬまで元気」をめざし，住民主体型の介護予防介入研究を実施している。「とことん住民主体」であることがポイントで，リーダーの存在が長期継続のキーになっている。老年学の先進国である米国では高齢になっても心身の障害がなく，いつまでも自立した幸せな社会生活を送ることを「サクセスフル・エイジング（健やかな老い）」と呼び高齢者の望ましい老いの姿であると考えられてきた。そして，高齢者が長く貯えてきた生産的な側面をプロダクティビティ（productivity）と呼び，サクセスフルエイジング（健やかな老い）の必要条件の一つとして位置づけている。高齢者が住み慣れた地域で自分らしく生き抜き，最期を迎えることができるための支援が専門職者に求められている。

フレイルの診断基準について、日本では記憶力の低下なども考慮することが検討されている。

② 急性期にある高齢者の看護

❏ 急性期にある高齢者の特徴

近年，腹腔鏡下手術などの侵襲が少ない外科的治療が行えることで，高齢者でも安心して手術が受けられるようになってきた。しかし，加齢にともなう生理機能の低下や主疾患以外の疾患をもっていることによる予備力

の低下から合併症を引きおこしやすいことに注目しなければならない。これまで健康な生活を送っていた人に急激な健康状態の変化が生じ，その状態から身体が健康な状態へ戻ろうと生体反応をおこしている状態が急性期であり，多くの場合，診断がつき，適切な治療が行われることにより回復に向かうことができるが，高齢者の場合は身体の変化に加え，QOLを低下させないことも回復につながる重要なケアである。

急性期にある高齢者をケアする際，特に重要となる7項目[13]をあげる。

❶　心臓は老化しにくいが，血管の老化は要注意

血管は加齢による変化が大きく，詰まりやすく切れやすくなるため，心筋に問題がない場合でも冠状動脈に梗塞がおこることで心臓は正常に動かなくなる。つまり動脈硬化があることで血圧に影響をおよぼし，脳梗塞や心筋梗塞をおこしやすくしてしまう。

❷　呼吸機能は加齢により確実に低下する

呼吸筋力・胸郭弾力性の低下，肺のコンプライアンスの低下などによって，1秒率や肺活量が減少する。つまり肺の残気量が増え呼吸機能が低下する。また，咳嗽反射や嚥下反射，気道の繊毛運動が低下し肺炎をおこしやすい。

❸　加齢とともに緩慢になる腸の動きと反射

咽頭・口頭反射の低下により誤嚥が増える。また，胃腸の働きが緩慢になり消化液の分泌が減少する。さらには，腹筋の衰えもあり便秘になりやすい。

❹　老化によって腎機能は低下し，排尿に大きく影響する

加齢により糸球体機能が確実に低下する。動脈硬化や糖尿病があると，腎機能はさらに低下する。つまり，水・電解質異常，貧血が出現しやすい。また，尿の濃縮力が低下し，男女ともに残尿や尿失禁などの排尿障害がおきやすい。

❺　加齢により細胞内液が大きく減る

成人で体重の60％以上ある体液は，60歳を超えると45〜60％に減少し高齢者は脱水になりやすい。つまり水分を貯蔵する筋肉が減り脂肪が増えるため細胞内液が減少し，軽度の脱水でも意識障害など重篤化する場合もある。

❻　加齢により低下する免疫機能（生体防御）

皮膚や粘液の機能低下により，免疫低下をおこし病原体に感染しやすくなる。胸腺が退化しはじめ，リンパ球の働きが衰え，液性免疫も細胞性免疫も機能が低下する。よって，防御反応である熱も出にくくなり，感染から回復しにくくなる。糖尿病や低栄養が合併すると，日和見感染をおこしやすい。

❼　老化によりすべて衰える感覚器

涙腺の活動が低下し，目の乾燥が著しくなる。また，水晶体は弾力を失い老視になる。聴覚は，耳小骨が硬化し鼓膜から内耳への振動が伝わりにくくなるため，高音が聞き取りにくくなる。味覚では，特に塩味の感覚が

第7章■健康レベル別にみた高齢者の看護　241

表7-2-1　手術を受ける高齢者のアセスメント項目

①現病歴・既往歴・家族歴，②薬物の使用歴（薬の種類，相互作用，依存性など），③喫煙歴，飲酒歴，運動歴，アレルギー歴，④検査データ（呼吸機能，心機能，肝機能，腎機能，内分泌機能，栄養状態，電解質，凝血系，動脈血ガス，感染症（免疫）など，⑤日常生活動作（視力・聴力障害の程度，食事，排泄，清潔，運動，休息の自立度，食事の嗜好，生活習慣），⑥口腔内スクリーニング（う歯・義歯の有無，乾燥状態など），⑦病気，手術内容，手術の利点や問題点の理解度

低下する。深部感覚も低下するため，身体のバランス保持が難しくなり事故が増える。また，女性は閉経後のエストロゲン低下で骨粗鬆症，心臓血管系疾患に罹りやすい。

❏ 手術療法を受ける高齢者の援助

前述したように，高齢者は加齢によって全身の機能低下があり，予備力も落ちている。さらには，複数の疾患をもっている可能性もある。このような高齢者に手術や麻酔という身体に大きな侵襲が加わることで，全身状態が悪化したり術後の合併症で回復が遅れることも予測しなければならない。また，このまま死ぬのではないかという手術そのものに対する不安も大きい。

よって，手術を受ける前に高齢患者の状態を正確にアセスメント（表7-2-1）することが重要であり，情報を収集する際は，聴力や視力の低下を十分考慮し，工夫する必要がある。場合によっては家族に確認をすることも重要である。

高齢者が手術を受けた後は，順調に回復し，1日も早い退院が望まれる。そのためには，術後に予測される合併症と問題点を明らかにして，手術前に行う訓練や説明が重要である。

・呼吸訓練：腹式呼吸，深呼吸，口すぼめ呼吸の練習，痰排出のための咳の仕方，最も重要なことは早期離床であることを説明する。
・口腔ケア：ブラッシング方法や義歯の手入れ方法，口腔内を湿潤させ保清できる口腔ケア用品の準備。
・運動訓練：病院環境内を説明し，転倒しないためのバランスのとり方や歩行方法，車いす操作の練習。
・感染予防：禁煙のすすめ，うがい・手洗いの方法と重要性の説明。

❏ 急性期の高齢者への援助

高齢者が，肺炎，尿路感染，敗血症，栄養失調，脱水，血栓，心不全，高（低）血圧，誤嚥，イレウス，消化管出血などをおこすと，急性疾患となり，適切な医療が施されないと生命に関わる重篤な状態となる。よって，急性期をケアする医療従事者の役割は，高齢患者の病名，症状，特徴を踏まえ，迅速でタイムリーなケアを行うことが大切である。

内科疾患の急性期治療目的で入院した高齢患者は，せん妄を発症する可能性がある。その理由は，環境の変化，感覚過剰または遮断，不動，身体拘束（治療的安静指示身体拘束具の使用など），身体的ストレス（不快症状，不眠，便秘，排泄方法の変更），心理的ストレス（不安，緊張，不満，圧迫感など）などである。せん妄は，高齢患者の回復促進の妨げになるため，できるかぎり発症しない対応が求められる。高齢者のせん妄発症の予測において，身体・認知機能だけでなく，入院治療にともなう食事，排泄，睡眠などの日常生活パターンの変化，およびそれらの変化に対する高齢者の知覚や反応についてアセスメントし，看護介入を講じることが，せん妄発症の予防となる可能性が示唆されている。[15]

　高齢者のせん妄は，認知症との鑑別が重要視される。実際は両者が併存している例がしばしばあり，認知症のなかでも脳血管障害をともなうタイプはせん妄を併発しやすい。また，認知症にせん妄が併存していると，BPSD（周辺症状）が重篤になるため，せん妄を診断して治療介入することで介護負担の軽減につながる。[16] せん妄は認知症と間違われやすいが，せん妄は意識障害があり，急激な発症，日内変動（夜間に悪化することが多い）があるのが特徴である。せん妄または認知症症状発症時のケアとして，まずは原因となる直接因子を検索し，原因に対する治療が優先される。せん妄が疑われる場合は，薬剤が原因と考えられることがあり，原因薬剤の変更・中止が行われる。看護師のケアとして大切なことは，ゆっくりとした声で話しかけ，落ち着いた態度で接することである。患者にとって「顔なじみの看護師」になることが重要で，安心感を与えるケアの提供が望まれる。

　せん妄症状の判断指標には多くのツールがあり，スクリーニングツール，診断ツール，重症度判定ツールを使い分ける必要がある。ここでは，現場の看護師が使いやすいツールとして，せん妄スクリーニング・ツール（DST）（資料7-2-1）を紹介する。[17]

　医療の中心は患者である。急性期医療を提供する場では，高齢者の望む医療が提供されているだろうか。病状の説明や治療に関する情報提供は家族を中心になされ，高齢患者よりも家族の意向が尊重される場合がある。高齢者にとって，意思表示できる機会が少なかったり，医療行為に関する情報が周知されない場合もめずらしくない。高齢患者にとって望まない医療提供であった場合，払われる代償はあまりにも大きいことを覚えておく必要がある。

　急性期のような一見慌ただしいだけの現場に感じ取られる場面においても，患者との信頼関係は非常に大切である。むしろ，急性期の患者は，医療者に自分の生命を託している状況でもあるため，安心して治療を受けられるように，信頼関係を築いていきたい。

第7章■健康レベル別にみた高齢者の看護　243

資料7-2-1 せん妄スクリーニング・ツール（DST）

検査方法

1) 最初に、「A：意識・覚醒・環境認識のレベル」について、上から下へ「①ある」「②なし」についてすべての項目を評価する。
2) 次に、もしA列において、ひとつでも「①はい」と評価された場合「B：認知の変化」についてすべての項目を評価する。
3) 次に、もし、B列において、ひとつでも「①はい」と評価された場合「C：症状の変動」についてすべての項目を評価する。
4) 「C：症状の変動」のいずれかの項目で「①はい」と評価された場合は「せん妄の可能性あり」、ただちに精神科にコンサルトする。

※注意：このツールは、患者面談や病歴聴取、看護記録、さらに家族情報などによって得られる全情報を用いて評価する。
さらに、せん妄の症状は、一日のうちでも変転するため、DSTは、少なくとも24時間を振り返って評価する。

患者さん氏名　　　　　　　　様（男・女）（年齢　歳）　　身体疾患名　　　　　　　　　　　　　検査年月日　　年　月　日

A 意識・覚醒・環境認識のレベル

現実感覚

夢と現実の区別がつかなかったり、ものを見間違えたりする。たとえば、ゴミ箱がトイレに、寝具や点滴のビンが他のものに、さらに天井のシミが虫に見えたりするなど。
①ある　　②なし

活動性の低下

話しかけても反応しなかったり、会話や人とのやりとりがおっくうそうにみえたり、視線を避けようとしたりする。一見すると「うつ状態」のようにみえる。
①ある　　②なし

興奮

ソワソワとして落ち着きがなかったり、不安な表情を示したりする。あるいは、点滴を抜いてしまったり、興奮し暴力をふるったりする。時に、沈静処置を必要とすることがある。
①ある　　②なし

気分の変動

涙もろかったり、怒りっぽかったり、焦りやすかったりする。あるいは、実際に、泣いたり、怒ったりするなど感情が不安定である。
①ある　　②なし

睡眠―覚醒のリズム

日中の居眠りと夜間の睡眠障害などにより、昼夜が逆転していたり、あるいは、一日中、明らかな傾眠状態にあり、話しかけてもウトウトしていたりする。
①ある　　②なし

妄想

最近新たに始まった妄想（誤った考えを固く信じている状態）がある。たとえば、家族や看護師がいじめる、医者に殺されるなどと言ったりする。
①ある　　②なし

幻覚

幻覚がある。現実にはない声や音が聞こえる。実在しないものが見える。現実的にはありえない、不快な味やにおいを訴える（口がいつも苦い・しぶい、イヤなにおいがするなど）。体に虫が這っているいるなどと言ったりする。
①ある　　②なし

B 認知の変化

見当識障害

見当識障害（時間・場所・人物などに関する認識）障害がある。たとえば、昼なのに夜だと思ったり、病院にいるのに自分の家だと言うなど、自分がどこにいるかわからなくなったり、看護スタッフを孫だと言うなど、身近な人の区別がつかなかったりするなど。
①ある　　②なし

記憶障害

最近、急激に始まった記憶の障害がある。たとえば、過去の出来事を思い出せない。さっき起こったことも忘れるなど。
①ある　　②なし

C 症状の変動

現在の精神症状の発症パターン

現在ある精神症状は、数日から数週間前に、急激に始まった。あるいは、急激に変化した。
①ある　　②なし

症状の変動性

現在の精神症状は、1日の内でも出たり引っ込んだりする。たとえば、昼ごろは精神症状や問題行動もなく過ごすが、夕方から夜間にかけて悪化するなど。
①ある　　②なし

せん妄の可能性あり

© 医学出版

出所：町田いづみ他（2003）：せん妄スクリーニング・ツール（DST）の作成，総合病院精神医学，15(2)，150-155.

3 回復期にある高齢者の看護

　回復期にある高齢者は，脳血管疾患や転倒，骨折などで治療を受け，必要な薬物治療やリハビリテーションをしっかり受けて，急性期を脱して回復過程にある人である。望ましい身体的な状況としては筋力の維持・向上など日々改善していき，多くの人はリハビリテーションに意欲的に取り組み，改善に向けてすすんでいる状況である。

　以下，リハビリテーションを受けている高齢者の看護，回復期にある高齢者に必要な看護について記述する。

　回復期にある高齢者に看護が必要となる状況として，リハビリテーション効果が十分でなく回復していく過程が遅延するいくつかの場合について示す。

◻︎ 退院後のゴールが不明確で不安が増強する

　退院後は，家に帰ることができるのか，家に帰れないとしたら施設に入るのかなど退院後のことを考えることによって不安が増強する状況もある。退院先は，家族の受け入れ体制やその後の調整によって，在宅，介護老人福祉施設等となる。退院先によって治療やリハビリテーションの目標は異なることもあり，それに合わせて，入院とともに退院調整がはじまる。発症前の状態をめざしたリハビリテーションの目標を設定することが多いと考えられるが，その経過は入院目的となっているもの以外の疾患や症状の状況やリハビリテーションの進行状況により異なる。多職種間での情報共有を確実に行い，入院中に必要な治療やケアが受けられるように支援していくことが求められる。しかし，退院先がいずれになろうとも，高齢者がその後の人生において何を望んでいるかを把握し，意思決定支援，思いに寄り添ったケアが何よりも大事になる。家族に遠慮して家に帰りたいのに負担をかけたくなくて本当の気持ちを言えない高齢者もいるため，その思いを的確に把握することが重要である。

　また，現在，高齢者や家族の思いに着目した地域包括ケアが推進されている。図7-3-1に示すように，在宅復帰をめざした地域包括ケアシステムにおける構成要素において，本人・家族の選択と心構えは特に重要視されている。

　80歳代，女性，Ａさんの事例を示す。脳梗塞の再発作があり，後遺症として右上下肢の麻痺があった。右手が利き手のＡさんは以前から得意としていた料理を退院後もしたいと希望していた。薬物療法，リハビリテーションを受けながら，病棟内では利き手交換できるように支援された。これらは麻痺があっても最大限Ａさんの希望を叶えられるよう本人・家族の選択と心構えを重視したかかわりとなる。

第7章■健康レベル別にみた高齢者の看護　245

図7-3-1 地域包括ケアシステムにおける構成要素

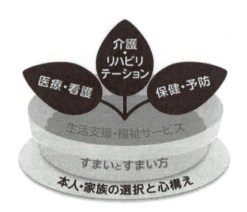

出所：三菱UFJリサーチ＆コンサルティング（2016）：地域包括ケアシステム構築に向けた制度及び
サービスのあり方に関する研究事業報告書　地域包括ケアシステムと地域マネジメント，15.

❏ リハビリテーションの意欲が低下する

　入院前から同居していた家族との関係性が良く，意欲的にリハビリテーションに取り組み，順調な経過をたどって退院していく高齢者ばかりではない。今後のことが心配で意欲的になれなかったり，リハビリテーションに集中できない高齢者もいる。家族の受け入れや家族関係が悪いなどで退院後は独居で日常生活のすべてを自分でしなければならないとき，受傷前の状態まで回復できるのだろうか，再度転倒したらどうしようなどと，心配，不安がある状況も考えられる。

　このような状況にあっては，傾聴や相手の立場に立って相談にのることが求められる。また，退院後の不安軽減のためにも，退院が近くなってくると，退院後に在宅療養となる高齢者の場合は，多職種で協力しながら在宅環境の確認を行う。高齢者が退院後に何をしたいのかそれが実現できるのか，転倒の危険性がある場所などを確認し具体的に生活環境を整えることが必要である。そのことで，安全で安心な生活が想定でき，安心してリハビリテーションにも取り組むことができると考える。

　また，リハビリテーションがすすむなかで筋肉痛が生じ，リハビリテーションをすると痛みが発生するなどと痛みの意味がとらえられず，拒否的な反応を示す高齢者もいる。痛みなどのいろいろな反応がよいことなのか，良くないことなのかということを明確に高齢者に伝えて，意欲低下が生じないように支援していくことも必要である。

❏ 転倒・転落リスクがある

　回復期は，急性期を脱し，治療やリハビリテーションを受けるなかでさまざまな身体機能が向上していくが，そのとき最も避けたいのは転倒，転落である。機能が向上していくことで，もっとがんばろう，このくらいできるだろうと思い，行動することが危険につながる時期である。安静度にしたがって，ナースコールを活用しながら，安全に日常生活を送ることが

できるように支援していく必要がある。再転倒がおこるたびに，ADLや IADLの低下が考えられるため，転倒の原因や誘因，転倒恐怖症などに配慮しながら対応していくことが求められる。

　また，認知症とは診断されなくても認知機能の低下がみられる状態で在宅での独居生活を送る高齢者もいる。入院中そして退院後に日常生活で支援は必要か，薬物管理をどのように行っていくかということは特に考える必要がある。それとともに，入院中は，転倒・転落予防をする必要があるが，認知機能の低下があることで移乗や移動する際にナースコールを使用せずに対応することがある。十分に活用されればナースコールは有効なものであるが，高齢者のおかれている状況によってはナースコールではなく，頻回な訪室を行うというケアスタッフによる心配りと確実な協力体制を整えていく必要がある。

❏ リハビリテーションによる疲労感が生じる

　疾患や症状，障害によっても異なるが，理学療法，作業療法，言語療法と多くのリハビリテーションを受けている高齢者には疲労感に配慮しなければならない状況がある。これには，年齢や夜間の睡眠状況も影響して，疲労感からの回復が遅延する高齢者もいる。夜間に熟睡できていない人では，その疲労感は強く表れる，リハビリテーションに集中できない状況が懸念される。

　リハビリテーションを集中して受けることができるように，そして，過度な疲労感がある状況とならないように支援する必要がある。夜間睡眠をしっかりとることができるように日中にリハビリテーションを含む活動を取り入れ，終了直後には適度な休憩を取ることが必要である。疲労感に配慮しながら，活動と休息のバランスをとることが求められる。日々続くリハビリテーションを継続していけるような働きかけが必要である。

❏ 回復期にある高齢者に必要な看護

　高齢者もリハビリテーションを行うことで，受傷前の状態まで回復したり，麻痺などの障害が残っても支援やサービスを受けながら在宅復帰できる可能性がある。そのために重要なことは高齢者本人がどうしたいのか，その思いを十分に把握するということである。家に帰りたいのかはもちろんとして，家に帰って何をしたいのか，今後どのように，誰と共に生きていきたいのかという人生そのもの，生きがいともなることである。高齢者の思いを実現させ，いきいきと生きていくことをめざすために生活機能が維持・向上できる方向性で支援を考えていくことが重要である。この生活機能の維持・向上により，状況に合わせて生活の再構築をすることが可能となると考える。

　しかし，家族の受け入れ意思がない場合には，在宅復帰が困難である場合もあるため，家族の思いも把握しながら，家族の負担感を軽減することも必要である。また，情報を多職種間で共有していきケアに活かすという

ことが求められる。思いを把握するとともに，その思いをどのように実現させるか，必要に応じて多職種がケアをしたり，連携が有効である。

生活機能の維持と向上のためのアセスメント

　回復期にある高齢者の生活を支えていくには，包括的に幅広く高齢者の状況をとらえて，高齢者のできないこと，できていること，していること，したいけれど今はしていないことなどを把握する必要がある。それにはまず，残存機能を引き出すこととともに，高齢者の生活を幅広くアセスメントすることが求められる。

　高齢者の生活をとらえるためのツールとしては，International Classification of Functioning, Disability and Health（以下，ICF）が適していると考える。これは障害に関する分類としてWHOで2001年に採択されたものである。ICFは，フィジカルアセスメントの結果を含み心身面を網羅している心身機能・身体構造とともに，活動・参加をとらえることで幅広く健康状態を支援していこうとするときに適している。さらには，環境因子とともに，年齢，性別，生活史などの個人因子が影響している。ICFは老年看護を考えていくうえでは，高齢者を幅広く生活機能という視点でとらえていくものであり，臨床，教育の現場で多く用いられている。

生活機能の維持と向上のための具体的支援

　高齢者がいろいろな疾患や症状，障害をもちながらもこの先をいきいきと生きていこうとするとき，生活機能の維持と向上は欠かせないものである。そのために，最も大切なことは，高齢者がどのような人生を歩んでいきたいか，この先の人生で何が実現すると幸せかという高齢者の思いをしっかりと受け止め，それを実現するように支援していくことであると考える。

　それには，脳血管疾患や骨折を繰り返すことは身体機能が格段に低下する要素となり，これら疾患や症状の悪化予防をしていくことが重要である。この予防をしていくには，これまで継続してきた生活習慣を変えなければならないこともある。たとえば，寝る時間が変動している人が一定の睡眠時間を確保するためにもっと早く寝るようにしたり，喫煙していた人は禁煙が必要となるなどである。長くしてきた生活習慣を変えるためには，高齢者が納得するように支援する必要がある。なぜ，その生活行動をとってきたのか，そのことでどう思っているのかをしっかり確認することが必要である。行動変容の必要性があるとしても，高齢者本人が納得できないままに指導したならば，それは効果的に行われることはない。その行動自体が間違っていても，なぜ間違っているのかを理解し，そのうえで高齢者自身が行動変容することを選択できたならば，継続することができると考える。

　そして，退院後，安定した状態を維持していくには必要な治療行動としてのセルフケア行動を高齢者自身がとることができることが求められる。

通院行動，服薬行動，必要な食事療法や運動療法が続けられることなどが含まれる。安全に重点をおき，セルフケア能力が維持・向上できるよう，高齢者が意欲的にリハビリテーションに取り組めるように支援する必要がある。

　また，家族と同居している高齢者は，家族との関係性が良ければ，自分でできることはして，必要に応じて家族から支援を受けて生活することができる。家族が介護方法を実践できるように看護師が教育的に働きかけることで，家族の心身ともに負担を軽減することにつながる。たとえば，退院前に衣服の着脱，おむつ交換などを実際に家族が看護師とともに行うことで高齢者の麻痺などの症状に合わせて，高齢者本人の自立状況に合わせたケアを実施できるようになるなどである。

　生活意欲を高め，心身の安定に必要とする治療行動や生活行動をとり続けられるように支援していくことが求められる。

🔲 家族への支援

　家族関係がいかに良好であろうとも，療養が必要な高齢者を支えていこうとすれば家族には身体的，心理的側面の負担がある。高齢者の思いとともに，家族の思い，家族が高齢者とともに，今後の人生をどのように生きていきたいかなどを把握する必要がある。また，高齢者がリハビリテーションを行ってどのような状態にあるかや，介護しながらの生活を送れそうかなどを具体的に聞いていく必要がある。そして，介護保険などの必要なサービス，そのサービスを活用するための手続きを具体的に示しながら，高齢者とともに家族の生活を考えていく必要がある。

🔲 多職種連携

　入院の目的となっている疾患や合併症の外科的，薬物的治療をすすめつつ，リハビリ職員によるリハビリテーションを行い，フィジカル的な効果を客観的に評価していくことが必要である。さらには，病棟内においても，日常生活の動作はすべてリハビリテーションであるととらえ，たとえば，口腔ケアは活動範囲を拡大していくために食堂でするのではなく洗面台まで移動して行うなども看護職員，リハビリ職員や介護職員と情報共有してケアを行うことは重要である。多職種のなかにはケアマネージャーも含まれており，介護保険や社会資源の活用に関する情報提供をする。

　また，多職種連携実践能力を高めるために，藤田は専門職連携教育，同職種間のサポート，多職種とのディスカッションやコミュニケーションの機会の必要性を示している[18]。高齢者の生活の質向上のため，思いに寄り添った在宅生活に向けた支援をしていくためには，多職種連携が効果的に活用されることが求められる。

第 7 章■健康レベル別にみた高齢者の看護　249

4 慢性期にある高齢者の看護

❏ 慢性期にある高齢者の看護

　慢性期にあるとは，循環器や呼吸器等の疾患に対して治療を受けながら，病気とともに生きている状況である。身体的な状況や環境が整えられることで安定して，毎日を送ることができている高齢者も多くいる。定期的に通院して必要な薬物治療などを受け，通院そのものが日常のなかの活動，身体的な運動，他者との語らいがあるなどで社会性を発揮する場ともなっている高齢者もいる。

　しかし，慢性期とはいいながらも，高齢者の場合，薬物の服用が適切に行われていなかったという治療的要因，急に寒くなるなどの環境的要因によって，増悪する可能性もある。嶋田は，慢性心不全患者の再入院を繰り返す原因として，塩分や水分制限および内服の不徹底，過負荷での運動など自己管理不足を示している[19]。また，一つの慢性期疾患だけではなく，複数の疾患や症状がある高齢者も多くおり，それにともなって，多くの薬物治療を受けていることもあり，増悪する可能性とともに，その後の回復が難しい場合もある。したがって常に悪化予防に努め，自己管理していけるような知識や技術について教育的かかわりが求められる。

　亀井は慢性疾患の分類として穏やかな経過をたどる，寛解・増悪を繰り返す，などの4種を示している[20]（表7-4-1）。そして，生活習慣病として位置づけられるものなど，いずれも高齢者におこりうる状況を指している。高齢者の場合，非定型的な症状を示す，自覚症状が乏しい，複数の疾患を同時期に有するなどの特徴がある。表7-4-1には，経過のパターンも示してあるが，いずれのパターンにおいても，確実かつ根拠のあるフィジカルアセスメントとともに，高齢者の思いを把握して，高齢者の自立心や意欲を高めることに着目した個別性のある看護が求められる。

❏ 悪化予防

　慢性的な疾患をもち続け，それとともに日常生活を送っている高齢者のなかには，運動，食事，睡眠などの生活習慣に配慮して気をつけている者もいる。しかし，反対に，自分の生活は良くないとは思っていても改善できず，そのことに罪悪感をもち続けている高齢者もいる。長年の生活習慣では，糖尿病があっても甘いものを食べることはやめられない，高血圧があって薬物療法をしていても塩蔵物が好きでやめられないなど，高齢者のなかには生きがいに近いものも含まれている。また高齢者のなかには，その生活習慣をしないとよくないことがおこりそうだなどと続けることに意義を見出している人までいる。

　しかし合併症を引きおこしては，生活の質そのものが著しく低下するこ

表7-4-1　慢性疾患の分類一覧

	暖やかな経過をたどる慢性疾患	寛解・増悪を繰り返す慢性疾患	進行性の慢性疾患	多様な経過をたどる慢性疾患
病状の経過	生活習慣病が含まれているように，生活習慣の改善により，経過を緩やかにすることが可能となる	急性増悪や寛解を繰り返すことにより，病状が進行する	徐々に進行する。高度に進行すると重度の生活障害や生命の危機に陥りやすい	がん種，病期，病理学的判定，治療状況などにより，多様な経過をたどる
代表的な疾患	糖尿病 脂質異常症	心疾患 慢性呼吸器疾患	肝硬変 慢性腎不全	がん
主な治療	・食事療法 ・運動療法 ・薬物療法	・薬物療法	・食事療法 ・対症療法 ・透析療法	・手術療法 ・化学療法 ・放射線療法
主な目標	・生活習慣の改善 ・病状コントロールのための薬物療法 ・合併症の予防 ・合併症による生活習慣の支障の調整	・病状コントロールのためおよび急性増悪を寛解するための薬物療法 ・病状に適応した生活をするためのリハビリテーション	・生活習慣の改善 ・症状コントロール ・病状の進行に合わせた生活習慣の調整	・治癒をめざした治療 ・再発・転移予防，早期発見 ・治療の完遂 ・症状緩和
経過に影響する主要因	合併症	急性増悪	病状の進行	治療効果 有害反応
病みの軌跡の特徴				

出所：飯岡由紀子（2016）：慢性期における看護，亀井智子編者，老年看護学① 老年看護学概論・老年保健（新体系看護学全書），165，メヂカルフレンド社.

とにつながるため，高齢者それぞれの価値観を重視する必要があるが，疾患が悪化することは避けたいものである。長年続けてきたことを高齢者が改善するには，高齢者の考えを十分に把握することがまず必要である。高齢者のなかには，「おいしいものを食べられなくなったら，寂しい気持ちになる」という人もいる。人生のなかでなくてはならないもの，そして，どういう状態で生きていきたいのかについて傾聴する。

そのうえで，今の疾患や症状の程度，今の生活における疾患や症状を悪化させる原因，治療的な行動がとれているのか，疾患や症状や必要なサービスとして知識は十分にあるかなどを把握する必要がある。

❏ 悪化したときの対応

高齢者は自覚症状が乏しく，高齢者本人から訴えがあった時点ではかなり重症化している状況もある。医療職者はさまざまな疾患や症状の典型的な状態や判断方法を理解しておくとともに，対象が高齢者である場合には，非典型的な出現のあり方もあることを十分に理解してケアを行う必要がある。それとともに，高齢者本人には，どういう状態や予兆があれば，救急車を呼んだり，通院している病院に連絡をする必要があるかということを

第7章■健康レベル別にみた高齢者の看護　251

普段からわかっていることをめざした教育的かかわりが求められる。その際，高齢者の感覚機能や理解力に合わせて，必要なときには，わかりやすい図や表でまとめられたパンフレットなどを活用することが有効である。

　そして，遠慮がちで気遣う人も高齢者のなかには多くいるので，ひとつ，ひとつ，伝えたことをどのように把握して，理解できたかを確認しながらすすめていくことが重要である。知識を伝達するとしても，一度に多くのことを100％理解することは困難であるため，特に重要なことを伝えて，その後に生活のなかで実践しながら確認していく段階的なすすめ方も良いと考える。疾患や症状が悪化したときに対応できるという安心感をもって生きていけるようにする支援が必要である。

❏ セルフケア能力の維持・向上

　今できていることを継続してできるようにするには悪化を予防し，そのためにも普段の高齢者の状態を知り，その範囲を逸脱したとはどういう状態かを個別的に把握し，判断する必要がある。また，できないことばかりではなく，できていることにも着目していくことが高齢者のもてる力を活かした看護につながる。それは，薬物治療の自己管理，服薬行動，日常生活におけるセルフケア等のような幅広いものとなり，高齢者の生きがいを実現する方向性が求められる。悪化予防，セルフケア能力の維持や向上には，治療行動とともに，運動や適切に飲食するなど継続した取り組みが効果的である。安定した生活を継続させるためには，治療行動，日常生活行動等において，本人が理解し，納得し，長く実施し続けられることが大事である。

　また，疾患や症状，それにともなう治療の知識や必要な治療技術について，高齢者本人とともに家族も協力していただくことによって高齢者の安心した生活が実現できると考える。その際は，家族の思いや負担感を考慮して対応することで，安定した生活の継続を可能とすることができるのではないかと考える。

⑤ 災害時における高齢者の看護

❏ 避難・誘導方法

　わが国は自然災害の多い国である。2011年3月11日発生の東日本大震災はマグニチュード9.0の大規模の地震であり，多くの死者が出た。内田らの調査では，大地震発生時の認知症高齢者に効果的であった避難行動を明らかにしている。それによると，「安心させる声かけ，わかりやすい簡潔な指示や説明，共有スペース等に集まるなど屋内集合と待機，屋外避難，テーブルの下に身を隠す，頭部の保護，手引き歩行での誘導等[21]」であった。

　高齢者は認知機能や身体機能の低下により，とっさに判断し，すばやい

避難行動がとれない。また，災害の大きな変化に恐怖や混乱が生じ，せん妄や不安発作等がおきやすい。看護師は高齢者の心身の状態を判断し，それに応じた避難誘導を迅速に行う必要がある。必ずしも屋外に避難することが賢明とはかぎらない。災害の程度により屋内待機がよい場合もある。頭部を保護する場合でも，布団を被る，テーブルの下に隠れる，ヘルメットをつけるなどいろいろな方法がある。たとえば，防災頭巾は高齢者にとってなじみがあり，そのためすぐに着用できることもある。災害の種類や程度に応じて，その場にある物を使って臨機応変に対応する。

また，災害は予測できるものと突然発生するものがある。どちらのケースに対しても看護師はおこりうる災害を想定して，多職種にも働きかけて，日ごろから避難訓練を行い，高齢者の誘導法を熟知し，医療材料や食品や物資等の備えをしておく。

◻️ 避難所での生活と健康の維持

慣れない避難所での生活はストレスがかかり，高齢者は特に心身の健康を損ないやすい。また，災害直後だけでなくその後も継続して健康状態が低下しやすい状況にある。櫻井・内田は，「認知症のレベルが中等度の障害をもつ高齢者は大震災時恐怖で怯え，6か月経っても状態が悪化している者が多かった」と報告している。災害時だけでなく，被災した高齢者はその後も継続して適切なケアが必要となる。

災害後に発生する精神疾患のうち重要であるのは急性ストレス障害（ASD：acute stress disorder），心的外傷後ストレス障害（PTSD：post traumatic stress disorder）といわれる。災害直後に生じるASDでは頻脈，発汗，パニック発作，抑うつ，不安，絶望感が生じる。また，ASDからPTSDに移行することもあり，孤立や無反応，アンヘドニア（喜びの消失），侵入的な回想（フラッシュバック）等の症状に高齢者および家族は悩まされる。看護師は災害直後からその後も継続してケアが受けられるよう体制を行政等にも働きかけていく必要がある。看護師は多職種チームと連携し，被災者の心身に対するケアに取り組んでいくが，看護師自身も被災者である場合，自身や家族についての大きな心配や不安を抱えているだろう。ケアする側として大きな責任感をもちつつも，ローテーションを組んで睡眠や休憩が確保できるよう健康管理に務める。

看護師は被災者全体に目を配りながらも，トリアージを行い，ハイリスク者を優先して看護を行い，必要時，医療機関に搬送する。また，高齢者の健康状態だけでなく，避難所やその後の生活環境にも気を配る。避難所では限られた物資や居住スペースの中でも，共同生活ができるだけ安全・安楽になるように工夫する。また，感染症が蔓延しないようにその予防法の徹底に努める。実際の福祉避難所における援助の一部を以下に示す。

・馴染みのある声かけをする：不安定な状態が続くので絶え間なく温かい声かけをする

・話をよく聴き，ボディタッチ：不安を傾聴し，マッサージをやさしく行

➡️ トリアージ
　患者の重症度に基づく治療の優先度を決定して選別すること。

➡️ 福祉避難所
　災害時に，要配慮者（高齢者，障害者，乳幼児など特に配慮を必要とする人）を滞在させ，必要な支援や助言を受けられる2次避難所のこと。

う
- プライバシーの保護：着替えや就寝等に必要な広さの仕切りを行う，個室を用意
- 一日の流れを感じられるように工夫：昼間と夜間の区別ができるように照明や音等の環境調整
- トイレや入浴の場所を工夫する：場所や臭気，衛生面に配慮する
- 感染症対策：ノロウイルスやインフルエンザ等の蔓延に注意，手洗いやうがいを徹底する
- 体を動かす機会を作る：日課にラジオ体操等を取り入れる
- 関係機関との連絡調整：災害情報をリアルタイムにキャッチし，行政やボランティア等の連絡調整を行い，力を借り，家族知人の安否確認と共に一日も早く元の生活に戻れるようにする

6 外来通院をする高齢者の看護

□ 外来受診する高齢者の特徴

　急速にすすむ高齢化や慢性疾患患者の増加，在院日数の短縮化，在宅医療の推進により，疾病をもちながら地域で生活し外来受診する患者は増加している。外来受診者のうち，65歳以上の高齢者が占める割合は高い。外来看護師は，患者が安心して円滑に診察を受けることができるように診療の補助，自宅や施設での生活への影響も考慮し支援する役割が求められている。

　外来受診時の高齢者は，高血圧・糖尿病・心不全など複数の慢性疾患や合併症，そして，近年では認知症をもつ者も多く，治療・生活上の複雑な困りごとをもっている。しかし，困りごとを頭の中で整理し，他者に上手く伝えることができない場合もある。外来看護師は，短時間のかかわりの中で，本人の言葉やバイタルサインや顔色・表情，歩行状態，待ち時間の様子（座っているか，横になっているか），付き添い者との関係性（本人との距離間や会話の様子）などを観察し，心身の状態や治療・生活上の困りごとをとらえていく。また，高齢者は病気の進行や新たな病気が発見され，告知されることに対する不安や苦悩を抱えている。なじみのない環境や受付や看護師などの多職種の対応に緊張している者もいる。認知機能が低下した者の場合は，本人は受診の必要性を感じておらず，対応に困り果てた家族によって無理に連れてこられることに怒りを感じている者もいる。そのため，看護師は瞬時に患者の特徴をとらえ，優先順位を考慮しながらも，接するときには，ゆっくり落ち着いた態度で接するように心がけ，笑顔で視線を合わせ対応する。

　加えて，高齢者は複数の医療機関に通院，介護サービスを利用する場合も多い。診察前には診療録やお薬手帳などで，病状や検査・投薬の情報を

図7-6-1　外来診察の流れと看護師による観察

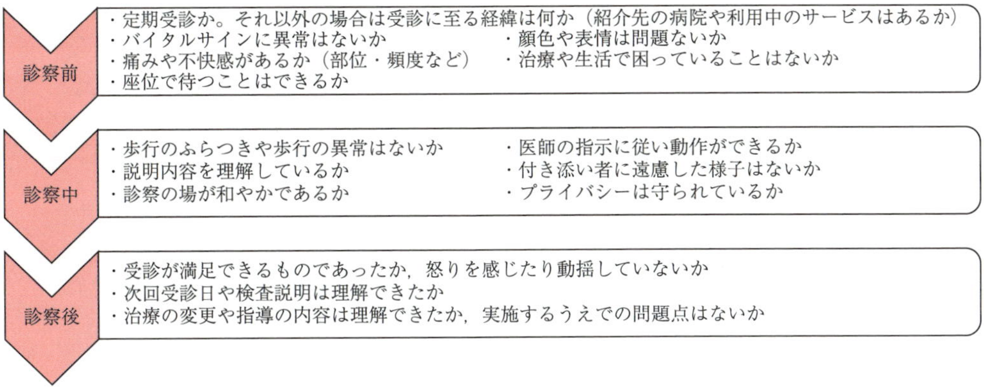

診察前
- ・定期受診か。それ以外の場合は受診に至る経緯は何か（紹介先の病院や利用中のサービスはあるか）
- ・バイタルサインに異常はないか　　　　　　　　・顔色や表情は問題ないか
- ・痛みや不快感があるか（部位・頻度など）　　　・治療や生活で困っていることはないか
- ・座位で待つことはできるか

診察中
- ・歩行のふらつきや歩行の異常はないか　　　・医師の指示に従い動作ができるか
- ・説明内容を理解しているか　　　　　　　　・付き添い者に遠慮した様子はないか
- ・診察の場が和やかであるか　　　　　　　　・プライバシーは守られているか

診察後
- ・受診が満足できるものであったか，怒りを感じたり動揺していないか
- ・次回受診日や検査説明は理解できたか
- ・治療の変更や指導の内容は理解できたか，実施するうえでの問題点はないか

出所：宮崎和子監修／水戸美津子編（2009）：高齢者（看護観察のキーポイントシリーズ　改訂版），272，中央法規出版を参考に著者作成。

得ることや利用しているサービスを把握することも必要である。

❏ 診察時の援助

　診察時には，名前や整理番号を呼び診察室へ迎え入れる。そのときには，患者がスムーズに立ち上がり一人で歩き診察室に向かうことができるか，ふらつきや振戦などはないか，車いすの使用や付き添い者の支援が必要であるか，聴力や視力・歩行などにこれまでと異なることはないかを観察し，必要な介助を行う。

　診察時のコミュニケーションが円滑であると，医師の問診や検査もスムーズにすすむ。しかし，高齢者は医療者へ遠慮をしてしまい伝えたいことを十分に伝えられない場合も多い。医師からの病状説明では，早口で内容を聞き取ることができない場合や理解が乏しいこともある。外来看護師は，医師の説明が理解できているかどうかを観察し，状況に応じて患者と医師間の橋渡しを行い，代弁や説明内容を嚙み砕いて伝えるなどの支援をする。そして，診察の場が和やかで話しやすい場となるような雰囲気づくりや，プライバシーへの配慮も必要である。加えて介護者との関係性もアセスメントする。要介護度が高い重症者や認知症者の介護は負担が重く，本人との関係性が悪化しやすい。介護者がどのような態度や言葉で患者に接し，患者はどのような反応をしているかを観察し，両者間の自宅での関係性をも予測し，必要時，サービスにつなげる。

　診察後は，患者と家族にとって受診が満足できるものであったか，次回受診日や検査の説明，治療の変更があった場合，その理解を確認する。介護保険等の支援が必要と思われる場合は地域連携室につなげて，申請やサービスの導入・調整を依頼する（図7-6-1）。

❏ 疾患治療の理解と治療継続への援助

　高齢者は複数の慢性疾患をもっているが，認知機能の低下や視力の低下，手指の巧緻性の低下などにより，薬の飲み忘れや食事・水分制限を守るこ

第7章■健康レベル別にみた高齢者の看護　255

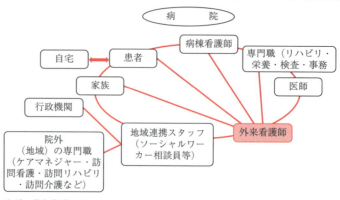

図7-6-2 外来看護師からみた治療継続と生活を支える多職種連携

出所：著者作成。

とができない場合も多い。また，増悪の兆候に気づくことができず悪化させてしまうこともある。その結果，退院後すぐに再入院となることも少なくない。介護者の体調不良などで，受診が遅れる場合もある。外来看護師は，入院中に患者に指導された内容が自宅でできているか，セルフケア低下の原因を明らかにし，必要時，医師や多職種（薬剤師，MSW，栄養士，理学療法士など）に伝え，日々の生活の中で治療が継続できるよう支援する。また，入退院を繰り返す患者に対しては，退院時要約（サマリー）を活用し，病棟看護師と外来看護師が情報共有を行う（図7-6-2）。

安全・安楽な検査の実施

　高齢化と医療の進歩・高度化により，高齢者が血液検査や尿・便検査・レントゲン検査・生理機能検査・内視鏡検査などの検査を受ける機会が増加している。高齢者は認知機能の低下や視聴覚の低下などにより，検査日に受診しない，受診していても時間や場所を間違えることもある。そのため検査の説明には患者の状態を考慮し，読みやすい文章で，図や写真を入れた説明用紙を活用し，本人と家族にゆっくりとわかりやすく話すように心がける。不安が強い者や状況の把握が難しい認知症者などの場合は，安心できるように声かけやタッチングを行い，寄り添うことが望まれる。また，家族や付き添い者に検査に立ち会ってもらう，音楽を流すなどもリラックスにつながる。脱衣や移動の際にはせかすことなく，本人のペースに合わせるように心がけ，転倒防止に努めること，高齢者は頻尿の者も多いため検査前にトイレをうながすことも重要である。

加齢による検査結果への影響

　高齢者は，加齢により一部の血液検査値で変化がみられることがあり，年齢とともに成人正常値に比較して，高くなるもの，低くなるもの，変化がしないものがある。たとえば，血液学的検査においては，高齢者はヘモグロビン・赤血球数・ヘマトクリット値が減少する。これは加齢により骨髄の造血機能が低下するためである。一方で白血球数・血小板数は加齢に

▶退院時要約（サマリー）
　病院を退院する際に病院看護師が作成する患者の情報を要約した書類である。患者が次の受け入れ先（介護施設や在宅サービス事業者）で継続的な看護が受けられるように作成する。記載する内容は，症状・治療の経過，患者・家族への病状説明の内容・病状の理解・受け止め，退院時のADL/IADLと必要な支援内容，社会資源の活用状況などである。[27]

よる影響を受けない。生化学的検査においては，肝機能の低下により総タンパク・アルブミンが低下する。総コレステロール・中性脂肪・HDLコレステロールは減少し，ナトリウム・カリウム・クロルといった電解質は軽微に増加する。

心電図検査においては，高齢者は刺激伝導系変性や繊維化，心房の拡大，電解質バランス調整能の低下による低・高カリウム血症などで心電図異常をきたしやすい。心房性期外収縮・心室性期外収縮・心房細動は臨床で出くわすことが多く，加齢の影響を受けて発現頻度が増加する。呼吸機能検査においては，高齢者は呼吸筋の筋力低下・胸壁の硬化・肺弾性収縮力の低下などにより肺活量・1秒率が低下し，残気量が増加する。このように検査データを読み取る場合，高齢者の特徴を理解しておく。

看護師には検査の結果を医師に伝えるだけでなく，医師から患者や家族への説明に対してよく観察し，双方に納得しているか確認し，必要時，言葉をかける。また，検査のデータは治療や看護の効果（改善・維持・悪化の評価）指標の一部として活用する。

7　入院治療する高齢者の看護

❏ 医療施設の種類と特徴

医療施設は，疾病により治療が必要となった者に対し，医師または歯科医師が医業または歯科医業を行う場所であって，有する病床数により病院と診療所に分けられている。病院は，20床以上の病床を有しており，高度急性期機能・急性期機能・回復期機能・慢性期機能をもつ病床に分かれている。

❏ 入院する高齢者の暮らしの特徴と看護の役割

医療施設は危機的状況からの回復が期待されている非日常の環境である。身体バランスの崩れによる不安があるばかりでなく，入院となった場合，高齢者は環境への適応力が低下するため，新しい環境に適応する間もなく検査や治療が次々とすすめられることにより，混乱を招きやすく，緊張を高めストレスを抱えた入院生活を送ることになる。そのため，看護師は症状や治療にばかり目を向けるのではなく，病院で安心して治療が受けられ1日も早い生活の場への退院をめざし看護を行うことが重要である。

❏ 長期入院となった高齢者のアセスメントの要点

高齢者は加齢にともない恒常性維持機能が低下し，感染症などを引きおこしやすく，回復が遅くなるばかりか合併症も生じやすい。そのため，長期入院となりやすい。長期にわたる経過のなかであっても，看護師は加齢にともなう変化（諸機能の低下）か疾患によるものか，アセスメントし，

退院につなげる必要がある。

❏ 長期入院となった高齢者の生活上の課題と援助の要点

　慢性疾患の経過は進行性であり，また老化の延長線上には必ず死が訪れる。死への軌跡をたどる過程では，時間の経過とともに活動性や体力が低下する。しかし，その人らしい自立した生活を送るために日常生活動作（ADL）は最期まで維持したい能力であり，廃用症候群の予防とともに，その人がもっている機能を維持し，能力を引き出す援助が求められる。日常生活の援助を日々ていねいに行うことは，その人の尊厳を保持することでもある。最期まで，高齢者の生活の質（QOL）を大切にした援助を行う。安心して居ていい場所であることを援助を通して伝え，これまで営んでいた生活や楽しみからヒントを得て，高齢者を主体とした援助を行うことが大切である。

⭕ 注

(1) 厚生労働省（2016）：平成26年版厚生労働白書（http://www.mhlw.go.jp/wp/hakusyo/kousei/14/backdata/1-3-1-03.html）（2017.4.2）

(2) 厚生労働省（2018）：平成28年国民生活基礎調査.

(3) 内閣府（2017）：平成29年版高齢社会白書，22.

(4) 前掲調査，厚生労働省（2018）.

(5) 厚生労働省（2012）：介護予防マニュアル（改訂版）.

(6) 東島俊一（2015）：完全版介護予防マニュアル，150-154，法研.

(7) 東京大学高齢社会総合研究機構（2014）：大規模高齢者虚弱予防研究——栄養とからだの健康増進調査（柏スタディ）（http://www.iog.u-tokyo.ac.jp/）（2017.4.2）

(8) 菊池有紀，薬袋淳子，島内節，成順月（2012）：要支援から要介護3の後期高齢者の認知機能・うつ傾向・握力に対する二重課題の有効性——デイサービスにおける「かぞえて体操」の実践を通じて，老年社会科学（0388-2446），33(4)，555-565.

(9) 東島（2015）：前掲書.

(10) 東京大学高齢社会総合研究機構（2014）：前掲書.

(11) 東島（2015）：前掲書.

(12) 菊池有紀，薬袋淳子，冨澤栄子（2015）：在宅高齢者の地域力を活かした介護予防プログラムの開発，老年社会科学（0388-2446），37(2)，210.

(13) 野溝明子（2016）：高齢者の解剖生理学，秀和システム.

(14) 矢永勝彦，高橋則子編（2017）：系統看護学講座別巻臨床外科看護総論，医学書院.

(15) 長谷川真澄（2010）：急性期治療を受ける内科高齢患者の入院3日間におけるせん妄発症のリスク要因，日本老年看護学会誌，14(2)，50-59.

(16) 長谷川典子，池田学（2014）：認知症とせん妄，日老医誌，51，422-427.

(17) 町田いづみ他（2003）：せん妄スクリーニング・ツール（DST）の作成，総合病院精神医学，15(2)，150-155.

(18) 藤田厚美，習田明裕（2016）：回復期リハビリテーション病棟看護師の多

職種連携実践能力に関連する要因，日本看護科学会誌，36，229-237.

(19) 嶋田誠治，野田喜寛，神崎良子他（2007）：再入院を繰り返す慢性心不全患者の実態調査と疾病管理，日本心臓リハビリテーション学会誌，12(1)，118-121.

(20) 飯岡由紀子（2016）：慢性期における看護，亀井智子編，新体系看護学全書　老年看護学①老年看護学概論・老年保健（第4版第1刷），165，メディカルフレンド社.

(21) 内田陽子，佐藤すみれ（2014）：大地震発生時の認知症高齢者に対する効果的な避難行動，平成25年度群馬大学地域貢献事業，認知症や障がいをもっても安心して暮らせる減災対策，28.

(22) 櫻井玲奈，内田陽子（2014）：地震発生時におけるグループホーム入所中の認知症高齢者の日常生活自立度と反応の特徴，日本認知症ケア学会誌，12(4)，790-795.

(23) 服部英幸（2012）：高齢者災害時医療——精神面への対応，日本老年医学会誌，49，160.

(24) 同前書.

(25) 同前書.

(26) 内田陽子，佐藤すみれ（2014）：前掲書，35.

(27) 宇都宮宏子，三輪恭子（2011）：これからの退院支援・退院調整ジェネラリストナースがつなぐ外来・病棟・地域，158，日本看護協会出版会.

(28) 沢丞（2012）：加齢に伴う臨床検査値の変化——検体検査からみた高齢者の特徴，PTジャーナル，46(2)，153-157.

(29) 椎名一紀，山科章（2012）：加齢に伴う臨床検査値の変化——生理機能検査からみた高齢者の特徴，PTジャーナル，46(3)，257-265.

● 参考文献 ————

第6節

宮崎和子監修／水戸美津子編集（2009）：高齢者（看護観察のキーポイントシリーズ），271-276，中央法規出版.

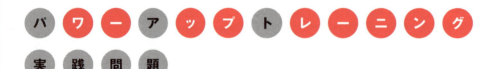

Q1　2006（平成18）年4月1日から「介護保険法」の改正に伴い，創設された地域包括支援センターについて，正しいのはどれか。
1．全市町村に設置されている
2．職員として医師を配置しなければならない
3．要介護認定を受けた高齢者のみが支援の対象となる
4．訪問介護を実施している
5．相談事業は行っていない

（解答）　1○：原則的に市町村が実施主体となるが，非営利法人などに運営を委託することもできる。
　　　　　2×：職員として社会福祉士・保健師・主任ケアマネージャーを配置しなければなりません。
　　　　　3×：地域で暮らすすべての高齢者が支援の対象となる。
　　　　　4×：訪問介護は介護サービス事業所が行う。
　　　　　5×：基本機能は「総合的な相談窓口機能」「介護予防マネジメント」「包括的・継続的なマネジメント」・「介護予防ケアマネジメント」
　　　　　　地域包括支援センターは，地域住民の心身の健康維持や生活の安定，保健・福祉・医療の向上，財産管理，虐待防止などさまざまな課題に対して，地域における総合的なマネジメントを担い，課題解決に向けた取り組みを実践していくことを主な業務としている。

Q2　セルフケア行動を継続するための支援で適切なのはどれか。
1．看護師が患者の目標を設定する
2．目標は達成が容易でない水準にする
3．行動の習慣化が重要であることを伝える
4．これまでの経験は忘れて新たな方法で取り組むよう促す

（解答）　1×：患者の意向を重視して目標を設定する。
　　　　　2×：目標は達成が可能な水準にする。
　　　　　3○：行動の習慣化が重要であることを伝える。
　　　　　4×：これまでの経験をいかした方法で取り組むよう促す。
　　　　　　高齢者の生活習慣を重要視した上で，行動の習慣化が大切であることを伝えることが必要である。看護師が患者の目標を立てて自律性発揮の場を奪うことは避け，高齢者の思いと生活習慣を把握して，習慣化できるように考えていく必要がある。

Q3　80歳女性が大腿骨頸部骨折の術後，歩行を開始するときの対応で適切なのはどれか。
1．離床開始は抜糸後とする
2．眼鏡は術前と同じ定位置に置く
3．移動式点滴スタンドはベッドの昇降側には置かない
4．鎮痛薬の効果を確認する必要はない

（解答）　1×：抜糸の時期と離床は関連づけずに早期離床を勧めていく。早期離床は術後の合併症を予防

し，早期回復に繋がる。

2○：日常使用する物の位置はなるべく定位置にし，混乱がないようにすることが重要である。

3×：移動式点滴スタンドはベッドの昇降側に置き，スムーズな移動に配慮する。

4×：歩行前に疼痛の状態や鎮痛薬の効果を確認する必要がある。

高齢者が手術を受けることが多くなっている。早期離床をはかり，合併症を予防して早期に退院できるように支援が重要である。

Q4　回復期にある高齢者へのチームアプローチで適切なのはどれか。2つ選べ。

1．患者と家族はチームの一員である

2．チームリーダーの職種は規定されている

3．チームの方針はチームリーダーが決定する

4．リハビリテーションの方針は理学療法士が決定する

5．チームカンファレンスは常に必要である

（解答）　1○：患者と家族は医療チームの一員である。

2×：チームリーダーの職種は規定されず，患者の健康問題に応じて変更される。

3×：チームの方針は，患者の希望を尊重したうえで，チーム全体で検討し，決定する。

4×：リハビリテーションの方針決定は理学療法士に限定されない。方針決定の中心には患者の希望があり，リハビリテーションの領域に応じて，言語療法士，作業療法士，義肢装具士なども方針決定に関わる。

5○：カンファレンスによるチームによる情報共有は入院から退院に向けて常に必要とする。

退院後の生活を念頭において，医師，リハビリ職員，看護職員，家族などが情報共有を常にしながら治療，リハビリテーション，ケアを行っている。また，退院が近くなってくると，退院後に在宅療養となる高齢者の場合は，多職種と協力しながら在宅環境の確認を行う。高齢者が退院後に何をしたいのかそれが実現できるのか，転倒の危険性がある場所などを確認し，家族からの協力を得ながら，安全で安心して生活できる環境を整えることが必要である。

Q5　災害直後に生じる急性ストレス障害の症状で誤っているものはどれか。

1．徐脈

2．パニック発作

3．抑うつ

4．不安

5．絶望感

（解答）　1：徐脈でなく頻尿である。他にも不整脈が出現したり血圧の上昇などもある。

Q6　「病院の地域連携室に患者を紹介し，サービスにつなげていくのは病棟看護師だけの役割である」これは正しいか。

（解答）　×：外来看護師もつなげるべきである。例えば外来診察時に，加齢や疾病，障害のため生活に介護が必要と判断した場合，地域連携室に相談を促す（他の職種も同様である）。

第 8 章

高齢者のエンドオブライフ・ケア

本章で学ぶこと
1. 高齢者のエンドオブライフ・ケアにおけるアセスメントとケアの要点について学ぶ。
2. 具体的なケア内容については身体症状，心理精神的問題，基本的行動能力の低下，家族の精神的問題，死別サポート，在宅でのケア体制の面から理解する。
3. 死別後のエンゼルケア，遺族へのグリーフケアについて理解する。

 ## 1 高齢者の意思決定を尊重するエンドオブライフ・ケア

■ エンドオブライフ・ケアとは何か

　エンドオブライフにおけるケアとは誰もが避けることができない人生の終末期において，個々人が生きてきた日常性を保持しながら尊厳をもってその人らしく生きること，その人の生命・生活・人生の質（QOL）と価値を高め，ケアの過程において本人と家族を支え，家族の**グリーフケア**までを含めた医療ケアと生活ケアを統合したケアである。エンドオブライフ・ケアは単に看護手順に従ってケアを行えばよいというわけではない。看護師・医師・リハビリテーション職（PT，OT，ST）・薬剤師・栄養士・ソーシャルワーカー・介護支援専門員（ケアマネジャー）・介護職など多くの人々と連携してチームケアを行う。しかもそのケアの目標を共有して統合的なケアを行う必要性がある。

　高齢者の場合にはその人の生きてきた時間が長く，さまざまな人生経験を経ているために，一人ひとりの心身社会的能力・状態・条件の幅が広く，個人差が大きい。各人の経験の蓄積は，その人が育んできた歴史と文化である。すなわち個々人でケアニーズの種類や重みが異なってくる。そのため，個人に合わせて最もその人に適した独自のケアを素早く総合的に判断して選択して行う必要がある。

　高齢者は心身の各能力が特に低下しやすい時期である。もし認知症があっても感情や情緒的なかかわりは敏感に感じることができるので特に言動に注意して，温かく受け止め，おだやかな接し方が重要である。「いつもあなたのことを大切にしてケアをさせていただきます」が伝わるようなか

▣ **グリーフケア**
　グリーフ（grief）は，深い悲しみの意味。身近な人と死別して悲嘆に暮れる人が，その悲しみから立ち直れるようそばにいて支援すること。(1)

かわりが必要である。いつでも本人のそばにいて介護している家族や関係者・専門職によって支えられていることが感じられる関係づくりが重要である。

❏ 意思決定支援の大切さ

　高齢者の意思決定を尊重するということは，その人の生きてきた過去の歴史・文化・人間関係・現在の生き方・価値観・判断などを含むさまざまな考えや選択を受け入れることである。専門職が自己の価値観である方向づけを決定するのではなく本人と家族ともに考え，ともに歩くという進め方でのケアが重要である。近年では，アドバンス・ケア・プランニング（ACP）と言われて，意思決定能力がなくても自分にとって最善の医療やケアを選択できるように進めていくケアのことである。

　しかし実際には高齢者の本当の気持ちはどうなのか看護職は判断しかねることもある。たとえば最期をどこ（自宅，病院，ケア施設など）で過ごしたいか。自分の意思は自宅であっても病状悪化時の不安，家族に過重な介護の負担や疲労を強いること，経済的負担などを考えて最後の場所はどこがよいのかを判断しにくいこともある。家族は患者の症状についてもよく把握していることがTeno, J.の研究[3]によって明らかにされている。家族からの患者についての情報を重視する必要が高いといえる。

　死は本人のみのものではなく家族とともに，また関係する親族・友人・知人とともにあることを常に考えたケア，すなわち社会的存在としての人のエンドオブライフ・ケアが求められる。そこには大切な最期の時間経過のなかで本人とかかわる人々にもていねいで思いやりのあるケアが求められる。

② エンドオブライフにおけるアセスメントとケア

❏ 苦痛症状のアセスメントとケア

　エンドオブライフ・ケアは余命6か月の診断があってから死亡までの時期でケアの①開始期，②小康期（症状が比較的安定している時期），③臨死期（死が迫り，死亡1〜2週間）のように区分される。その時期によってケアが異なる。臨死期に進むほど全身の悪化，精神的に不安定になりやすく，家族の介護負担は次第に重くなる。

　エンドオブライフ・ケアにおける身体的徴候のアセスメントと苦痛の緩和（パリアティブ・ケア）のためのケア内容を疼痛（**表8-2-1**）とそれ以外の身体的症状（**表8-2-2**）に分けて示す。

　疼痛はがん事例と非がん事例でその理由が異なる。主な理由はがん事例ではがん性疼痛，がん治療に伴う症状と薬物療法による副作用症状である。特にがん発生部位（原発部位），転移部位によって特有な痛みを感じる。

❏ アドバンス・ケア・プランニング（ACP：Advance Care Planning）[2]
　意思決定能力低下に備えての対応プロセス全体を指す。患者の価値を確認し，個々の治療の選択だけでなく，全体的な目標を明確にさせることを目標にしたケアの取り組み全体をいう。

　アドバンス・ケア・プランニングは，インフォームド・コンセントが同意書をとることだけでないように，アドバンスディレクティブ（事前指示）の文書を作成することのみではない。

　患者が治療を受けながら，将来もし自分に意思決定能力がなくなっても，自分が語ったことや，書き残したものから自分の意思が尊重され，医療スタッフや家族が，自分にとって最善の医療を選択してくれるだろうと患者が思えるようなケアを提供すること。

表8-2-1　疼痛のアセスメントとケア

ケアニーズ	ケア実施
①　疼　痛	・鎮痛への薬物，他によるケア ・レスキュードーズの量・頻度に注目したケア
②　痛み増強時の対処	・疼痛増強時の対応方法に関する理解（レスキュードーズの使用法・連絡方法の確立など）
③　痛みの自己ケア （セルフマネジメント）	・疼痛の表現方法（疼痛の性質・原因などを特定できる表現）の指導
④　副作用症状	・意識レベルの低下へのケア ・便秘へのケア ・嘔気嘔吐へのケア
⑤　薬に対する不安・抵抗感	・薬物使用に対する抵抗感（服薬コンプライアンス・麻薬に対する危害意識への指導）への指導

注：レスキュードーズとは疼痛に対して定時の薬では十分な効果がないときに「鎮痛剤として臨時に服用するための頓服薬（の場合が多いが注射や座薬）」である。
出所：島内節，薬袋淳子（2011）：在宅でのターミナルケアシステム（特許取得2006-055591）の一部修正。

表8-2-2　疼痛以外の苦痛症状

ケアニーズ	ケア実施
①　身体症状の悪化	・呼吸困難の原因を追求し指示による与薬 ・消化器症状（便秘・下痢）へのケア ・嚥下障害の程度と疾患に応じたケア ・発熱または感染症状へのケア
②　水分・栄養管理	・水分出納バランスの調整 ・栄養状態・栄養バランスの調整 ・泌尿器症状（乏尿・無尿）
③　皮膚トラブル （かゆみ・褥瘡）など	・皮膚の問題発生の予防とケア
④　倦怠感	・倦怠感の原因理解とケア

出所：表8-2-1と同じ。

　非がん事例の場合認知症・知的障害者・言語機能障害者では疼痛を適切に表現できず手遅れにならないように，苦痛を示す顔の表情・体の屈曲・不自然な体位などから疼痛の早期発見のためのアセスメントが必要である。

　疼痛以外のその他症状はがんの事例も非がん事例もエンドオブライフにおいては出現しやすくなる。非がん事例では脳卒中・脳血管疾患，慢性閉塞性肺疾患（COPD），骨折後の寝たきり状態，その他の骨間節筋肉疾患，心疾患，難病，運動障害・運動失調・行動制約・認知症などの知的障害などにより歩行困難や失禁やコミュニケーション障害がおこる可能性があり，閉じこもりのように次第に家屋内生活のみとなる。動かないことによって行動範囲は限局し，次第にあるいは比較的急速に足や腰などの筋力低下がおこり，次第に全身の筋力低下・関節拘縮もおこる。このような状態が持続することにより関節や肩・背部等の疼痛が発生する。

❏ 疼痛以外の苦痛症状のアセスメントとケア

　身体衰弱や疾病部位の悪化・食欲不振または嚥下障害などによって水分と栄養の摂取が困難となる。特にエンドオブライフの臨死期の特徴として腎臓の機能低下により尿排泄が少なくなる。乏尿（400 cc 以下）は臨死（死が近づいている）の重要な症状の一つである。

　水分・栄養の管理が自己調整できない症状がある。これは水分出納バランスが取れず，水分や食物摂取不良による脱水，腹水で膨満（発生しやす

いのは卵巣・子宮体・大腸・肝臓がんなど）である。これによる症状として食欲不振・吐気嘔吐・胸やけ・倦怠感が発生しやすい。

別の症状として脱水や栄養バランス保持ができない症状がある。これはそもそも水分摂取・栄養摂取ができないことが要因となりやすい。これらにより発熱や感染状態しやすい（易感染症）になりやすい。医療対処が必要なことも多い。子どもや高齢者は水分不足を感じにくいこともあるので特に注意が必要である。

また皮膚のはりや抵抗力低下により褥瘡・皮膚のかゆみ・湿疹・かぶれが起こりやすい。

死が迫ってきた時期の倦怠感は身の置き所がないと感じるような全身のだるさである。ケアとしては、ギャッチベッド、ファウラー体位や枕・体位の工夫・寝具（寝具を軽くして夏は涼しく、冬はやわらかく暖かいものを使用する），足浴など循環促進などを組み合せたケアを行う。

❏ **生命の最終段階での身体症状**

生命の最終段階になると症状についてはがんも非がん事例にも大差なく、多くの身体症状（すでに述べたように疼み、それ以外の呼吸困難、嚥下障害、便秘、下痢、皮膚トラブル、排尿障害、倦怠感など）が出現する事例が多い。認知症や知的障害者および子どもでは、苦痛を感じても適切な訴えができないことも多い。そこで訴えが少ないので苦痛はないと判断されてしまうことも多く、その場合にはニーズがないのでケアの必要性がないと判断されやすい。それぞれの症状についてできる限り医師とも相談確認してできる限り原因を明らかにして、より適切なケアをすべきである。

以上の身体症状についてのケアの効果の評価は、これらの症状が、①消失した，②改善した，③改善なしの3段階で判断するとわかりやすい。

 ## 心理精神的状態のアセスメントとケア

死が迫ることや症状に伴う苦痛および自立を保つことができないなどによる抑うつ・不安・いらだち・意欲減退・生きている目標がなくなり自己存在価値を感じることができなくなるとうつ状態も発生しやすい。特に自己存在を認めてもらえる他者とのつながりは重要である。家族にとっても治療やケアに対する意思表明，希望を出しても改善されないことへの不安・いらだち・介護負担・過労に対するケアが必要である。

ケアのニーズと，どのようなケアがあるかを表8-3-1にまとめた。

表 8-3-1 心理・精神的ニーズとケア

ケアニーズ	ケア実施
① 本人の意思 抑うつ・不安	・本人の生活の仕方・治療やケアに対する希望や意思の確認 ・本人の抑うつ・不安・いらだち・否定的言動へのけ
② 生きること，存在していることの目標	・本人のやりたいこと（ニーズ），気になること，やり残していることの有無の確認とケア ・心のよりどころとなるものの確認とケア ・遺書・遺言の希望の確認とケア
③ 他者とのつながり	・他者との関係を失うことによる本人の孤独感へのケア
④ 自律性を保つ	・「役にたたない」という自己の存在価値が失われることによる苦痛へのケア
⑤ 本人・家族の死の受容のプロセス	・今後の病状変化や経過の理解とケア ・在宅で最期を迎える本人の意思 ・病状悪化や死に対する恐怖や不安へのケア ・病名告知/延命処置の希望の確認とケア ・生の最期の場所確認とケア ・本人・家族のメッセージの伝達へのケア

出所：表 8-2-1 と同じ。

4 基本的な生活行動能力の低下に伴う生活上の困難に対するケア

　各種の生活行動能力（ADL, IADL）の低下（**表 8-4-1**）に伴い，特に問題になるのが排泄である。排便や排尿のケアは，自力での行動困難や腸ぜんどうの低下に伴い，多くは便秘傾向（治療薬の副作用も影響する），または消化器機能低下による下痢の場合もあるのでそれらへの対応が必要で

表 8-4-1　基本的生活行動能力の低下と生活上の困難に関するアセスメントとケア

ケアニーズ	ケア実施
① 各種日常生活動作 異常行動	・1日の生活リズム・日常生活における好み ・セルフケア能力。ADL, IADL の状態へのケア ・転倒，転落予防の指導 ・清潔ケア・指導 ・認知症状確認・自傷他害の予防，徘徊時の対応ケア
② 排泄の援助	・排泄に関する苦痛・ストレスへのケア ・排便コントロールへのケア
③ 睡眠	・睡眠の状況（程度・リズム・せん妄の有無），薬剤の使用状況
④ 薬剤管理	・薬の使用方法に関する理解を促す指導・分薬管理 ・副作用症状についての指導と管理

出所：表 8-2-1 と同じ。

ある。水分接取調整などが必要となる。

　また，身体の苦痛や死が迫ることへの不安に対して睡眠剤を使用することもあるが量には特に注意が必要である。場合によってはせん妄が起こることがあり，また意識障害や嗜眠傾向，睡眠時間が長くなるなどが発生しやすい。薬剤は正確に使用することが重要である。体重減少や体力低下により薬剤が強く効きすぎることもあるので注意が必要である。副作用症状への注意とケアも必要である。

5　家族の介護負担と関係者との意思の調整・死別サポート

　家族の精神的問題は**表8-5-1**のような内容である。治療やケアに対する希望や意思確認，抑うつ不安・いらだちへのケア，大切な人の死を前にして予期悲嘆（Grief）に対して気持ちを受け止めてより添い励まし温かく接する。大切な人の死を迎えるに当たって本人と関係していた家族・親族・友人・知人とのお別れとそれらの人々との関係づくり，家族の介護力支援・介護体制づくり，家族の健康支援を行う（**表8-5-2**）。

　在宅におけるエンドオブライフ・ケアにおける家族介護時間についてみていく。島内（2013）調査研究によると平均家族介護時間は，がん事例群の直接介護平均時間では，開始期は9時間31分，臨死期は13時間3分，非がん事例群の開始期は8時間3分，臨死期は8時間5分であった。この直接介護時間に加えて死の不安を抱きながら24時間寄り添って見守りを続けていると考えると睡眠時間を削って介護負担は大きく過労を強いられてい

予期悲嘆
　家族にとって大切な人との死別が予測されることへの不安・絶望感・補えない悲しみを感じることをいう。

表8-5-1　家族の精神的問題

ケアニーズ	ケア実施
①　家族の精神的問題	・家族の生活の仕方・治療やケアに対する希望や意思の確認 ・家族の抑うつ・不安・いらだち・否定的言動へのケア
②　予期悲嘆	・判断や意思決定に関する情報の共有へのケア ・死別・喪失の不安へのケア（ともに考え，ともに歩く態度で励まし暖かく接するケア）

出所：表8-2-1と同じ。

表8-5-2　家族・親族との関係調整・死別サポート

ケアニーズ	ケア実施
①　本人と友人・家族・親族との関係	・本人・家族の意思統一・親族との調整への支援 ・ケアへの参加状況と意欲への支援 ・主介護者・決定権者の家族間の役割負担・調整力へのケア
②　介護力・介護体制と家族の健康状態	・介護者の知識・技術力向上への指導の支援 ・介護者の心身の健康状態を支えるケア ・家族の自分の時間を確保するための支援

出所：表8-2-1と同じ。

表 8-6-1　ケア体制の確立（在宅ケアの場合）

ケアニーズ	ケア実施
① ケアチームの構築と連携	・受診体制（主治医との連携） ・本人・家族とケア提供者間のケア方針と内容の統一 ・家族の介護力へのケア ・緊急時の連絡方法の確認
② ケアマネジメント	・在宅療養に関するケアプランと経済的負担に対する調整 ・担当者会議（カンファレンス）の開催
③ 医療処置（機器を含む）	・医療処置の方法・トラブル対処法の理解とケア ・医療機器の方法・トラブル対処法の理解とケア
④ 福祉用具・物品	・ベッド・車いす・ポータブルトイレ・シャワーチェア・エアマットなどの用意

出所：表 8-2-1 と同じ。

ると思われる。死の 1～2 週間前の臨死期には緊急ニーズはほぼ全事例に発生している。対して緊急訪問が行われ，加えて電話での対応も行う。

6　ケア体制の確立（在宅ケアの場合）

　ケア施設や病院においては各機関で必要なケアが提供できる体制がある。しかし在宅ケアにおいては各事例に合わせたケア体制をつくる必要がある。特にエンドオブライフ・ケアにおいては**表 8-6-1** のようにケアチームの構築・ケアマネジメント・医療処置・福祉用具・物品の用意を退院前・遅くなっても在宅ケア開始の直後までには準備する。

7　エンゼルケアとグリーフケア

❑ エンゼルケアとは

　越部が言っているように，亡くなった人（故人）の人生の最期にふさわしい清潔で自然で美しい姿に整えることである。
　看護師と家族や本人および親しかった特定の人によって全身の清潔（清拭などによる）・排泄・旅立ちにふさわしい好みであった衣類への更衣，顔や髪型を含めた整容を行う。その際に疼痛や状態悪化・医療行為などによる身体的侵襲によって受けた損傷部分の清潔・整容が必要な部分への手当，面影や意向を尊重して，できるかぎり清潔感があり，かつ美しく自然な姿になるようにケアを行う。これらの行為をエンゼルケアという。以前は「**死後の処置**」という用語があったが，近年は処置だけではない，故人への労いや感謝，死を受け入れる別れの時間，旅立ちなどを含めた大切なケ

❏ 死後の処置
　死後の全身の清潔・汚物（排泄物・胃内容物など）損傷部位の補修を含めて身体の保清を行う。旅立ちにふさわしい顔周辺・本人の好みの着物や洋服を選び，自然で美しく見えるようにする。そこに家族によるケアへの参加を促して看護師，または葬儀職によって行われる。これは単に身体清浄のみでなくお別れ式にもふさわしい儀式としての清装を含め精神的ケアも行うものである。近年は左記の意味を含めてエンゼルケアと言うことが多くなってきている。

表8-7-1　遺族のグリーフ（悲しみや苦悩）におけるアセスメントとケア

	アセスメント	ケア実施
グリーフケア	① 最期の看取りの感想	・看取りの感想が肯定的になるようにする
	② 家族の悲しみの状況	・家族の感情を言葉で表出できるようにする
	③ 家族の疲労と健康状態	・疲労と健康状態改善への支援
	④ 悲嘆のプロセス	・悲嘆のプロセスと問題に合わせたケア
	⑤ 未解決の悲嘆がないか	・思いを引き出し，思いを傾聴
	⑥ 家族に後悔はないか	・在宅で看取りができたのは，家族の頑張りがあったことを伝えて褒める
	⑦ 死後の処置は家族の希望に沿ったものであるか	・家族の思いを受容し，修正
	⑧ 生活状況の安定性	・生活リズムの再構築

アという意味でエンゼルケア（天使のように霊的存在へのケア）という。

　これらのケアをしていくなかで労いと感謝の言葉かけにより人としての尊厳を守り，人生を生き抜いた人への敬意の念を伝え，遺族の心に寄り添って家族にとってよい時間として印象づけられるケアを行う。

　この時間は家族参加ができるように看護師はタオルや衣類を手渡したり，顔のメイクや表情が生前の姿・面影に近づくようにていねいに家族を支援する。遺族がいなかったり，遺族が行うことが難しい場合は生前の写真を近くにおいて看護師がメイクや整容をすることもある。更衣については，衣類は個人が特に好きであったものや家族が着せてあげたい衣類を家族に確認しながら一緒に行っていく。これらのケア行為中も過去のご本人の印象深い語りなどを個人と家族に言葉をかけながら行う。

　エンゼルケアは個人にかかわった家族や近親者へのグリーフケアの場でもあり，看護師の役割は目立たず黒子的存在で家族や近親者を支援する。

❑ グリーフケアとは

　越部によればグリーフケアとは大切な人を失った遺族（死別した場合には家族ではなく遺族と呼ぶ）が悲しみ（Grief）を乗り越えて悲嘆から立ち直り，日常生活に適応することを支援することである。悲嘆の程度や深さは失った人との関係や関わりの蓄積によって大きく異なり，その遺族の人の性格や生活の安定の度合い，たとえば夫を失った妻が子どもからケアが受けられたり，周囲の人から支えられる条件があるかどうかも悲しみからの回後期間は異なっている。これらの条件に合わせたグリーフケア（ビリーブメントケア：Bereavement Care）が必要である（表8-7-1）。

　死別後に遺族を訪問してほしいと答えた人は島内らの研究によれば，がん事例の家族では63％，非がんでは46％であった。そのニーズは家族の疲労，健康問題，不安・不安定，悲嘆，後悔，生活の立て直しであった。

○注

(1) 上智大学グリーフケア研究所，wikipedea（2018.1.10）

(2) 国立長寿医療研究センターホームページ（www.ncgg.go.jp/zaitaku1/eol/acp/acp）（2018.1.10）

(3) Teno, J. (2005): Family evaluation of hospice care: Result from voluntary submission of date via website journal of Pain And Symptom Management, 30(1), 9-17.

(4) 島内節（2013）：在宅終末期緩和ケアパスの評価によるケアの充実及びシステムの改善に関する研究，40-41.

(5) 越部恵美（2015）：エンゼルケアとグリーフケア，島内節，内田陽子編，在宅におけるエンドオブライフケア，ミネルヴァ書房，160-163.

(6) 同前書.

(7) 島内（2013）：前掲書.

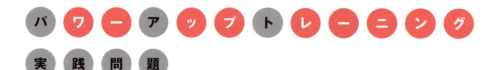

実践問題

Q 1 エンドオブライフ・ケアにおいてがん事例と非がん事例で正しいのはどれか。

1. 疼痛はがん事例と非がん事例で差はない
2. 睡眠がとれない時には昼間軽い疲労が出る運動がよい
3. 疼痛への薬物は痛み止めならばどの薬剤でも効果がある
4. がんと非がん事例で比較するとほとんどの場合に症状の出現傾向は非がん事例に多い
5. エンドオブライフの臨死1～2週間ではがん事例も非がん事例にも多くの身体症状が出現しやすい

（解答）　1×：疼痛はがん事例のほうが非がん事例よりも発生しやすいので差がある。
　　　　　2×：睡眠は要因に合わせた適切なケアが必要なので運動がよいとは言えない。
　　　　　3×：鎮痛薬は医師の指示によって原因に合わせた薬剤と量の調整も必要で，痛み止めならばどの薬でもよいわけではない。
　　　　　4×：症状の出現はがん事例が非がん事例より発生率が高い。
　　　　　5○：死が近づく1～2週間ではがん事例も非がん事例ともに多くの症状が出現しやすいので正しい。
　　　　　　がん患者のほうが非がん事例よりもエンドオブライフの初期には疼痛などの身体症状は強いがエンドオブライフの最終段階では，がん事例も非がん事例も全身の状態の悪化が進行するので両事例において多様な身体症状が出やすい。

Q 2 エンドオブライフ・ケアにおける家族へのケアについて正しいのはどれか。

1. 家族が疲労しないようなケアは必要ではあるが仕方がない
2. 家族ケアよりも患者ケアが優先されるべきである
3. 家族へのケアでは介護負担を軽減する必要があるが時期によって仕方がないと家族に説明する
4. エンドオブライフの人を介護する家族は不安・疲労・睡眠不足などにより心身ともに問題が多くなりやすい
5. 家族による介護時間や疲労は，エンドオブライフの初期と最後では差がなく，いつも同じような負担である

（解答）　1×：家族の疲労は介護者の交替などできるだけ軽くするケアが必要であり仕方がないとあきらめてはいけない。
　　　　　2×：患者も家族も同時平行でケアが必要であり，どちらかだけを優先するのは間違いである。
　　　　　3×：家族の介護負担を仕方がないと家族に伝えるのではなく，工夫について提案し試みてみる。
　　　　　4○：介護する家族は心身ともに問題が発生しやすいのは正しい。
　　　　　5×：家族の介護時間は最後には増加しやすく疲労も蓄積しやすいので最後ほど重視したケアを行う必要がある。
　　　　　　家族の介護負担はエンドオブライフ・ケアでは大きいが，最も大きいのはエンドオブライフ・ケアの最後の臨死期である。疲労が蓄積しない工夫など早めに支援する必要がある。

■第 9 章■

高齢者の家族形態別にみた看護

本章で学ぶこと
1 家族と家族形態の意味と機能を理解する。
2 二世帯・三世帯家族の特徴と看護について理解する。
3 老老介護，認認介護世帯の特徴と看護について理解する。
4 独居高齢者の特徴と看護について理解する。

1 高齢者と家族

◻家族とは

　家族とは，広辞苑によると「夫婦の配偶関係や親子・兄弟などの血縁関係によって結ばれた親族関係を基礎にして成立する小集団」とある。高齢者は，親子，兄弟といった家族の協力を得て，信頼関係に支えられることで，生活（療養）の意欲が維持しやすい。家族の形態にはさまざまな分類方法があるが，核家族（夫婦のみ，夫婦（もしくは父母どちらか）と子），拡大家族（夫婦が二組以上）などがある。他に二世帯（親と子），三世帯（祖父母と親と子）などの分類方法もある。しかし現在，血縁によらない同居，同性同士による婚姻，離婚・再婚によるステップファミリーの増加など，さまざまな価値観によりさまざまな家族形態が存在している。フリードマンらの基本的な家族機能には，ヘルスケア機能，経済機能，感情機能，家族の社会化と成員の役割機能，性機能の5つがある。年齢にかかわらず，人の成長に家族の存在意義は大きい。そのため高齢者にとって家族は，存在だけでなく，意思決定を行う時に重要となる。加えてこれらの機能からみて，高齢者にとって同居でなくても家族の存在は重要である。ただ先に述べたように家族のあり方は家族によってさまざまである。高齢者看護をすすめていくうえで，家族と本人の価値観を理解し尊重して対応していくことが求められる。

◻家族をとりまく状況

　従来の日本では，高齢者には三世代世帯が多くみられた（1980年で65歳以上のいる世帯の約半分）。高齢者は子どもと同居が普通であったといえる。

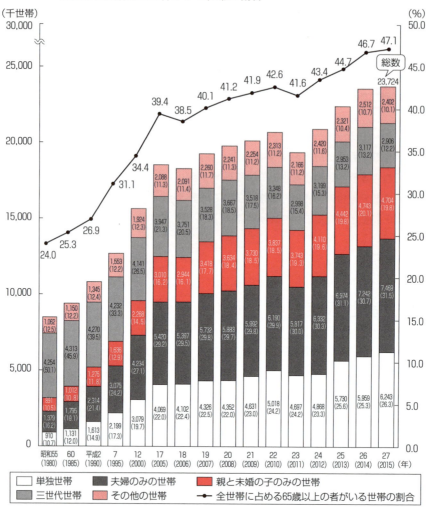

図9-1-1 65歳以上の高齢者のいる世帯数及び構成割合（世帯構造別）と全世帯に占める65歳以上の者がいる世帯の割合

注： 1　平成7年の数値は，兵庫県を除いたもの，平成23年の数値は岩手県，宮城県及び福島県を除いたもの，平成24年の数値は福島県を除いたものである。
　　 2　カッコ内の数字は，65歳以上の者のいる世帯総数に占める割合（％）。
　　 3　四捨五入のため合計は必ずしも一致しない。
資料：昭和60年以前は厚生省「厚生行政基礎調査」，昭和61年以降は厚生労働省「国民生活基礎調査」。
出所：総務省統計局（2017）：人口推計（平成28年10月1日現在），13頁。

　しかし現在の日本では，高齢者世帯で一番多いのは独居である。以下日本における高齢者の世帯状況をみていく。
　現在の日本での家族状況を平成27年度国勢調査でみると，1世帯あたりの人員は，2.33人となっている。また単独世帯が一番多く，全体の3割を超えている（34.6％）。また夫婦のみの世帯も20％を超えている。
　このなかで高齢者のいる世帯（65歳以上の者のいる世帯）は，全体の47.1％を占める。その内訳（図9-1-1）は，高齢者独居世帯は26.3％，夫婦世帯31.5％，親と未婚の子のみの世帯19.8％，三世代世帯12.2％である。高齢者夫婦のみの世帯が約3割と多く，独居世帯と合わせると50％を

超える。独居世帯は，平成12（2000）年19.7％であったが，14年間の間で5ポイント以上増加している。独居世帯，高齢者夫婦のみの世帯が増加することで，それまで家族が行っていた文化の伝承だけでなく扶養，また家族介護の機能が低下してきている。高齢者夫婦のみの世帯では，配偶者に介護の負担が集中するといった問題がある。高齢者の看護に携わるとき，現在の日本においては，家族がいなかったり，いても高齢（老老介護）であったり病気をもっていたりしていることが普通であることをしっかり認識しておかなければいけない。

介護休業制度

　家族が介護のために，就いている仕事を辞めずに働きつづけるための仕組みとして，介護休業制度と介護休暇があり，「育児休業，介護休業等育児又は家族介護を行う労働者の福祉に関する法律」（育児・介護休業法）に基づいてとることができる。

❶　介護休業制度

　労働者が要介護状態（負傷，疾病または身体上ももしくは精神上の障害により，２週間以上の期間にわたり常時介護を必要とする状態）にある対象家族を介護するための休業である。対象家族１人につき，通算93日，３回まで取得可能である。

❷　介護休暇

　要介護状態にある対象家族の介護その他の世話を行う労働者が，１年に５日（対象家族が２人以上の場合は10日）まで，介護その他の世話を行うために，習得できる休暇である。１日または半日（所定労働時間の２分の１）単位で取得可能である。

　しかし，制度の利用なく介護のために就業を断念する離職の事例もある。企業が退職者の再雇用制度を導入していない場合，再就職することは難しくなる。

② 家族アセスメント

家族アセスメントとは

　家族が実際にどのような問題をもち，過去の家族のなかで生じた問題に対する対処方法を知ることで，家族が求めている援助ニーズへの対応，看護介入のための計画立案がしやすくなる。そのため，家族アセスメントは重要である。

　アセスメントでは，高齢者だけでなく，主介護者を含めた家族も対象として考える必要がある。現在の健康問題だけでなく，家族のしくみである構造・機能・発達といった家族アセスメントをすることで，家族の持つ力を活用できる。

第９章■高齢者の家族形態別にみた看護　275

家族看護を形作るアセスメントについてフリードマンらは，個人の背景としての家族，集団としての家族，家族のなかのサブシステム，システムとしての家族，社会の構成要素として家族を観る5つの方法があるという。個人の背景としての家族では，主な社会的支援となり，社会的支援システムの一部として家族を評価する。集団としての家族では，ケアの実践を行っており内容を評価する。家族のなかのサブシステムでは，親子関係，夫婦関係，介護問題の援助について評価する。また，システムとしての家族では，家族全員が相談者として，評価の対象となる。一つのシステムとして，家族のつながりを評価する必要がある。

　社会の構成要素としての家族は，小さなシステムにすぎないが，家族の存在は高齢者にとって大きいからこそ，家族アセスメントが必要となる。

　家族のもつ視点を念頭におき，家族のもっている強さを引き出す必要がある。高齢者の発達課題を理解しておくと，家族・親族との関係，活用している社会資源を図示することで理解が容易になる。

　ハヴィガースト，R. J. の老年期における発達課題には，加齢に伴い「配偶者の死に適応すること」「肉体的な力と健康の衰退に適応すること」など，配偶者の死，体力や健康の衰退がある。また，高齢者の家族形成の段階，課題を把握することは，看護をするうえで必要となる。個人だけでなく，また包括的に育んできた家族の発達課題についても，考える必要がある。望月らの家族ライフサイクル段階別にみた基本的発達課題について，表9-2-1に示した。

　また，家族に関する情報を図示するジェノグラム（genogram：家族図）という技法がある。この作成で，家族の理解，アセスメントもしやすくなる（図9-2-1）。さらに，エコマップ（ecomap：生態図）で社会資源，家族とのかかわり，職種などを図示することで，理解を深めることができる（図9-2-2）。同居者同士を線で囲うことで高齢者だけでなく家族の生活をもわかりやすくなる。

▢ アセスメントの留意点

　家族アセスメントを行ううえで注意が必要な点をあげておく。

　まず，家族アセスメントのための情報収集を行う際は，誤解を招かないように利用目的を情報提供者に明確に説明する必要がある。

　そして家族に介護力があるのか，また期限が決められない介護をして家族の生活は成り立つのか，など家族の介護力，家族の生活への影響を考える必要がある。

　家族の対処能力のアセスメントでは，介護の経験を把握し，無理と決めつけないで柔軟に課題に向かってともに考える必要がある。家族が，今置かれている高齢者の状況を把握し，判断するためにはその根拠となる情報提供が必要である。家族アセスメントを行うことで，判断が可能な家族なのか，またそのためにはどのような情報提供をしたら良いかを判断することになる。だから家族にとってこれまでの経験の有無は課題の対処に影響

表9-2-1　家族ライフサイクル段階別にみた基本的発達課題

期	基本的発達課題 （目標）	目標達成手段 （経済）	役割の配分・遂行	対社会との関係	備　考
婚前期	・婚前の二者関係の確立 ・身体的・心理的・社会的成熟の達成	・経済的自立の準備 ・新居の設定（親との同居・別居）	・正しい性役割の取得 ・結婚後の妻の就業についての意見調整	・相互の親族や知人の是認の確保	・性衝動のコントロール ・デイト文化の確立
新婚期	・新しい家族と夫婦関係の形成 ・家族生活に対する長期的基本計画 ・出産計画	・安定した家計の設計 ・耐久消費財の整備 ・長期的家計計画（教育・住宅・老後） ・居住様式の確立 ・出産育児費の準備	・性生活への適応 ・夫婦間の役割分担の形成 ・夫婦の生活時間の調整 ・生活習慣の調整 ・リーダーシップ・パターンの形成	・親や親戚との交際 ・近隣との交際 ・居住地の地域社会の理解 ・地域の諸団体活動への参加	・社会的諸手続き（婚姻届，住民登録）の完了
養育期	・乳幼児の健全な保育 ・第2子以下の出産計画 ・子の教育方針の調整	・子の成長にともなう家計の設計 ・教育費・住宅費を中心とした長期家計計画の再検討	・父・母役割の取得 ・夫婦の役割分担の再検討 ・リーダーシップ・パターンの再検討	・近隣の子どもの遊戯集団の形成 ・保育所との関係 ・親族との関係の調整（祖父母と孫）	・妻の妊娠時への夫の配慮
教育期	・子の能力・適性による就学 ・妻の再就職と社会活動への参加 ・子の進路の決定 ・家族統合の維持	・教育費の計画 ・住宅の拡大・建設費の計画 ・老親扶養の設計 ・余暇活動費の設計 ・子の勉強部屋の確保	・子の成長による親役割の再検討 ・子の家族役割への参加 ・夫婦関係の再調整 ・余暇活動の設計 ・家族の生活時間の調整 ・妻の就業による役割分担の調整	・老親扶養をめぐっての親族関係の調整 ・PTA活動への参加 ・婦人会，地域社会活動への参加 ・婦人学級・成人学級など学習活動への参加 ・夫の職業活動の充実	・家族成員の生活領域の拡散への対処
排出期	・子どもの就職・経済的自立への配慮 ・子の情緒的自立への指導 ・子の配偶者選択・結婚への援助	・子の結婚資金の準備 ・老後の生活のための家計計画 ・子の離家後の住宅利用の検討	・子の独立を支持するための役割 ・子の離家後の夫婦関係の再調整 ・子の離家後の生活習慣の再調整	・地域社会活動への参加 ・奉仕活動への参加 ・趣味・文化活動への参加	・妻の更年期への対処
老年期	・安定した老後のための生活設計 ・老後の生きがい・楽しみの設計	・定年退職後の再就職 ・老夫婦向きの住宅の改善 ・健康維持への配慮 ・安定した家計の維持 ・遺産分配の計画	・祖父母としての役割の取得 ・やすらぎのある夫婦関係の樹立 ・夫婦としての再確認 ・健康維持のための生活習慣	・子の家族との関係の調整 ・地域社会活動・奉仕活動・趣味・文化活動参加の維持 ・子の家族との協力関係の促進 ・老人クラブ・老人大学への参加 ・地域活動への参加（生活経験を社会的に生かすこと）	・健康維持 ・内閉的生活の傾向への対処
弧老期	・ひとりぐらしの生活設計	・ひとりぐらしの家計の設計 ・ひとりぐらしの住宅利用 ・遺産分配の計画	・子による役割の補充 ・社会機関による役割の補充	・社会福祉サービスの受容 ・老人クラブ・老人大学への参加 ・新しい仲間づくり，友人関係の活用	・孤立しても孤独にならないこと

出所：望月崇・木村汎（1980）：現代家族の危機，12-13，有斐閣選書．

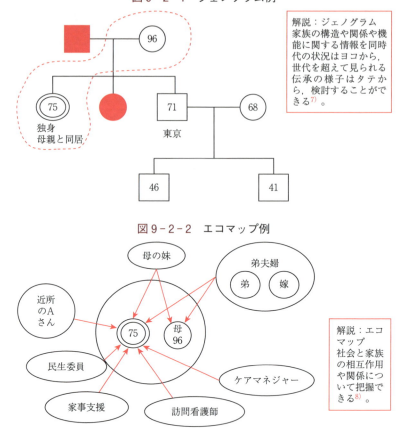

図9-2-1 ジェノグラム例

解説：ジェノグラム
家族の構造や関係や機能に関する情報を同時代の状況はヨコから，世代を超えて見られる伝承の様子はタテから，検討することができる[7]。

図9-2-2 エコマップ例

解説：エコマップ
社会と家族の相互作用や関係について把握できる[8]。

し，重要なアセスメント項目となる。

　また，家族の発達段階と年齢構成を考慮した家族アセスメントも求められる。患者が高齢者であるが，その子どもは学童期といった事例もある。家族の発達段階を考慮して家族の協力を求めることが必要となる。

3 二世帯・三世帯家族の看護

生活にかかわるケア

　二世帯・三世帯家族の高齢者の場合，家族によるケアは他の家族形態に比べ得やすいことが多い。しかし，要介護高齢者と介護する家族の苦労認識プロセスには，介護者にとって「大変な」状況が重なり在宅介護の継続が困難と感じる状態，苦労のピークは超えたが「大変な」状況が日常的に続いている状態，家族の一員として意味づけられ苦労を否定する状態になるともいわれる[9]。

　在宅ケアでは，介護者の健康維持のためにも休息をとれるように話し合い，家族の協力が重要である。かかわる看護職は必要に応じてレスパイトケアの情報などを提供する。

◻ 家族からの虐待

二世帯・三世帯家族で生活している高齢者は，独居高齢者とは異なり，何らかの形でかかわったり，身近に相談できる存在があるということになる。しかしかかわる看護職は同居家族からの虐待などの可能性もあることを念頭におく必要性がある。

虐待には，身体的虐待の割合が最も多く，ほかに介護・世話の放棄・放任（ネグレクト），心理的虐待，性的虐待，経済的虐待がある。また，身体拘束による身体的弊害には身体機能低下，褥瘡があり，内的弊害には食欲の低下，心肺機能の低下などがみられる。精神的弊害には，当事者は不安や怒り，家族は精神的苦痛，ケア提供者は後ろめたさが考えられる。

被虐待高齢者からみた虐待者の続柄は，「息子」が40.3％と最も多く，次いで「夫」21.0％，「娘」16.5％である。虐待者の性別は，「男性」52.5％，「女性」46.8％と，ほぼ同じである。虐待についてくわしくは本書第2章第5節を参照。

◻ 医療的ケア

高齢者の居場所には，主に医療保険利用の病院，介護保険利用の介護老人福祉施設，老人保健施設，介護療養型医療施設と，さらに在宅がある。施設に高齢者がいる場合には，家族は面会という一時的な訪問になる。しかし，在宅で生活している高齢者の場合，二世帯・三世帯家族は24時間高齢者のそばにいる。家族と同居している高齢者に対して医療的ケアが必要なときには，訪問診療，訪問看護を利用できる。また，同居している高齢者にインシュリン注射，痰の吸引などの医療行為が必要な場合，医療者に代わって家族がそれらの医療行為を行うことになり，その場合は目的の正当性，手段の相当性，法益衡量などが求められる。

年齢階級別国民医療費をみると65歳以上の医療費は全体の57.7％にあたり，一人当たりの医療費では65歳以上は65歳未満の約4倍となっている。そのことからも医療費の増加が問題となっている。さらに，要介護が問題となる。要介護認定者の数も，2000年の218万人が2015年には608万人と約400万人増で，介護保険利用者数も149万人から512万人と3.4倍以上の伸びを示した。介護保険に係る総費用も2000年は3.6兆円だったものが，2014年では9.6兆円と2.7倍近い伸びであり，毎年10％を超える伸びを示す費用の問題がある。

また，高齢者は要介護状態となってもできるかぎり住み慣れた地域で，自分らしい日常生活を求める傾向にあり，必要に合わせて入院し治療を受けるが，それ以外は，住み慣れた家屋で家族に囲まれた生活のできる在宅ケアを受ける利用者も増えている。そのため，同居する家族の介護負担もある。その反面，家族による高齢者介護を行うことで，家族は負担感だけでなく，肯定感をも感じているという研究もある。

❏ 在宅での生活と医療的ケア

　病院には，急性期・高度急性期病院，またその入院患者の重症度，看護必要度の設定に合わせた急性期からの受け入れの地域包括ケア病棟がある。その他に在宅医療を行うにあたり，緊急時における後方病床の確保が重要であることから，在宅療養支援病院がある。2014（平成26）年度診療報酬改定で在宅医療を担う医療機関の確保と質の高い在宅医療の推進と内容で，診療報酬にともなう医療システムが大きく変化している。ケアを受ける場所により，介護保険，医療保険を利用している。

　高齢者が自宅，あるいは地域の居場所で生活できるように医療的ケアを受けるために「総合相談」「介護予防」「サービスの連携・調整」などの業務を担う地域包括支援センターがある。また，在宅高齢者の場合，訪問看護ステーションの活用も可能である。

　褥瘡，胃瘻の処置，カテーテル類の管理などは，病院だけではなく介護施設，自宅での在宅医療でも行っている。この場合，医療者は高齢者への虐待の発見もしやすいので，局所の処置だけではなく身体的・精神的な観察が必要である。アセスメントをしながらケアのアウトカムを確認する必要もある。

　服薬管理とリスクマネジメントでは，老人性白内障，軽度認知障害（MCI：Mild Cognitive Impairment）など高齢者本人の内服確認が取りにくい場合もあるため，パーキンソン（Parkinson）症候群など慢性疾患の内服薬によるコントロールが難しくなる。リスクマネジメントのためにも，家族による服薬管理の協力は重要である。

　在宅酸素療法は，慢性閉塞性肺疾患などの人に使用され，酸素濃縮機，酸素ボンベ，酸素カニューラと機器の取り扱いと管理が必要となる。また，呼吸状態の悪化と急性増悪，QOL低下にならないよう排泄，入浴，食事と日常生活を可能とする動線の確認も必要となるため，高齢者自身の自己管理も重要だが，家族も含めた管理が必要となる。

❏ エンドオブライフ・ケア

　医療的ケアが必要な場合に，医療施設，老人保健施設，在宅への訪問看護など，高齢者の居場所の違いによる看護師のかかわりがある。施設では医療を中心とした生活であるのに対して，自由な生活のなかで行われる医療が在宅ケアである。在宅ケアのなかで特に家族の存在が重要になるのは，終末期である。しかし，疼痛，呼吸苦，倦怠感などの諸症状が顕著になる癌事例と異なり，非癌事例の場合は，家族では日々の生活のなかで変化がわかりにくい。そのため訪問看護師として在宅ケアを行う場合，特に症状のわかりにくい非癌事例の場合は，安らかな死を迎えられるよう意識して援助ニーズを把握した在宅ケア介入が必要である。

4 老老介護，認認介護世帯の看護

☐ 老老介護，認認介護とは何か

　超高齢社会において高齢者が高齢者を介護することを老老介護という。また，高齢者となると認知症の人も多く，認知症高齢者が，同居する認知症をもつ高齢者を介護する状態を認認介護という。

　老老介護世帯の場合，65歳以上の者のいる世帯で配偶者または兄弟姉妹，子どもが高齢でその親を介護する場合をいう。65歳以上の者のみの世帯は，2015年47.1％と全世帯の約半数以上で，毎年増加している。[16]

　また，2013年のデータになるが，平均寿命が男性80.21年，女性86.61年に対して，健康寿命は男性71.19年，女性74.21年と，女性の健康寿命と平均寿命の差が大きい。[17]高齢者の要介護者などと同居している主な介護者の年齢についてみると，男性は69.0％，女性は68.5％が60歳以上であり，いわゆる「老老介護」の事例も多く存在している。[18]

　また，65歳以上の高齢者の認知症患者数と有病率の将来推計をみると，2012（平成24）年は認知症患者数462万人と，65歳以上の高齢者の7人に1人（有病率15.0％）である。しかし，2025（平成37）年には約700万人，5人に1人になると見込まれている。[19]認知症高齢者を支える家族の苦労は，想像以上に大きい。さらに，高齢者の認知症同士ということになると，年齢相応の身体的・精神的虚弱（フレイル），加齢性筋肉減弱現象（サルコペニア）もみられ，衣食住の日常生活が自分であるいは家族でできるのか確認が必要である。

☐ 社会的孤立

　社会的孤立とは「家族や地域社会との交流が客観的に見て乏しい状態」（「平成23年版高齢社会白書」厚生労働省）をいう。高齢者世帯そのなかでも老老介護や認認介護をしている世帯は社会的孤立になりやすい。

　具体例としては，老老介護疲れから妻絞殺の事件が起きたり，また認知症の妻の介護を行っていた夫が，妻の施設入所を拒んでいたが，自身の入院が決まり困っていた，という事例などがある。[20]こうしたSOSは行政機関には届かなかった。

　近隣に出かけられる行動能力があっても，悩み，問題点などを積極的に解決できる人，改善策が取られる組織が周囲にないかぎり，社会的孤立と同様ということになる。また，今後外出しても自力で帰宅できなくなれば，外出することが少なくなり，ますます社会的孤立となる。本人の意思表示ができるうちに成年後見制度などを利用し，自分たちの将来の生活を見据え，自分で直接的ケアができなくても，どこに相談に行けばよいのかという情報を知っておくことは重要である。

表9-4-1　成年後見制度と日常生活自立支援事業の比較

	成年後見制度	日常生活自立支援事業 （福祉サービス利用援助事業）
所轄庁	法務省	厚生労働省
法　律	民　法	社会福祉法
対象者	本人の判断能力が著しく低下した方	判断能力の不十分な方 （契約できる程度）
援助者	成年後見人，保佐人，補助人，任意後見人	社会福祉協議会（専門員，生活支援員）
相　談	弁護士，司法書士，社会福祉士等	市町村社会福祉協議会など
費　用	本人の自費負担	相談は無料，サービスは利用者負担
申込手続	本人等一定の申立権者が家庭裁判所へ申立 （福祉関係では市町村長含）	本人・関係者等が市町村社会福祉協議会 へ申込み（相談機関含む）
援助内容	財産管理等の法律行為	日常的な法律行為と事実行為

❏ 自己決定を支援する

　まず老老介護，認認介護世帯となるまでに，夫婦あるいは親子でこれから先のことを早めに考え，相談し，制度のことを理解し活用できるようにサポートする必要がある。老老介護，認認介護世帯の場合，本人の気持ちを確認するには，時間を要する場合がある。

　そしていよいよ自己決定が難しくなってきた場合，それを支援するために1999年10月に福祉サービスが適切に利用できる地域福祉権利擁護事業，2000年4月に自己決定を支援する成年後見制度が創設された（表9-4-1）。地域福祉権利擁護事業は，2007年4月に日常生活自立支援事業に名称を変更している。くわしくは本書第2章第9節を参照。

❏ 生活にかかわるケア

　前節と同じく，在宅介護を行う場合，介護者は24時間，夜間も熟睡しにくい。そのため，在宅介護の継続をはかるためにかかわる看護職としては，状況をみて要介護者にデイケア，デイサービス，ショートステイなどの利用をすすめ，介護をしている高齢者が休息ができるように調整することも求められる。家族にとってこのようなレスパイトケアを行うことで，老老介護，認認介護の継続が可能となりやすい。

　老老介護，認認介護世帯の場合は，献立，食料品の購入，料理，食器の後片付けなどにも困難をきたしていること多い。また，そうじ，洗たくなどの家事なども定期的な介入が必要になっている状態であることも多い。かかわる看護職はホームヘルパー（訪問介護員）や配食サービスなどの居宅介護サービス（生活援助）を紹介し，状況をみて居宅介護事業所などへの相談をすすめる。

❏ 医療的ケア

❶ 服薬の管理

　老老介護，認認介護世帯では，服薬の管理は在宅の場合では訪問看護を利用するなどの介入が必要となる。高齢者の認知症状，周辺症状であるBPSD，食事，排泄の観察が必要になるため，他職種との連携，社会資源の情報と活用の提案を介護者に行う必要がある。また，薬物療法を行っている場合，薬剤の管理などは認認介護世帯には限界があるため，社会資源が活用できるように老老介護，認認介護にならないうちに早めに支援を考える必要があることを本人，家族に説明する。

　身体的苦痛の疼痛・掻痒感などの改善は，夜間の睡眠をうながすためにも積極的に行う必要がある。

　さらに，そのとき医療者は，認知症高齢者に対する虐待の有無の確認のために全身の観察も必要である。異食をしていても，認認介護の場合には発見が遅れる可能性が高いので，注意が必要である。

❷ エンドオブライフ・ケア

　老老介護・認認介護の世帯で終末期を迎える者もいる。このような場合では，家族が終末期にある高齢者のケアを行っていても，亡くなる瞬間に気がつかないこともある。訪問した専門職によりすでに呼吸停止していることを発見される場合もある。本人・家族との話し合いで決定された終末期をどこで迎えるのかを確認し，その意向を推進できるような看護が求められる。

⑤ 独居高齢者の看護

　一人暮らしの高齢者は年々増加し，特に女性の一人暮らしの高齢者が増加している。1980年には，男性約19万人，女性約69万人であったが，2010年には，男性約139万人，女性約341万人になっている。[21] 2015年の独居高齢者は，624万3000世帯で，高齢者のいる世帯の26.3％にあたる。[22] 独居高齢者のうちセルフケアに支障が出る病気発症までの間のフレイル（虚弱），サルコペニア（加齢性筋肉減少症）も問題となる。

　しかし独居高齢者のなかには，家族の不幸から突然に独居高齢者となった人もいれば，予測された場合もある。すべての独居者が虚弱なのではなく，なかには積極的，計画的に住環境整備，日常生活のサポートなどを受け，主観的・客観的に自分らしく生きるサクセスフル・エイジングを考えている人もいることも理解しておく。

❏ 孤独死とセルフネグレクト

　独居高齢者の場合，社会的孤立からさらに進んで孤独死の問題がある。孤立死，独居死ともいわれる。核家族化のすすんだ1970年代ごろから孤独

死についてマスコミで話題となり，今では，死後の後始末のため遺品整理サービス業者も存在している。

また，セルフネグレクト（自分に関心がなくなる）の問題もある。それは，生きること，日常生活への興味・関心の低下などから衣食住の生理的ニーズを満たさない状態に陥いることである。独居生活をしている人が社会から孤立し，孤独死や自殺とならないためにも，セルフネグレクトに陥っていないかの把握は重要である。セルフネグレクトになると，ごみ屋敷といわれるまでごみを出すこともできないなど，自分一人では日常生活の維持が困難にもかかわらず，人の世話になりたくないという思いから自ら支援を求めようとしないことが問題となる。

ホームヘルパーの利用，金銭管理，日常生活に必要な事務手続など不安だと思っても，一人で相談する人もなく困ったら支援を求めてよいのだということを日頃から独居高齢者には説明しておくことも必要である。そのために，社会福祉協議会の行う日常生活自立支援事業などがある。

看護職としては，活発な活動をしていたのに最近顔を見ないなどの変化を感じる場合は，様子を確認する必要がある。なかには，独居高齢者にみられる精神的機能の低下から，ひきこもりになる事例がある。加齢とともに神経機能の低下によって，行動の敏捷性や平衡バランス，巧緻性などの能力が低下する。そのため加齢にともなう身体機能の低下だけでなく行動範囲が狭くなるので，運動機能の低下もおきやすくなる。

ハヴィガーストのいう老年期（60歳〜）の発達課題でみていくと，高齢者になると残りの人生を考える場面が多く，前向きに考えにくい。その時期に，独居高齢者が社会的孤立になると，なおさらひきこもりになる可能性が高い。

健康なうちから家の中に手すりを設置したり，転倒予防のために障害物をなくすことも必要である。骨折してしまっても，家族の見守りはない。ひきこもりがちになることで，筋萎縮や筋力低下，関節拘縮や変形，骨粗鬆症などの廃用症候群となることもある。身体を動かすことは，筋肉や骨の機能維持には欠かせないことから，歩いて身体を下肢で支えることが骨粗鬆症の予防となる。独居高齢者にもこのことを理解してもらい，地域での集まりにできるだけ参加するなどして廃用症候群の予防をしてもらうことが大切である。

❑ 生活にかかわるケア

成人期に比べ老年期では睡眠が浅くなり，何度も覚醒をする。深いノンレム（Non-REM：Non-Rapid Eye Movement）睡眠では大脳の休息ができるが，老年期には何回も覚醒するという睡眠の特徴だけでなく，相談する同居者がいないことなどによる不安があると，中途覚醒しやすく深いノンレム睡眠ができなくなる。また，独居高齢者の場合，一日の生体リズムといわれるサーカディアンリズムも取りにくい。十分な休息ができないことによる体調不良をおこしやすくなる。

❏ 社会福祉協議会
社会福祉法に基づいて都道府県，市町村などに設置されている社会福祉法人。地域づくり，訪問介護，配食サービス，日常生活自立支援事業など地域の福祉を進める事業を行う。社協と略して表記されることも多い。

また独居高齢者の場合は，食事摂取による栄養不足，水分摂取不足による脱水の問題が大きい。同居者がいないということは，食事，お茶などの飲食を一緒にする相手，時間や回数に関心を示す人がいないことが多く，定期的な摂取ができていない場合もそのままになることが多くなる。

独居で排尿・排便が自立していない場合，排尿排便誘導をしてくれる人もいなく，使用した紙おむつの取り扱いも難しい。紙おむつの購入，使用後の処理もできなくなる。そのため，日常のセルフケアの可能性を高める支援が必要で，より能力や条件を把握した介入が必要となる。

また，季節・気温に合わせた衣類の選択を確認する必要がある。定期的な訪問で，衣類の汚染も確認する必要がある。必要に合わせて介護保険利用による訪問介護サービス（生活援助：洗濯など）の検討が必要である。

医療的ケア

独居高齢者の薬の飲み忘れを防ぐ方法として，薬を曜日・時間別に内服薬一回量を容器に分包する，食事のときに薬を食卓に準備するよう本人に説明するなどの工夫が必要である。さらに，病状の変化，代謝や排泄の遅延と作用の変化がおきやすいが薬効について観察してくれる人がそばにいないなど，保険薬局の薬剤師の訪問と居宅サービスなどのケアが必要になる。

また，加齢とともに巧緻性が低下しやすいが，錠剤をフィルムから取り出すなどの動作を，一人でできるようにする必要がある。

在宅で生活する独居高齢者の場合，終末期に不安を支えてくれる家族もいないため身体的側面の苦痛の緩和と安楽への援助だけでなく精神的苦痛や混乱に対する支援も必要となる。また，独居高齢者の場合は，支援を得られる家族の存在もなく日常生活動作の基本的ニーズも高いので，細かな観察・配慮が必要となる。

注

(1) 新村出（2018）：広辞苑（第7版），560，岩波書店.

(2) Friedman, M. M., Bowden, V. R., Jones, E. G. (2003): *Family NURSING: RESEARCH, THEORY, AND PRACTICE*, 5th Edition, Prentice Hall, 89-102.

(3) 同前書.

(4) ハヴィガースト，R. J.／荘司雅子監訳（1995）：人間の発達課題と教育，278-284，玉川大学出版部.

(5) 望月崇・木村汎（1980）：現代家族の危機，12-13，有斐閣選書.

(6) マクゴールドリック，R. G.，シェレンバーガー，S.／石川元，佐野祐華，劉イーリン訳（2009）：ジェノグラム（家系図）の臨床，1，ミネルヴァ書房.

(7) 同前書.

(8) 星直子（2007）：家族看護学，68，中央法規出版.

(9) 古瀬みどり（2003）：要介護高齢者を介護する家族の苦労認識プロセスに関する研究——他者の介護体験認識とのズレの分析から，家族看護学研究，

8(2), 154-162.

(10) 厚生労働省（2017）：平成27年度高齢者虐待の防止，高齢者の養護者に対する支援等に関する法律に基づく対応状況等に関する調査結果（資料1 平成27年度高齢者虐待対応状況調査結果概要）（http://www.mhlw.go.jp/stf/houdou/0000111629.html）（2017.3.9）

(11) 厚生労働省（2003）：平成15年看護師等による ALS 患者の在宅療養支援に関する分科会第6回資料1（http://www.mhlw.go.jp/shingi/2003/04/s0415-2a.html）（2017.3.22）

(12) 厚生労働統計協会（2016）：国民衛生の動向，63(9)，247.

(13) 同前書，260.

(14) 山村豊（2014）：在宅要介護高齢者の家族介護者における介護肯定感の形成過程について――PAC（個人別態度構造）分析による検討，立正大学心理学研究所紀要，12，31-44.

(15) 厚生労働省保険局医療課：平成26年3月20日在宅医療推進会議資料平成26年度診療報酬改定の概要【在宅医療】（http://www.ncgg.go.jp/zaitakusuishin/zaitaku/documents/08_2-2.pdf）

(16) 厚生労働統計協会（2016）：厚生の指標　増刊 国民の福祉と介護の動向 2016/2017，57，厚生労働統計協会.

(17) 内閣府（2016）：平成28年版高齢社会白書，22，日経印刷.

(18) 同前書，26.

(19) 同前書，21.

(20) 『毎日新聞』，2017年4月9日，30.

(21) 内閣府（2016）：前掲書，14.

(22) 厚生労働統計協会（2016）：前掲書，52.

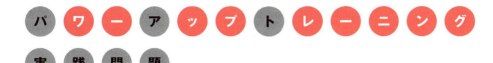

Q1 ハヴィガースト,R.J.（1900～1991年）の老年期における発達課題には,夫婦とも高齢であるためどちらかが配偶者の死を間近にするとある。現在,超高齢社会の日本において,高齢夫婦の割合と今後の予測について述べよ。
（解答） 2015年日本の高齢化率は26.7%と上昇し,超高齢社会である。その中で,高齢夫婦のみの世帯は31.5%で,今後も増加傾向にある。

Q2 被虐待高齢者からみた家族の中の虐待者の最も多い続柄は,誰になるのか。
（解答）「息子」が最も多い。

Q3 一人暮らしをしている多くの若者がいるが,独居高齢者の場合は何が問題と考えられるのか。
（解答） 借家を借りる場合,入院する場合の保証人がいない,頼れる人,相談する人がいない,倒れても発見されにくい,老後の財産管理,食事の不安（献立,買い物,料理,後片付け）,亡くなった後の葬式・遺品整理などがある。

Q4 介護保険を利用していない独居高齢者が,退院に向けて最も連携すべきはどこなのか。
（解答） 病院内の地域連携室,地域包括ケア：介護保険サービスの利用には,住んでいる市区町村に申請して,要介護・要支援認定を受けなければならない。調査,要介護・要支援認定を受けケアマネジャーの決定,介護サービスを利用の手順になるため手続き期間が必要になる。

Q5 家族をとらえる視点として正しいものはどれか。
1．家族の危機状態は,成員の病気など一つの原因が引金になることが多い
2．家族は,独自の文化を共有しながら生活を営み,互いに影響し合っている
3．家族の成員はそれぞれ独立した存在で,影響し合うことはない
4．家族とは必ず血縁関係にある親子,夫婦という2人以上の成員をいう
（解答） 2

第10章

ケアの場の特徴をふまえた高齢者看護と看護過程

本章で学ぶこと
1. あらゆるケアの場で展開できる看護過程の思考プロセスを理解する。
2. あらゆる場で療養，生活している高齢者看護の特徴について理解する。
3. 高齢者看護の実習においての学習方法を学ぶ。

1 高齢者看護における看護過程

❑ アセスメント

　アセスメントには高齢者に直接会って，問診やフィジカルアセスメントを行う方法もあれば，記録からの情報収集，高齢者総合機能評価（CGA：Comprehensive Geriatric Assessment）を使用し，ポイントを押さえて客観的に評価を行う方法もある。CGA は複数の評価項目で構成され，点数化できるスケールが多い。具体的なものを表10-1-1に示した。生活機能面（ADL や IADL 等），精神・心理面（うつや認知機能等），社会・環境面（人的環境や物理的環境等）等を評価するものが現場で使用されている。しかし，なんといっても高齢者との日々の会話や観察，看護実践から得る情報のアセスメントは大変重要である。看護師は常にアンテナを高くして必要な情報を逃さないようにする。

❑ 看護上の問題点だけでなく高齢者自身のニーズを診断する

　アセスメントの次は，看護師は①看護上の問題点（看護診断含む），②高齢者のニーズ診断を行う。ここでいうニーズは，ケアで解決できる本人の望みや生活上の願い（生活課題）が含まれる。病院では，①を重視するが，在宅や施設では②が重視される。介護保険制度におけるケアプランでは生活上の課題として，②が記録上に記載される。①の問題点の明確化は問題解決思考に基づくが，高齢者の場合は問題解決が困難なことが多く，むしろ，高齢者のニーズを引き出し，プラス思考（強みを活用する）の看護過程が求められる（図10-1-1）。

　ニーズの表現は，「〜したい」という表現で記載する（例：できるだけ自分で料理を作りたい，歩いて買い物に行きたい）。しかし，単に，高齢者の言動をそのまま記述するのではなく，ケアによって解決につながる表現に書き方を工夫する。また特に訴えがないといって，「ニーズはない」，「困っていることはない」とするのではなく，高齢者の真のニーズ（療養や生活していくうえでの望み，困

表 10-1-1　CGA の代表的な評価尺度

領　域	評価尺度の例
IADL	Lawton の IADL 尺度，老研式活動能力指標，社会生活技能評価項目
ADL	Barthel Index, Katz Index, FIM (Functional Independence Measure)
認知機能	MMSE (Mini Mental State Examination), HDS-R (改訂長谷川式簡易知能評価スケール)
うつ	GDS15 (Geriatric Depression Scale15)
意　欲	Vitality Index
介護負担	J-ZBI (Zarit 介護負担尺度日本語版)
QOL	WHOQOL-26 (World Health Organization Quality of Life)

図 10-1-1　問題解決思考型とプラス思考型の比較

問題解決思考	プラス思考
問題を見つける	本人のしたいこと・できることを見つける
↓	↓
アセスメント	アセスメント
↓	↓
問題点要因の明確化（看護診断）	本人のニーズの明確化
↓	↓
計　画（どのように問題を解決するか考える）	計　画（できることを引き出す）
↓	↓
実　施（問題解決に努める）	実　施（本人のしたいことを実現する）
↓	↓
評　価（問題が解決したかをみる）	評　価（本人のニーズが実現したかをみる）

出所：内田陽子（2008）：看護過程の教え方＆学び方，19，表4，日総研.

りごと，ケアで実現できるもの）を記述する。高齢者看護の看護過程では，①②両視点が重要なため，両者を合わせたプラン（ドッキング型プラン）（図 10-1-2）を本章では活用する。

❏ 看護計画と退院計画，施設や居宅でのケアプラン

　計画には，①看護師が実践する看護計画と②多職種で実践する計画がある。後者には病院の退院計画や，施設や居宅サービス計画書（ケアプラン）があり，誰が，どのぐらいの頻度で実践するかを明記する。

❏ 評　価

　評価は，看護計画（問題点やニーズ，目標，具体策）が適切か妥当かどうか，ケアの効果を患者の状態など主観的・客観的な情報から判定することである。次の3つの視点で行う（表 10-1-2）。①目標達成度（目標が達成したかどうか），②状態改善度（改善・維持・悪化），③主観的満足度（満足か不満か）。一般に，疾患の完治・回復をめざしたいが，高齢者の場合は，疾患の特性や加齢の進行で悪化が避けられない症状もある。改善を求めるだけの評価では十分とはいえない。状態の維持や本人の満足度も重要な視点といえる。

　次節からは，各事例の看護過程の展開について，各表を提示する。表は2種あり，「Aデータベ

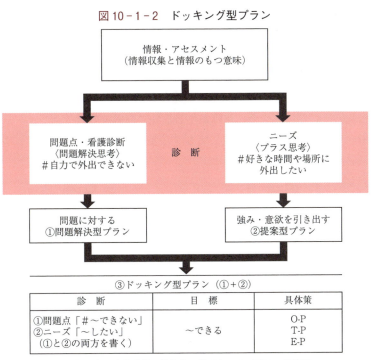

図10-1-2　ドッキング型プラン

出所：内田陽子（2008）：看護過程の教え方&学び方, 78, 図15, 日総研.

表10-1-2　看護計画表の書き方の例

問題点【ニーズ】	目標	具体策	評価
#長期臥床による弛緩性便秘【毎日, すっきりと排便したい】	毎日排便あり	1. 毎日の排便の有無, 量, 性状を観察 2. 排便習慣をつけるため決まった時間にトイレ介助する 3. 腹部マッサージ施行 4. 座位練習を行う 5. 水分と食事の摂取をうながす（三食に加えて, 10時, 15時にもお茶をすすめる） 6. 医師に相談し, 緩下剤を投与する	1. アウトカム評価 ①目標達成度：☑達成　□未達成 ②状態改善度：☑改善　□維持　□悪化 ③主観的満足度：☑満足　□よくわかならい 　　　　　　　　□不満 2. 要因分析 　□本人要因 　☑ケア要因（2が効果的であった）

ースアセスメント表」と「B看護計画表」である。「Aデータベースアセスメント表」には情報を主観的情報（Subjective Deta：Sと示す），客観的情報（Objective Data：Oと示す）で記述している。情報のもつ意味とは，「情報から考えた分析・推測・解釈・判断・選択・統合したこと」を示す。「B看護計画表」には，看護問題とニーズ，目標，具体策，担当職種の欄からなる。具体策は，観察計画（Observational Plan：Oと示す），直接ケア計画（Treatment Plan：Tと示す），教育計画（Educational Plan：Eと示す）で記述している。各事例についてA，Bを提示する。

　なお，看護上の問題点およびニーズの診断を明確化する場合，関連図を書いてみるとわかりやすい。多くの情報の因果関係を図式化することで，どの問題やニーズが根本的なものかがみえてくる。

② 地域で生活する認知症高齢者に対する看護過程

●テーマ：認知機能低下に伴い，生活に支障が生じた独居高齢の看護計画

　近年独居高齢者が増加し，認知症を発症しても，必要な医療・介護サービスにつながらないケースがある。早期に看護が支援する必要がある。

A データベースアセスメント表

項　目	情　報	情報のもつ意味	アセスメントのポイント
年　齢 性　別 要介護度	O：88歳 女性 介護保険未申請	後期高齢者であり，不安や孤独感を抱きやすい。発達課題は人生の統合である。	年齢や発達課題から加齢の特性を考える。
経　過	O：夫が亡くなった後，一人気ままに生活していた。1年程前より，ゴミ出しの曜日を間違えるようになり，近所でトラブルになった。同時期，主治医が受診予約を忘れることや，急激に痩せたことを心配し，地域包括支援センターに連絡した。対応に苦慮した地域包括支援センターから，認知症初期集中支援チームに対応依頼があった。	1年程前より，ゴミ出しや食事の準備等，日常生活を一人で営むことが難しくなってきたことがうかがえる。IADL の低下とともに，物忘れの症状もあることから，認知症が疑われる。今後，認知症の進行とともに，IADL のさらなる低下や，ADL の低下が出現することが考えられる。 　認知症を抱えていても，安心して自宅での生活が送れるよう，今後，ゴミ出しや食事の準備等など日常生活の支援，認知症の進行状況の確認，受診の支援が必要である。	高齢者の経時的な日常生活の変化は，身体機能や認知機能の低下をしばしば示す。IADL は，認知機能と関連があり，たとえば，ゴミを出す曜日・時間・場所の把握，ごみの分別などができなくなれば，ゴミ出しはできない。IADL は，複雑な内容からできなくなるので，現在支障のある IADL 項目を見出し，支援を検討する必要がある。
利用 サービス	S1：「自分でやります。困ったら，お願いします。」 S2：「最近大事な物を知らない人が持って行くの…」 O：介護保険サービス未利用（介護保険申請予定） O：認知症初期集中支援チームの看護師が自宅を訪問。訪問介護やデイサービスなど，介護保険サービスの利用をすすめた際，上記 S1 発言あり，サービスの利用には強く抵抗を示す。しかし同時に S2 発言あり，生活上の不安を訴える。本人は，これからも自宅で気兼ねなく過ごすことを希望。	IADL の状況から，生活に綻びが生じており，介護保険サービスを導入し，これからも自宅での生活ができるように支援をすすめる必要がある。しかし，対象者は，サービスの利用には抵抗している。理由としては，生活に支障が生じていないと認識している可能性や，他者に迷惑をかけたくないと思っている可能性，専業主婦であったことから，身の回りのことは自分でやるべきだと思っている可能性が考えられる。 　一方で，認知症の物盗られ妄想が疑われる訴えをしており，生活上の不安を抱えていることから，支援は必要である。対象者の思いや考えを考慮して，話し合いながら，これからも自宅で気兼ねなく過ごすために必要なサービスを検討し，利用することによる利点を十分に説明し，支援をすすめる。	サービスが必要な状況でも，対象者がサービス利用に抵抗を示すことは少なくない。サービス導入は，対象者の生活を支援することが目的であるので，その調整においては，対象者の思いや考えを十分に考慮する必要がある。
主疾患 治　療	O：高血圧，認知症（疑い） 内服：アダラート CR (10) 2 錠　2×朝・夕	高齢であり，高血圧が原因になる脳血管疾患や，循環器疾患を招く可能性がある。そのため，血圧のコントロールは重要である。認知症が疑われ，定期的な受診や服薬は，支援がないと難しいと考えられる。	対象者は生活者であることから，疾病予防の観点から考える。
障　害	O：麻痺，拘縮なし。膝の痛みを訴えるが，歩行はスムーズ。	膝関節の可動域制限や，膝周囲の腫脹・熱感の有無を確認する。歩行状況の確認を	

	S:「ご飯は食べています。」 O:るい瘦著明，食事について尋ねると，上記S発言あり。BMI 17.4（身長145 cm，体重36.5 kg）。民生委員が訪問した際，お腹が空いたと訴えていた。	継続し，支障が出るようなら，受診をすすめる。 　BMI値が低く，やせに該当する。高齢者にとって，低栄養状態は，筋力の低下や易感染状態を招きやすい。栄養状態をアセスメントする。やせがIADL低下にともない，十分な食事が摂取できないことによるのか，消化器症状や疾患によるものなのか，確認する。	高齢者は，潜在化している問題が増悪し，体調の悪化や生活の障害を招くことがある。そのため，潜在化している問題について，今後の体調や生活に与える影響を予測してとらえる
家族構成	O:一人暮らし，8年前に夫を亡くす。子どもはいない。遠方に遠縁の親戚があるが，疎遠。	親戚からの支援は期待できない。自宅で気兼ねなく過ごしたいという対象者の希望から，一人暮らしが継続できるよう，介護保険サービス等の利用が重要となる。	家族・親戚からの支援が期待できるか判断する。支援が期待できない場合，介護保険制度の利用によって在宅生活継続を可能にできる。
住　居	O:鉄筋コンクリート造の2階建て。1階には，居間，台所，風呂，トイレがあり，2階には寝室がある。部屋はゴミで溢れ，足の踏み場がない。1階の居間と台所で過ごす時間が長いが，空調機器を使用せず，夏場はじっとりと汗をかき，冬場は衣類を何重にも着込む。	IADLの低下があることから，必要な物と不要な物の区別がつかず，片付けられないのではないかと考える。また，体温調節機能の低下や，見当識障害にともなう季節に対する感覚の低下より，室温を適切に保てないのではないかと考える。 　安全・安楽に過ごせるよう，片付けの支援や，夏場の脱水予防のための空調機器の使用や水分摂取をうながす支援が必要である。 　現在，ADLには支障がないので，段差の調整や手すりの設置等は，支障が生じた際に検討する。	高齢者のADL，IADL，加齢にともなう感覚機能の低下等をアセスメントし，安全・安楽に生活できる住環境と，支援の方向性を考える。
IADL	O:買物:近所のスーパーで食材や物菜を買う。 食事の準備:炊飯はなんとかできる。冷蔵庫の中には，賞味期限を過ぎた食品も確認される。 服薬管理:飲んだのかどうか覚えていない。受診時の血圧は，160/90 mmHg。主治医は，副作用を心配して，認知症薬を処方できずにいる。 外出:近所に歩いて出かけることはあるが，バスや電車を使うことはなくなった。以前は好んで参加していた老人福祉センターの手芸サークルにも参加しなくなった。 金銭管理:たびたび通帳を失くし，その都度再発行の手続きをとる。財布は大量の小銭で膨らみ，たんすの中に高額なお金が入っており，そのお金から生活費を出している。	買物:必要な量だけ買う判断ができるのか，詳細な買物の状況を確認する。 食事の準備:急激な体重減少より，バランス良く，必要な量の食事を用意できるのか，確認する。また，賞味期限の過ぎた食べ物を摂取することで，下痢や嘔吐が出現するおそれがある。対象者は，家事が得意だったので，訪問介護を導入し，ヘルパーと一緒に料理や，冷蔵庫の片付けができたら良い。 内服管理:医師の指示どおりに内服できない。確実に服薬できる支援が必要である。服薬ボックスの使用や，服薬回数を1日1回にできないか主治医へ相談すること，訪問介護を導入し，ヘルパーによる服薬のうながしが考えられる。 外出:活動範囲の狭まりや社会参加の減少がうかがえる。他者との交流は，高齢者の不安を緩衝し，生活に張り合いをもたせるので，外出の機会としてデイサービスの利用を検討する。 金銭管理:金銭の管理が難しくなっている。銀行でのお金の管理ができず，箪笥に高額なお金を入れている。消費者被害に遭わないためにも，日常生活自立支援事業や，成	IADLは，自立した生活を送るために必要な能力であるが，ADLと比べて，軽度認知障害や認知症の初期段階から低下する。初期から低下するIADL項目としては，金銭管理や服薬管理があり，次いで外出，余暇活動，家事と続く。対象者は，今後も自宅での生活を望んでいることから，支障が出ているIADLへの支援が必要である。 対象者が利用可能な公的支援サービスを把握する。

第10章■ケアの場の特徴をふまえた高齢者看護と看護過程　293

		年後見制度の利用が必要である。	
ADL	O：自立。	ADLは自立しているが，IADLの低下にともない，ADLのごく一部に困難が生じている可能性がある。また，高齢であることから，いつADLが低下してもおかしくはない。注意して観察する。	現在は自立していても，高齢者は，いずれADLが低下するときが来ることを念頭におく。
経済	O：借家を所有しており，家賃と，年金（月に7万円）が収入源。貯金あり。	経済的に問題は無く，介護保険サービス利用に支障はないと考えられる。	
仕事趣味	O：専業主婦。家事が得意で，夫のために尽くしてきた。本人の話では，裁縫が得意で，昔は近所の人に頼まれて浴衣やワンピースを沢山縫った。	長年専業主婦として，家事をしながら多くの時間を自宅で過ごしてきており，住み慣れた自宅で最期まで過ごしたいと考えているのかもしれない。対象者は，他者のために働くことが好きな方である一方，他者のお世話になることは得意ではないのかもしれない。	対象者の望む生活を支援するには，対象者の長年頑張ってきたこと，得意なこと，好きなことを把握し，支援に組み込むことが，重要になる。

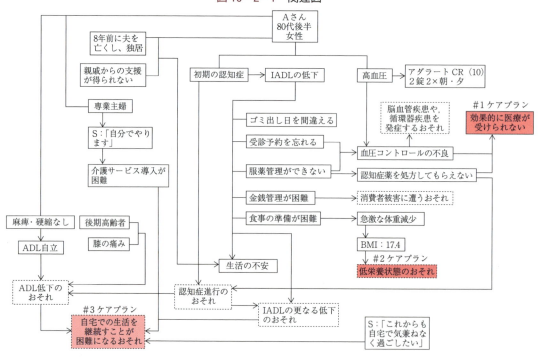

図10-2-1 関連図

B 看護計画表（この事例のみ看護目標は各問題について長期・短期を示す）

看護問題【ニーズ】	看護目標	具体策	担当職種
#1 効果的に医療が受けられない【必要な薬を服用して，健康に暮らしたい】	長期目標：全身状態の安定 短期目標：受診が確実にできる，服薬が確実にできる	O-P ①バイタルサイン（特に血圧に注意する） ②脳血管疾患や，循環器疾患の症状（麻痺，言語障害，感覚障害，前胸部の痛みや圧迫感） ③服薬の様子（医師の指示どおり服薬できているか） ④アダラートCRの副作用（動悸，血圧低下，頭痛，めまい，悪心，嘔吐）出現の有無	主治医，支援チーム看護師 支援チーム看護師

		⑤受診の様子（定期受診が行えているか）	主治医
		T-P	
		①服薬ボックスを導入し，対象者が扱えるのか，服薬できるようになるのかを確認する	
		②服薬状況を確認し，服薬できていない場合は，主治医に状況を報告し，服薬回数を1日1回に変更できないか相談する	支援チーム看護師
		③受診の日時を把握し，カレンダーにわかりやすく提示し，受診日に声かけをする	
		④O-P③と⑤より，服薬や受診ができないことが確認できた場合，対象者に必要なサービス（訪問介護，訪問薬剤管理指導，訪問看護の利用）を検討する	包括職員，支援チーム看護師
		E-P	
		①健康に暮らすには，服薬や受診が必要であることを説明する	主治医，包括職員，支援チーム看護師
#2 低栄養状態のおそれ【きちんと食事を食べたい】	長期目標：栄養状態の安定 短期目標：1日に3度，必要量の食事を摂ることができる	O-P	支援チーム看護師
		①食事の準備・摂取状況，摂取内容	
		②体重（体重減少率，BMIの算出）	主治医，支援チーム看護師
		③消化器症状（嘔気，嘔吐，下痢）の有無	
		T-P	
		①定期的に体重測定を行い，主治医に報告する	支援チーム看護師
		②冷蔵庫の中の賞味期限の過ぎた食材は，対象者と相談し，処分するように提案する	
		③O-P①より，食事の準備ができないことが確認できた場合，対象者に必要なサービス（訪問介護，デイサービス，配食サービスの利用）を検討する	包括職員，支援チーム看護師
		E-P	
		①健康に暮らすには，食事をきちんと摂ることが必要であることを説明する	
		②訪問介護について，「一緒に料理を作ってくれる人が来てくれるので，お願いしてみてはどうか」と説明する	支援チーム看護師
#3 自宅での生活を継続することが困難になるおそれ【これからも自宅で気兼ねなく過ごしたい】	長期目標：自宅での生活の継続 短期目標：医療・介護サービスを円滑に利用できる	O-P	
		①IADL状況（ゴミ出し，金銭管理，受診行動，服薬管理，食事の準備等）	支援チーム看護師
		②ADL状況（食事，活動，休息，排泄等）	
		③認知症の進行状況	主治医，支援チーム看護師
		④介護サービスを説明したときの反応	支援チーム看護師
		⑤日常生活上の困難の有無	
		T-P	
		①これからの生活について，本人の考えや思いを傾聴する	支援チーム看護師
		②受診・服薬管理については#1参照。状況の改善が認められないときは，訪問介護（服薬のうながし），訪問薬剤管理指導（服薬管理），訪問看護（体調管理）などの利用を検討する	
		③食事については，#2参照。栄養状態の改善が認められないときは，訪問介護の利用，デイサービス，	包括職員，支援チーム

| | | 配食サービスなどの利用を検討する
④金銭管理について，日常生活自立支援事業や，成年後見制度の利用を検討する
⑤ゴミ出しについて，自治体の行うゴミ出し支援事業の利用を検討する
⑥対象者に適切な支援の方向性を検討する | 看護師

主治医，包括職員，支援チーム看護師 |
| | | ⑦サービス利用が開始された場合，対象者が主体となれるように関わることを，サービス担当者で共有する

E-P
①介護サービスを利用することで，これからも自宅での生活を続けることが可能になることを説明する
②各サービスがどのような内容であるか，わかりやすく説明する | 包括職員，支援チーム看護師，サービス事業者

包括職員，支援チーム看護師 |

注：支援チーム：認知症初期集中支援チーム，包括：地域包括支援センター　とした。

3　医療施設に入院する高齢者に対する看護過程

　慢性疾患を抱えている高齢者は感染症にかかると，生命がおびやかされる。認知症をもつ患者に対する看護支援は特に注意を要する。

●テーマ：インフルエンザウイルス感染症により，心不全が再燃した認知症高齢者の看護計画

A データベースアセスメント表

項　目	情　報	情報のもつ意味	アセスメントのポイント
年　齢 性　別	O：91歳，女性	歴年齢では「超高齢者」に区分され，老化による身体的機能の変化や認知機能の低下により，自立した生活に支障をきたす。また，老化により認知症の出現頻度が急増する。	
家　族 職　業	O：次女と2人暮らし。長女は既婚で別世帯。 O：20歳で結婚し，夫とりんご農家を営んでいた。現在は次女が農家を継いでいる。	同世帯に介護者はいるが，農家をしながらの介護には限界もある。別世帯で生活する長女の介護サポートが得られているか/得られるか，確認が必要である。	歴年齢による特性や加齢による日常生活への影響を考える。また，家族が高齢者の日常生活を支える力を確認する。
	O：かかりつけ医の紹介で，インフルエンザA，心不全のため緊急入院。既往は高血圧，貧血，慢性心不全。アルツハイマー型認知症 O：抗インフルエンザ薬・維持液200 ml/日の点滴投与，酸素吸入（カニューレ）1 L/分 O：内服薬；フェロミア50 mg	高齢者は加齢にともない"防衛力（免疫力）""予備力""適応力""回復力"の4つの力が弱まることで，恒常性維持機能が低下し，健康が脅かされやすい状態になる。今回のインフルエンザウイルス感染症は，防衛力（免疫力）の低下も一つの要因と考えられ，高熱で食事や水分が摂れないと脱水をおこしやすくなる。予備力も低下しているため，発熱に対して体力も消耗し回復	入院の原因となった疾患の要因・誘因となったのは何なのか，既往歴との関連はないかを考える。 高齢者の場合治療薬の副作用が出現しやすいため，どのような症状に留意が必要かを考える。

主疾患治療	2錠/日 ラシックス20mg 0.5錠/日 入院時より中止	が遅くなる。安静の期間が数日でも筋力低下をきたし，立位時ふらつき，転倒・骨折のリスクが高くなる。 　インフルエンザウイルス感染後の肺炎や脳炎（合併症）も発症しやすく，合併症予防が重要である。また，高齢者はさまざまな要因により心不全が再燃・悪化しやすい。特に，感染，貧血，血圧コントロール不良などは誘発要因になる。慢性心不全のため利尿剤の服薬管理が行われていたが，今回はインフルエンザウイルス感染症が心不全の誘発要因となったと考えられる。心不全の原因となった感染症への治療が心不全の治療にもつながることから，抗インフルエンザ薬が確実に投与されるよう管理するとともに，感染症状の観察と症状緩和，感染拡大予防を行うことが必要である。 　また，心不全の治療として利尿剤や強心剤（ジギタリス製剤）が投与されることがあるが，強心剤の投与はなく，利尿剤も入院時中止となっている。食事・水分摂取量の低下による脱水がおこっている場合，利尿剤を継続することによりさらに脱水を悪化させることにつながる。逆に，脱水改善のために点滴量を多くした場合，循環血液量が増加し心負荷が高まるため，点滴量や速度の管理が重要になる。心負荷軽減の目的で酸素吸入が行われているため，呼吸器症状の観察を継続していく。	治療が高齢患者に与える影響を考える
症状	O：数日前から湿性咳嗽，喀痰（淡黄色粘調），呼吸困難感増強。会話時，喘鳴あり。 O：T37.4℃，P72回／分 整，BP105/68，R20回／分，SpO$_2$ 94％（O$_2$　1L/分中） O：体重38.9kg，両下肢浮腫 O：入院前，食事は数日間，味噌汁程度のみ。 O：2日に1回，自然排便あり。ブリストルスケール4，バナナ大 O：アルツハイマー型認知症のBPSD（行動・心理症状）により，半年前まで徘徊あり。 O：苦痛の問いに対し，見当はずれの返事があり，はっきり答えられない。昼夜を通して酸素吸入用のカニューレをはずしていることが多い。また，険しい表情で，「○○に行かなけりゃ。早く行かないとだめなんだよ」等を繰り返し，ベッドの足元の	喀痰の色調が淡黄色であることから気道に炎症が発症している。また粘調であることから痰の喀出困難がおこりやすい。痰が十分に喀出されないと気道が狭くなり，換気障害のため呼吸困難が増強する可能性がある。体位ドレナージ，吸入，吸引などの排痰援助を行う必要がある。バイタルサインは，微熱があるが脈拍や血圧，呼吸回数の異常なし。酸素飽和度は正常内であるが，心負荷軽減のため酸素吸入を行う必要がある。 　浮腫は，心不全，腎障害，低栄養などが原因となる。今回，浮腫は下肢に局所性に出現しており，数日間食事が摂れていなかったことを考えると，心不全や低栄養による浮腫の可能性がある。食事摂取量の低下は，インフルエンザウイルス感染症の発症時期と重なっており，症状の出現にともなう身体的苦痛との関連が考えられる。 　心不全の症状では，両下肢浮腫がみられており，右心不全の可能性がある。便秘による排便時の怒責は心負荷がかかるため排便コントロールが必要だが，これまで利尿	日ごろのバイタルサイン，症状と比較し，正常か異常かを判断する。また，何の疾患や原因・誘因によりその異常や，主観的，客観的症状が出現しているのかを考える。 認知症がある場合，苦痛となっている身体症状を言葉で伝えることができているか，言葉以外の方法（表情・身ぶりなど）で表現していないか，見えている行動がどんな苦痛を表しているかを推測する。

	ほうに移動していることが度々みられている。	剤を服用していたものの下剤の服用はなく，便性状も普通で便秘はなし。 　アルツハイマー型認知症は高齢になるにしたがい増加，経過は進行性である。共通して出現する記憶障害や見当識障害などの中核症状に対し，BPSD（行動・心理症状）は進行度に関係なく，苦痛となる身体的要因や不適切な環境刺激，心理・社会的環境が誘因となり生じる。 　入院後は，治療や症状緩和のために酸素吸入を開始したが，カニューレを外す行為が繰り返されている。記憶障害により病院に入院したことを覚えていない，見当識障害により今いる場所が病院だとわからない，治療の必要性を認識できないなどの中核症状に，呼吸苦などの身体的要因，なじみのない空間などの誘因によって，とにかくこの場では安心していられないために安心できる場所に行かなければという不安や焦燥があると推測される。
検　査	O：血液データ； TP6.9，Alb3.5 BUN35.0，Cr1.40， Na144，K5.2，Cl112， CRP5.6，WBC4800， RBC283，Hb8.8 BNP289.9 O：胸部レントゲン；肺水腫の所見，胸水なし。 O：心電図；洞調律	血液データより，血清蛋白は Alb が基準値より低いが，TP は正常値であり，明らかな低蛋白血症はおこっていないと考えられる。腎機能は BUN，Cr ともに高値であり，腎機能障害が考えられる。また電解質は Na は正常値であるが，K，Cl ともに高値である。 　特に，K は心筋など筋肉の興奮性に大きな影響を与え，高値である場合には心停止の危険性が高く緊急的対応を要する。インフルエンザウイルス感染症による湿性咳嗽，喀痰（淡黄色粘調），呼吸苦増強などの身体的苦痛から食事が十分に摂取できず水分摂取量が不足していたことに加え，アルツハイマー型認知症を有しており苦痛症状を周囲に伝えられないことや水分を摂取したいときに自力で水分を準備して摂取することができないことも影響し，脱水がおこっていることも否定できない。 　炎症反応は高いが，これはインフルエンザウイルス感染症によるものと考えられる。また，貧血もあるが，これは入院以前から鉄剤を服用しフォローされており，貧血が心不全悪化の要因にもなるため，服薬管理を継続する必要がある。 　BNP は心臓に負荷が増えたり心筋の肥大がおこると増加するものであり，心不全の重症度をみるために有用な検査である。200〜500 pg/dl 未満のため心不全の可能性があるが，肺水腫や胸水はなく，また心電図も異常がみられないことから，左心不全はおこしていないと考えられる。

認知症を持つ高齢者の立場になって考える

検査データが正常か異常かを判断する。異常の場合，体内でどんな障害がおこっているかを考える。また，出現している症状との関連を考える。

診断された疾患の重症度を判定する検査項目を理解し検査結果を踏まえ重症度を判定する。

安静度	O：個室隔離中 O：食事時，トイレ時は車いす乗車可	感染症により個室隔離を余儀なくされ，家族の面会も制限されていること，また高齢かつ認知症をもつため，なじみのない病院の環境に適応できず不安が強まることが推測される。食事時・トイレ時は離床が許可されているため，不安が強いときは車いす乗車し気分転換をうまく図っていく。ただ，体力の消耗を最小限にしたり，心負荷をかけないため，長時間の離床は避けることが必要である。	治療上必要となる安静が守られつつ，安静によるストレスの増強や，動かさないことによる筋力低下などの廃用症候群がおこらないよう，指示範囲内でバランスを考え活動を援助することを考える。
ADL	O：介護認定は要介護３。自宅では，食事と排泄以外は布団に横になっていることが多かった。食事時は布団の横のテーブルに準備すれば自分で食べられていた。排泄時はいざってトイレに移動，手すりにつかまり立位を行いトイレで排泄していたが，失禁もあった。 O：障害老人の日常生活自立度B2，認知症高齢者の日常生活自立度Ⅲ O：食事は，車いす乗車し床頭台に準備すれば自己摂取可能。 O：ベッド上では，足元の方に移動することが度々あり。 S：トイレに行かなけりゃ。 O：尿意・便意あり，車いすでトイレまで移動し，トイレ動作介助（便座への移乗・紙で陰部を清拭は見守り，ズボンの上げ下げは全介助）を行うと，排尿・排便あり。トイレに行くとすでに失禁していることもあり。	自宅では敷布団の上が一日の大半を過ごす場所となっており，娘の介護を受けながら，食べたいときに準備をしてもらった食事をとり，またトイレの場所がわかっていて，トイレに行きたいときにひとりでトイレまで行き，ときどき間に合わないことがあってもトイレに座って排泄ができていた。しかし病院ではベッドの上が生活の主体となり，誰だかわからない人（看護師）の手を借りなければ，食事をとることもトイレに行くこともできなくなった。 　認知症は，記憶，見当識，思考・判断，注意，実行機能などが障害され，自立した日常生活・社会生活に支障をきたす。認知症のために，手伝ってほしいときに人を呼ぶ方法がわからないことや，何をしたいのかを都度言葉で伝えることができないときもある。しかし，ベッドの足元の方に移動するときには，毎回ではないが「トイレに行かなけりゃ」と慌てた調子で尿意または便意を知らせる言葉を短文で発することがあり，言語的なコミュニケーション能力が残されている。 　また，立つときにつかまる場所や，次の動作を伝えながら介助することによりトイレで排泄が行える。しかし，トイレでの排泄が間に合わず失禁していることもあり，同様の行動が見られたときにはまず相手のペースに合わせて，わかりやすい言葉で排泄のニーズを確認し，ニーズがあったときに直ちにトイレ誘導することにより，失禁を減らす，またはなくすことができる可能性もある。車いすから便座への移乗は見守りで行えているが，安静期間が長期化する場合には廃用症候群の合併により下肢筋力が低下し転倒のおそれもあり，トイレ動作時は見守りが必要である。	入院前のADLの情報を収集し，入院にともなってADLがどう変化しているか考える。 認知症により日常生活がどう障害されているか，また一人でできること，見守りがあればできることなど，残されている日常生活能力は何かを考える。
生き方	O：出荷できないりんごを使って，ジャム作りやアップルパイを焼いて子どもたちに食べさせたり，近所の人に差し入れたりしていた。	夫婦ではじめたりんご農家は，生計を立てるための生涯の仕事でもあったが，子どもたちや近所の人に，りんごを使って作ったものを食べて喜んでもらうことが楽しみになっていたと思われる。認知症の発症に	その人のこれまでの生き方や楽しみ・趣味が，看護に生かせないか考える。

第10章■ケアの場の特徴をふまえた高齢者看護と看護過程　299

| 楽しみ 趣味 | | より料理ができなくなり，これまでの楽しみは行えなくなったが，りんごのお菓子の話を聞いてみる等，りんごに関する話題は本人にとって負担も少なく，リラックスしてコミュニケーションがとれると思われるため，取り入れていく。 |

図10-3-1　関連図

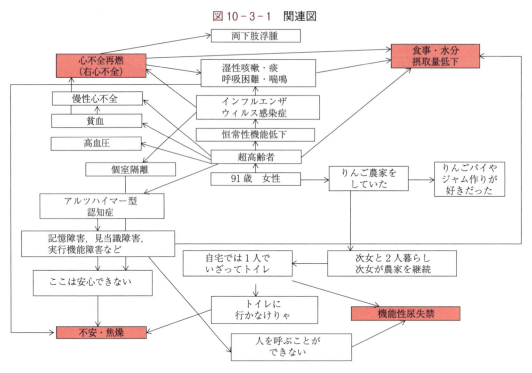

B 看護計画表

看護問題【ニーズ】	看護目標	具体策
#1 加齢にともなう恒常性維持機能の低下によるインフルエンザウイルス感染症の発症が要因となり心不全の再燃がある【咳や痰，呼吸困難などの症状を早くよくしたい】	①インフルエンザウイルス感染症が治癒する ・36度台の平熱となる ・咳嗽，喀痰がなくなる ②心不全が悪化しない ・呼吸困難感，喘鳴がなくなり，酸素吸入が中止できる ・浮腫が消失する	O-P①バイタルサイン：体温，脈拍，血圧，酸素飽和度，呼吸回数 ②呼吸器症状：咳嗽，喀痰の量・性状，呼吸困難感，喘鳴の有無 ③随伴症状：関節痛，全身倦怠感の有無 ④貧血の程度（RBC，Hb） ⑤浮腫の部位・程度，体重増加の有無 ⑥インフルエンザウイルス感染後の肺炎や脳炎（合併症）症状の有無 T-P①抗インフルエンザ薬の点滴を確実に投与 ②点滴の滴下速度を管理する ③指示流量の酸素吸入の管理を行う ④痰が自己喀出困難な場合は，うがいや体位ドレナージ，スクイージング，吸入，吸引にて排痰援助 ⑤感染拡大を予防するため，個室入室時のマスク着用，退室時のうがい，手洗い，手指消毒を行う（必要に応じ，ケアにあたる者は入室前に抗インフルエンザ薬の予防投与） ⑥体重測定：週3回 E-P①体が辛いときには教えてほしいことを説明

#2　インフルエンザウイルス感染症にともなう症状および心不全の再燃にともなう症状による苦痛，アルツハイマー型認知症により苦痛症状を周囲に伝えられないことや水分を摂取したいときに自力で水分を準備して摂取できないことなどにより，食事・水分摂取量の低下がある【ごはんを美味しく食べられるようになりたい】	①食事が，自宅で生活していたときと同等量摂取できる ②水分制限の範囲内で水分摂取でき，脱水をおこさない	O-P①食事摂取量，食欲の有無 ②摂食嚥下機能：食物を認識しているか，食物を口まで運べるか，食物を噛むことができるか，食物を飲み込むまでに時間がかかっていないか，むせ込みはないか，飲み込んだ後口腔内に食物が残っていないか ③個室環境が食欲に影響していないか ④血液データ：TP，Alb，BUN，Cr，Na，K，Cl，RBC，Hb，Ht，BNP など ⑤脱水症状：口渇，全身倦怠感，尿量減少，皮膚・粘膜の乾燥など T-P①自宅で普段どのくらい食事を食べられていたか，本人・家族から情報を得る ②嚥下状態に応じ，食事形態を選択する。また，なるべく食物を認識できる形態にする ③食事の5～10分前に，これから食事であることや，朝食か昼食か夕食かを伝え，車いすに乗車し食事の準備をする ④配膳時は，食事の内容を伝え，手が届き口に運びやすい位置に食器を配置する ⑤食事中は，ときどき様子をうかがい，食事を中断しているときには理由を聞いたり，必要があれば介助する ⑥自宅で使い慣れたコップがあれば用意してもらい，喉が渇いたときに手に取りやすい位置に水分を用意しておく E-P①用意されたごはんや水分は，残さず食べていいことを説明する
#3　アルツハイマー型認知症の中核症状（記憶障害により病院に入院したことを覚えていない，見当識障害により今いる場所が病院だとわからない，トイレへの行き方がわからない，治療の必要性を認識できないなど）に加えて，呼吸苦などの身体的苦痛やなじみのない個室空間により，とにかくこの場では安心していられないために安心できる場所に行かなければという不安・焦燥がある【安心していられる場所にいたい】	①今いる場所が病院であることを認識し，安心して入院生活を過ごすことができる ②必要な治療が受けられる	O-P①表情の変化：険しい表情は1日を通して常にあるのか，どのようなときに険しい表情が強くなるか，どのようなときには表情が和らぐか ②孤独感，周囲との隔絶感の有無 ③病識の程度 ④夜間の睡眠状態 T-P①ここは安全な場所であることを，目線を合わせてゆっくりと，穏やかな口調で伝え，安心感を与える ②個室隔離中であり，また病室内に身近なものがないことで孤独感や混乱が生じる可能性もあり，入院初期は特に訪室のたびに必ず声をかけたり，いつも寝床にあり使い慣れたものを1～2つ程度用意してもらう ③どこかに行こうとする様子が見られたときはどこに行きたいと思っているか，なぜその場所に行きたいと思っているかを，聞いてみる。答えられないときは，「家に行きたいんですか？」など具体的に尋ね，2択で答えられるようにするなど，尋ね方を変える ④心地よいと感じられることを探り，日常のケアに取り入れる（手浴，足浴など） ⑤生活歴や楽しみ・趣味からヒントを得て，りんご

		のお菓子の話を聞いてみる等，りんごに関する話題は本人にとって負担も少なく，リラックスしてコミュニケーションがとれると思われるため，取り入れていく ⑥酸素吸入や点滴などの医療処置の必要性を医師と判断し，最小限にする E-P①安心してここにいてよいことを説明
#4 アルツハイマー型認知症により尿意・便意があるとき人を呼びトイレ要求をすることができないことによる機能性尿失禁がある【トイレに行きたいときすぐに連れて行ってほしい】	①尿意・便意があるときにはトイレ介助を受けることができる ②昼間の失禁がなくなる	O-P①トイレに行きたいときにNsコールで人を呼ぶことができるか，トイレに行きたいことをどのくらい他者に伝えることができるか ②排尿・排便のパターン ③失禁の有無，陰部の皮膚の状態 ④立位時のふらつきの有無 T-P①ベッドの足元側に移動しているときには，トイレに行きたいのかを尋ねる ②トイレに行きたいこと，または尿意や便意を訴えたときには，すみやかに車いすを用意しトイレ誘導する。立つときにつかまる場所や，次の動作を伝えながら介助する ③失禁し衣類が汚染されることによって不快が生じる可能性もあるため，失禁してもよいように尿とりパッドをあてておく。パッドが汚染されていれば，適宜交換する ④ベッドの足元に移動していることをタイミングよくキャッチできないことやにより，ベッドから転落する危険性も大きいと予測され，センサーの使用を検討する E-P①トイレに行きたいときに人を呼ぶもの（Nsコール）の説明

4 病院から在宅に移行する老老介護・高齢者に対する看護過程

　入院治療を受ける高齢患者に対して早期に退院計画実践が求められる。老々介護で介護力の問題を抱える事例に対して多職種協働で取り組む。

●テーマ：脳出血で入院した81歳男性の回復期における退院計画

A データベースアセスメント表

項目	情報	情報のもつ意味	アセスメントのポイント
年齢性別	O：81歳，男性	後期高齢者であり，予備力，回復力が低く，合併症がおきやすい。 発達課題は人生の統合である。	年齢や発達課題から加齢の特性を考える。
家族職業	O：82歳の妻との2人暮らし。妻は円背があり，T字杖を使用しながら歩行しているが，ADLは自立している。若いころは飲食店を営んでいた。	一緒に暮らす妻も後期高齢者であるため，妻の健康状態についても把握しておく必要がある。	家族の介護力を確認する。
	O：右視床出血のため入院とな	加齢にともなう動脈硬化や組織変性に加	

主疾患治療	る。 外科的手術は行わず，点滴治療を実施した。 急性期治療を終え，現在は内服治療を継続している。 狭心症，高血圧，うつ病の既往歴がある。 〈内服薬〉 ニトロール（5 mg）3T3×パキシル（10 mg）1T1×（寝る前） マイスリー（5 mg）1T1×（寝る前） プルゼニド（12mg）2T1×（寝る前）	え，高血圧症によりさらなる動脈硬化が起き，血管壁が破綻し脳出血を引きおこしたと考えられる。 　また，視床出血は高血圧性脳出血の好発部位であり，全脳出血の30〜35％にみられることからも今回の脳出血は高血圧による可能性が高い。一般的に視床出血の巣症状として反対側感覚障害，反対側不全麻痺，垂直方向注視麻痺，下内方への共同偏視，対光反射消失・減弱などがある。 　多剤服用や高齢による腎機能の低下などにより薬剤の副作用などの症状が出現しやすいため，薬剤の効果や副作用症状の観察は重要である。また，退院後も内服治療は継続していくため，退院後の内服薬管理方法の確認が必要である。	疾患・病巣による一般的な症状を確認する。 疾患による症状と治療との関連を考える。 既往歴と疾患の関連について考える。 内服薬の作用・副作用を把握する。 退院後の内服薬管理方法について考える。
症状	O：T36.6℃ BP140/80 mmHg P60回/分（不整なし） R18回/分 意識状態：JCS Ⅰ-1〜2 S：「こっち（麻痺側）が悪い」 O：左片麻痺あり 注意障害があり，食事摂取中など集中力が持続しない。 記憶障害：見当識，記銘などにおいて障害あり。遠隔記憶は比較的保たれている。 摂食障害：飲水時のむせあり。咀嚼に時間がかかる。 認知機能：MMSE16点	右視床出血により，左片麻痺，嚥下障害，注意障害，記憶障害，筋力低下がみられている。 　現在，降圧剤を服用しなくても血圧が140 mmHg台と安定している。その他頭痛や吐き気などの自覚症状もなく，落ち着いているが，神経症状の観察による異常の早期発見に努めていく必要がある。 　認知機能の低下があり，脳血管性認知症であると考える。見当識を補う環境の工夫や声かけに努める必要がある。	高齢者の特性を踏まえ，患者にどのような症状が出ているかを考える。 脳出血再発リスクも考慮し，どのような症状を観察すべきなのかを考える。 症状に対し，どのような援助が必要かを考える。
ADL	食事：易消化食1400 kcal/日。主食は粥，副食はキザミ。塩分7 g/日。食事の途中でキョロキョロと周囲を気にすることが多い。喫食量は5〜10割。水分にはとろみをつけている。 排泄：24時間リハビリパンツ，尿取りパッド使用。排尿回数5〜9回/日。尿失禁することが多い。排便回数1〜2回/日。排便はトイレで排泄できている。 清潔：歯磨き等，環境を整え，声をかければ自分で行う。入院前は週2回ヘルパーに自宅の風呂で入浴介助をしてもらっていた。入院後は機械浴週2回 移動：ベッドから車いすへの移動は一部介助。ベッド上臥床から端座位になれるときとなれないときとあり。	食事摂取動作による疲労や食事摂取に集中できなくなってしまうことがあること，嚥下障害による喫食量のムラがある。食事環境の調整が必要である。 　また，嚥下障害による誤嚥性肺炎に注意が必要である。 　入院前には尿意や便意はあり，失禁せず排泄は自立して行えていた。現在は，おむつ内への失禁が習慣となってしまったことや，一人でトイレまで行くことができないことによる機能性尿失禁である。リハビリ訓練によって安定して移動できるようになれば，トイレで排泄できるようになる可能性がある。 　排泄動作の自立度により，退院後の介護負担もかなりかわってくるため，排泄動作全般が見守りで行えるよう援助していく必要があると考えられる。 　環境を整え，声をかけるなどの簡単な援助があれ自力でできる動作は多いと考えられる。入浴による爽快感などは精神活動の	主疾患による症状と入院環境が患者のADLにおよぼす影響を考える。入院前と現在でADLに変化が生じている部分を確認する。 早期に症状を改善させるための援助を考える。 食事に関して，食形態の調整や環境調整の必要性がわかる。 排泄に関して，患者の尊厳と家族の介護負担軽減の視点から，排泄動作の自立をめざす援助を考える。 清潔に関して，退院時の患者の身体状況を予測し，入浴方法の選択やサービス内容の調整の必要性がわかる。 移動に関して，退院時の患者の身体状況を予測し，家屋環境を把握する必要性や歩行補助具の必要性について考える。

第10章■ケアの場の特徴をふまえた高齢者看護と看護過程　303

		向上にも結びつくと考えられる。しかし，左片麻痺や注意障害，四肢の筋力低下などによる入浴動作中の転倒などの危険性もあるため，今後，ADLに合わせて安全に安心して気持ちよく入浴が行えるような援助が必要である。 　脳出血による左片麻痺や注意障害があり歩行時のバランスが崩れやすいため，転倒に注意していく必要がある。 　今後，自宅退院を目標に見守りのもと，つたい歩きや杖歩行できることを目標に援助を行っていく必要がある。	
自宅環境	O：一戸建て（二階建て）。入院前は二階に居室があった。玄関など数cmの段差あり。廊下や浴室，トイレなど手すりが設置されている。	自宅退院予定であり，家屋訪問や外泊訓練による評価が必要であると考えられる。 　退院時の身体状況によっては，居室を一階に移すことも必要であると考える。	入院早期より退院先の環境を確認し，家屋環境を確認する。 退院後の生活環境を想定したリハビリについて考える。
介護保険サービス	O：《入院前利用していたサービス》 介護保険：要介護3 訪問介護：週2回利用。自宅の風呂で入浴介助をしてもらっていた。通所介護サービス利用をすすめられ，利用したこともあったが，疲れてしまうことを理由に利用を中止している。 福祉用具貸与：なし	自宅退院予定であり，本人の希望を尊重しつつご家族の希望も取り入れられるよう，社会資源の活用について検討する必要がある。 　退院後は，閉じこもりの予防のために通所介護，通所リハ，在宅療養生活の観察と病状観察（血圧やうつ状態，嚥下障害など）のために訪問看護サービスなどの利用が必要と考えられる。 　入院前から介護保険サービスを利用しており，入院前の状態を知る担当ケアマネジャーと情報共有しながら，退院計画をすすめる必要がある。	要介護度に応じて，どのようなサービスがどの程度利用できるかを考える。

図10-4-1　関連図

②関連図

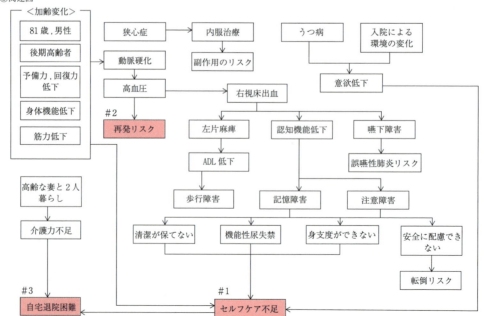

B 看護計画表（退院計画）

#問題点【ニーズ】	看護目標	具体策	担当職種
#1　左片麻痺，注意障害，耐久性・自発性の低下によるセルフケア不足【見守ってもらいながら自分のペースで生活したい】	①できないことは手伝ってもらいながら，安全・安楽に生活することができる	O-P①バイタルサイン ②麻痺の程度 ③高次脳機能障害（注意障害・認知機能障害）の程度 ④ ADL 状況 ⑤食事・水分摂取状況 ⑥排泄状況（失禁，便秘はないか） ⑦リハビリ訓練時の様子 ⑧歩行時のバランス ⑨服用している薬剤の作用，副作用 T-P①環境整備 　a．安全に移動できるスペースの確保 　b．ナースコールは右側のベッド柵に目立つ色のビニールテープなどで固定する ②ADL 介助 ③適宜声をかけ，行っている動作に集中できるようにする ④日中は洋服で過ごしてもらい，夕方はパジャマに着替える ⑤洗面や歯磨き，整容，排泄等，歩行で移動できるように介助する 　a．手引き歩行または，前輪付歩行器を使用して移動してもらう ⑥天気の良い日は屋外散歩をうながす ⑦多職種での情報共有。適宜カンファレンスを実施する ⑧服薬介助 ⑨本人の表情や訴えを聞きながら，疲労感が強いようであれば休息をうながす E-P①退院後に必要となる介護について，家族に指導する	看護師 看護補助者 理学療法士 作業療法士 言語聴覚士
#2　高血圧による脳出血再発のリスク【血圧をコントロールし，再発を予防したい】	①収縮期血圧が160mmHg 以上にならない ②再発がおこらない	O-P①バイタルサイン（血圧値の変化，脈拍の性状） ②頭痛，悪心・嘔吐，眩暈，四肢麻痺，構音障害等の症状の有無と程度 ③治療内容 ④食事・水分摂取量 ⑤排泄の状況 ⑥本人の言動，表情 ⑦服用している薬剤の作用，副作用 T-P①確実な服薬介助 ②リハビリ実施前後や入浴前は特に注意して症状の観察や血圧測定を行う ③入浴時は脱衣所や浴室内を暖めておく E-P① O-P②のような症状がある場合には，看護師に報告するよう説明する ②リハビリや入浴のときの注意点について，本人・家族に説明する	医師 看護師 理学療法士 作業療法士
#3　入院前に比べADL が低下したこと，家族の介護力不	①家族が自宅退院に向けての準備ができる	O-P①本人，家族の希望 ②家族の面会時の様子 ③面会の頻度や時間	看護師 相談員 理学療法士

第10章■ケアの場の特徴をふまえた高齢者看護と看護過程　305

足，社会資源活用力不足による自宅退院困難【住み慣れた自宅で，できないことは手伝ってもらいながら安心して生活したい】	・社会資源の決定 ・日常生活における援助のポイントがわかる ②声かけや見守りのもと1人で屋内移動ができる ③社会資源を活用して自宅に退院することができる	T-P①多職種で介護方法を検討する ②家族との面談を行う 　a．現在の本人の状態やリハビリ内容などの説明 　b．現在の家族の不安点の確認 　c．誰がどの部分の介護に協力してくれるのか，詳細を確認する ③自宅環境の把握 　本人，家族とともに家屋訪問を行い，屋内外の移動に関する問題点などを観察する ④家屋訪問の結果，住宅改修の必要性があれば担当ケアマネジャーに依頼する ⑤退院後もケアが継続されるように，家族と今後利用予定の社会資源スタッフに向けて，ケアのポイントを指導する ⑥退院後も継続すると思われる問題に対して，どのサービスでどのように対応していくか具体的に社会資源の活用を考え，担当ケアマネジャーに情報提供する ⑦少しでも自宅環境に慣れてもらうことと，家族には退院後の生活のイメージや介護に慣れてもらうため，退院前に外泊をすすめる	作業療法士 言語聴覚士 ケアマネジャー

〈多職種連携における看護師の役割〉

・看護師は、リハビリ職の訓練によって拡大した患者の"できる ADL"が、"している ADL"になるように意識して関わることが重要である。"している ADL"を増やすには、日常生活援助で患者自身ができる動作は患者自身に行ってもらうようにするとよい

・多職種からの意見を集約し、退院後の生活で注意すべきことについて、入院中から具体的に指導していくことが必要である

〈目標達成に向けた連携の方法〉

・看護師はチーム医療のキーパーソンとして関係職種とコミュニケーションを図りながら、退院計画をチームで共有し、すすめていくことが必要である

5　在宅サービスを利用して療養をしている高齢者に対する看護の特徴と看護過程

　高齢者は慢性疾患を有していることが多い。COPD には在宅酸素療法（HOT）が導入されるが，高齢者は新たに管理技術を習得しなくてはならない状況になる。

　進行する病，加わる医療，年を重ねるなかでも，高齢者が主体的にそして生き生きと暮らすことができるような支援を看護師は求められている。

●テーマ：在宅酸素療法（HOT）の使用を開始した高齢者を支援する看護計画

Ａデータベースアセスメント表

項　目	情　報	情報のもつ意味	アセスメントのポイント
年　齢 性　別	76歳，男性	後期高齢者であり，回復力や免疫力等の予備能力が低下し，合併症をおこしやすい状態である。 　今後の暮らしについて（生活の場・治療の選	年齢や性別からの発達課題，老いによる身体や精神的な変化特徴も踏まえる。

択等）さまざまな意思決定が必要でもある。

家族および介護者	O：妻（70歳）と2人暮らし 長女（52歳）：他県に在住 長男（48歳）：4人家族，同一市内に在住	主介護者である妻も前期高齢者にあり，なんらかの健康不安を抱えている可能性がある。 　長男は仕事をしながら父としての役割を果たす時期にある。直接的に介護できる時間は少ないかもしれないが，長男夫婦は両親の病気や生活に対してどのような支援（例：経済・受診介助等）ができるか確認する必要がある。 　長女は離れて暮らすため直接的な介護はできないが，両親や長男と連絡を取り合い精神的等の支援を行える立場でいるかもしれない。	家族構成だけでなく，家族の生活役割（発達課題）も確認する。そのことで介護者の生活や健康状態を踏まえ，必要な各医療介護サービスを整えることにつながる。
生活歴	O：代々，地元のA市で農家を営む家で生まれ後を継いだ。年を重ね生産量を減らし，今は近くのお店に出荷する程度。子どもが後を継ぐ予定はない。妻は畑仕事を継続中。 S：「息が苦しくなるし酸素もあるし外に行けるかどうか不安」	A市から離れて生活したことはなく，地域への愛着や人や社会とのコミュニティを形成してきたと考えられる。 　老いや病気による喪失に加え，病気やHOT導入で積極的な屋外での活動ができず社会とのつながりが希薄になる可能性がある。また，年齢を重ね知人との交流の喪失も重ねている可能性がある（知人が亡くなる，自分の行動範囲が縮小等の理由により）。	長年の生活の歴史と変化についても確認することで，本人の価値観や今後の暮らし方や病気に対する治療等の判断にもつながる。
主疾患	O：70歳：前立腺肥大 74歳：COPD（GOLD：Ⅳ） 70歳ごろから動作時の息切れを感じたが「年をとったから」と思っていた。72歳，強い息切れがあり入院（1度目）しCOPD診断を受ける。 75歳：12月に風邪を引いたが病院は受診しないでいると息切れが強くなったため2度目の入院。HOT導入で1月に退院が決定した。 症状：痰（1日2回白色），動作時の息切れ HOT：安静時1ℓ，活動時2ℓ 喫煙：20本×40年，70歳で禁煙	慢性疾患であるCOPDは，今後も増悪を繰り返しながら死に至る可能性が考えられる。病気の進行とともに息切れが強くなり一人での生活動作が困難になったり，高二酸化炭素血症によるNPPVの選択の時期もおとずれる。本人が望む治療や暮らしを確認しながら医療の選択の支援を行う必要がある（意思決定支援）。 　風邪を契機として2度目の入院となった。感染症状出現時の対応など病をもちながらも生活を続けられるような病気に対する知識や対応方法も獲得する必要がある。 　"冬"の季節の特徴に配慮した退院後の教育が必要である（感染対策，乾燥対策等）。 　COPD治療のために抗コリン薬が処方されている場合は，副作用の一つである前立腺肥大の悪化に注意する。	前回の入院時に出現した症状や経過を把握して，現在の在宅マネジメントへ活かす。今だけでなく今後の経過も予測する。
既往歴と他身体的特徴	O：70歳：白内障（両眼手術） 《身体的特徴》 慢性腰痛 老眼鏡使用	白内障に対する手術はしたが，老いによる視野狭窄や細かな字の見えにくさ等があると考えられる。パンフレットを用いた教育や体調を管理する日誌を作成するときは見えやすさに配慮する。 　慢性腰痛は，各ADL動作の困難さや息切れの助長にもつながると考える。	主疾患以外の既往歴，存在する苦痛症状や老いによる身体の変化も生活の質に関連する。
家屋環境	築45年の平屋建て 部屋はほぼ畳の和室，縁側もあり昔ながらの日本家屋 玄関は膝の高さの段差 HOTは居間に置いている 居間にある炬燵でくつろぐ時間が多い 居間から寝室の距離は廊下をわ	主な生活スペースは居間である。炬燵を使っており，床に座る生活スタイルである。しかし，動作時の息切れは椅子に座って休む方が楽な場合もある。また，玄関の段差も足を高くあげなくてはならず息切れしやすい要因となる。福祉用具や住宅改修を利用しながら，椅子を設置する，段差を2段階にする，手すりをつけるなど検討する必要もある。	家屋環境だけでなく，主な生活スペースも確認する。

第10章■ケアの場の特徴をふまえた高齢者看護と看護過程　307

	たって5m 寝室はベッド使用	HOTの延長チューブは長いので，ドア，床に置いてある物等に引っかかり活動の妨げになりやすい。	
服　薬	O：内服：朝・夕 吸入：朝 頓用の薬：吸入SABA，鎮痛消炎剤（貼付剤），酸化マグネシウム（家に残薬が多い）	残薬の多さは，認知機能の低下だけでなく，薬の必要性の認識が薄い，自覚症状がなければ薬は必要ないという価値感などさまざまな背景が考えられる。 頓用で使用している鎮痛薬は，使用のタイミングと効果を確認する。 「飲む」だけでなく，「吸う」「貼る」方法がある。特に吸入は複雑な手技を要するため，本人が混乱しやすい可能性がある。	薬の内容だけでなく管理の視点もおさえる。
排　泄	O：排便：2日ごと 硬便，排便のために10分以上トイレに座る S：「いきむと息が切れる」 緩下剤処方あり 排尿：日中6回，夜1〜2回	便の怒責にともない息切れや排便時間の長さから，低酸素状態が続いている可能性がある。その一方で息切れにより十分な腹圧がかけられず，宿便や機能性便秘にもなりやすい。 夜間の排尿時は，半覚醒状態で暗い部屋や廊下での転倒につながる可能性がある。	便秘のタイプおよび要因をアセスメントする。便秘による全身状態への影響を考える。
食　事 栄　養	O：食形態は普通食，ムセ無し 自歯残存（部分義歯） 身長166cm，体重55kg BMI：19.96（痩せ型） （入院する前までは体重が常に60kg以上） TP：5.8　Alb：3.1	増悪により痩せが進行している。呼吸機能維持のために，より高エネルギーの食事を摂取できるような工夫が必要である。食事の工夫は必要だが，本人の畑の野菜を使うなど食の楽しみも奪わないようにする。 呼吸器疾患であることからも口腔衛生と肺炎予防は大切である。	食事そのものだけでなく，検査結果や口腔状態との関連性をおさえる。
ADL	O：歩行：独歩 排泄，更衣，洗面，食事：自立 入浴：入院中は看護師見守り（すべての動作に息切れがともなう，最も強いのは入浴時で修正Borgスケール6程度） S：「できるだけ人の手をかりず自分で動きたい」「畑の様子は見に行きたい」	主疾患の特徴上，すべての動作において息切れという苦痛がともないやすい。そのため，不活動状態やそれにともなう廃用症候群にも至りやすい。 「自分で動きたい」という思いは強みである。子どもの頃から家の畑仕事を手伝ってきたので仕事へのプライドや他人の手を煩わせたくないという思いがうかがえる。 各動作における息切れを軽減する呼吸法の工夫，筋力トレーニングなど呼吸リハビリテーションを行う必要がある。	各動作の自立度だけでなく，疾患の特徴を踏まえて各動作にともなう症状および身体的・精神的・社会的・スピリチュアル的な苦痛の視点もおさえる。
IADL	O：洗濯・料理・掃除：妻 金銭管理：本人 買い物：タクシー使用，長男または長男の嫁の運転	妻が中心となり行っている。高カロリーの食事の工夫など，妻も新たな知識や技術を工夫しなくてはならない。前期高齢者である妻に対する体調への配慮や技術獲得のための工夫の視点が必要である。	IADLの評価は生活の継続のうえで欠かせない。
利用する 社会資源	O：介護保険：要介護1 福祉用具貸与：電動ベッド 訪問看護：週2回（月・木曜），24時間緊急対応可能 主治医：B病院，かかりつけ医：内科（泌尿器対応を含む） S：「人の多いとこは嫌なので，普段は家にいたい」。	24時間対応可能な訪問看護や往診可能なかかりつけ医が存在しているため，緊急時対応や在宅で可能な医療の選択が広がっている。 本人は通所系サービスを好まないため現在は使用していない。しかし，自宅以外でのリハビリテーションの必要性や妻の介護負担が増えているときなど必要な時期に提案をしていく。	各々の資源が現在対応している内容と，今後にむけて対応できる内容を確認する。医療体制は本人の希望および最期を見据えた対応が可能か判断する。

図10-5-1 関連図

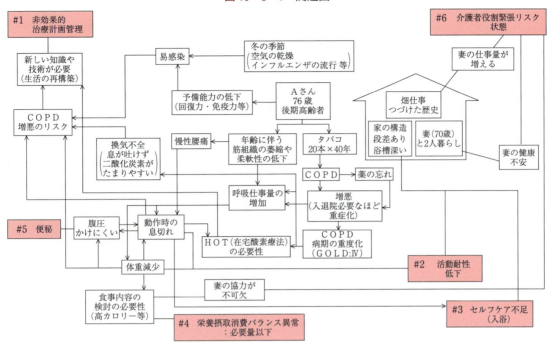

B看護計画表（①訪問看護ステーションのケアプラン）

看護問題【ニーズ】	看護目標	具体策
#1 非効果的治療計画管理【酸素を使いながらも家での生活を続けたい】【息切れがおこったときの対応方法を教えてほしい】	①増悪の症状を言葉にすることができる ②息切れが続いたときの対処方法を言葉にすることができる ③定期薬の忘れがなくなる ④HOTの操作が一人で行える ⑤増悪や呼吸器感染など，本人や訪問看護が早期に気づき適当な対応をとることができる	O-P ①血圧，脈拍，脈圧，不整脈の有無，体温 ②呼吸状態（呼吸回数，呼吸パターン，努力呼吸の有無，SpO_2値，肺の聴診音，喘鳴，痰の色・量・きれ，咳） ③COPDの代表的な症状の有無と増悪の有無（息切れの増強，濃性痰の出現，咳の増強） ④CO_2ナルコーシス症状出現の有無 ⑤呼吸筋・呼吸補助筋（例：胸鎖乳突筋）の緊張度 ⑥各スケール使用による呼吸状態の評価：修正Borgスケール，Borgスケール，CAT（COPDアセスメントテスト），MRCスケール，LINQ ⑦食事内容と量，水分量 ⑧尿の回数（日中と夜），尿の色，残尿感 ⑨薬の忘れの有無，吸入手技 ⑩受診時の診察結果 ⑪認知機能（物忘れなど普段の様子，MMSEやキツネハト模倣テストによる評価） ⑫いつもと違う生活上の変化（例：身支度ができていない） ⑬家の構造，家の周りの環境 ⑭1日の生活パターン（時間と活動場所），行動範囲 T-P ①日々の体調を日誌にのこす習慣をつける。日誌の項目は病気に特徴的な症状と本人の家に何があるか確認して（例：血圧計，体重計）作成，書きやすさ（例：自由記載か○×形式か）をふまえて作成し訪問看護時の結果も記載するなど工夫する。 ②訪問看護時には日誌も使用しながら，自らの体や生活について振り

第10章 ケアの場の特徴をふまえた高齢者看護と看護過程 309

		返り，言語化する時間をつくる E-P 資料も使用しながら以下のような包括的な教育をすすめる ①薬物療法：服薬管理の工夫を行う（例：薬の一包化，服薬カレンダーなど可視化，家族による確認），実際に吸入を行ってもらい手技を確認する ②関わる多職種で増悪時のアクションプラン（行動計画）を作成する。増悪症状や連絡先を記載し，訪問看護時に内容確認する。また，普段から気づきやすいように，電話の近くに貼るなど行う ③パニックコントロールの方法（例：安楽な姿勢，吸入 SABA（短時間作用型吸入 β 刺激薬）の使用，口すぼめ呼吸）
	外での活動時は携帯型酸素ボンベを使用する。その他にも，突然の停電等で酸素濃縮器から酸素が供給されない場合に備え，本人や家族が手技を獲得する必要性がある。	④酸素濃縮器・携帯酸素ボンベの管理と使用方法を一緒に実施。酸素の延長チューブを束ねながら移動する方法を手本を見せる ⑤室内の環境を調整する（気温・湿度・換気）。冷房・暖房器具の提案。乾燥対策として加湿器使用や室内で洗濯物を干す ⑥感染対策：外出後のうがい手洗いの実施，受診時など外出時のマスク着用，インフルエンザや肺炎球菌ワクチンを接種
#2　活動耐性低下【自分の畑まで歩いて様子を見に行けるようになりたい】	①畑まで歩いていくことができる（まずは見守りのもと） ②1日の歩数が〇〇歩となる（何日か評価して目標歩数を決定する）	O-P ①活動時の自覚症状やバイタルサインの変化 ②畑までの道（距離，段差や坂道，土やコンクリートなど舗装状況） ③身体状態→#1に準じる ④本人の思いや歴史・趣味活動 ⑤理学療法士ら他職種による身体評価 T-P ①訪問看護時，一緒に呼吸リハビリテーション（運動療法）を実施する ②本人の生活の中で行えそうなリハビリテーションメニューの作成 ③①の活動支援時には，SpO_2 値や脈拍による客観的数値，息切れや動機などの自覚症状，それら変化の活動後の回復に要する時間を確認する ④疼痛コントロールをはかる E-P ①活動時は吸入 SABA を持ち歩くことを提案する。一緒に畑にいる可能性のある妻や家族とも，活動時の様子（息切れなどの症状）と対応方法（休息などパニックコントロール）を確認しあう ②動きやすい時間帯での屋外活動をすすめる（例：夏は涼しい朝，冬は暖かくなってきた昼間） ③活動量が実感できるよう歩数計の使用も検討する
#3　セルフケア不足【身の回りのことは一人で自信をもってできるようになりたい，最小限の息切れで動きたい】	①家のお風呂に一人で入浴できる ②修正 Borg スケール4以下の息切れの程度で入浴できる	O-P ①家屋環境と本人の生活導線 ②お風呂場の環境 ③入浴前後のバイタルサインや息切れの変化と評価 T-P ①お風呂での息切れや疲労を軽減する工夫を相談しながら導入する （例：福祉用具：座面が高い椅子（シャワーチェアー）や手すりの導入，口すぼめ呼吸をしながら洗体，脱衣所に冬場は暖房器具で暖める，椅子を設置して座りながら更衣，直接の介助は本人ができない範囲で）
#4　栄養摂取消費バランス異常：必要量以下【減った体重	①今の体重からの減少がない ②体重がまずは57	O-P ①身長，体重，BMI ②食事量と内容

	kg まで増える（目標体重は医師とも相談のうえで）	③受診時の採血結果 ④上腕周囲長 ⑤全身状態（＃１） E-P ①食事の写真を撮影する，実際に使っている茶碗を見せてもらうなどしながら，食事の量と内容を確認する ②本人と妻と一緒に食事内容について話し合い，カロリーとたんぱく質をとれるようにする（例：間食，栄養補助食品，油の使用）。ただし，本人や妻の無理のない範囲で検討する ③体重を定期的に測定する習慣をつける（例：訪問看護時，入浴時）
をもどしたい，体力をつけたい】		
＃５　便秘【お腹をすっきりさせたい】	①便の硬さがブリストルスケール４の状態になる	O-P ①便の性状（ブリストルスケール評価） ②便の量，回数 ③食事量と内容・水分量 ④腸蠕動音 ⑤腹部の張り T-P ①便秘のタイプのアセスメントと適当な薬剤コントロールをはかる ②非薬物療法：腹筋を意識した運動，乳製品など便通によい食事
＃６　介護者役割緊張リスク状態【夫への介護方法や病気の対応方法を教えてほしい】	・妻は心配事を表出することができる ・妻は夫の病気・注意する症状の連絡先について言葉にだすことができる	O-P ①本人の自立度 ②妻の介護量・健康状態 ③本人と妻の今までの互いの生活における役割 ④妻および他家族の本人の病気に対する認識や希望 T-P ①今までの本人と妻の役割を聞き取りしたうえで，知識や介護の方法を教育したり，医療介護サービスが担当する部分はどこか話し合う ②受診時は本人だけでなく妻や他家族も同行できるよう調整する

補足●居宅サービス計画書（②ケアマネジャー立案のケアプラン）

生活全般の解決すべき課題（ニーズ）	目標		援助内容		
	長期目標	短期目標	サービス内容	サービス種別	頻度
自分でできることは行いながら自宅での生活を続けたい 畑まで歩いていきたい	体力を維持して今の活動を続けられる	定期的に運動する時間をもつことができる	訪問看護のときに一緒に動く時間をつくる 一人でも行えるリハビリメニューの作成 玄関の段差解消をして外に行きやすい環境	訪問看護（看護師・理学療法士） 福祉用具	週2回
		体重が減らない	高カロリー，高たんぱくを意識した食事 間食の準備，本人の家でとれた野菜を使ったレシピの検討	訪問看護	週2回
	一人でHOTの操作と管理ができる	携帯用酸素ボンベの操作ができる	HOTと携帯用酸素ボンベの管理方法や操作方法の教育，停電時の対応方法	訪問看護（介護保険外）：酸素管理業者	週2回
できるだけ強い息切れのない状態で生活したい 増悪時は早めの対応をしたい	体調管理ができる 増悪時の早期発見と対応が	増悪の適切な対応ができる	感染（熱発や濃性痰），息切れ，等のCOPD増悪が疑われるときは，訪問看護や主治医に連絡する，体調日誌の記載，毎日の血圧と体重測定，慢性腰痛の緩和，緊急症	訪問看護（介護保険外）：主治医・かかりつけ医	週2回 月1回

			状と連絡先の一覧を部屋に貼る		
	感染の予防が行える	口腔ケア 外出後の手洗い・うがい 予防注射（インフルエンザ・肺炎球菌ワクチン）		訪問看護（介護保険外）：主治医・かかりつけ医	週2回 定期
	薬の飲み忘れがなくなる	薬剤の整理，吸入手技の確認，残薬の確認		訪問看護（介護保険外）：薬剤師	週2回 調剤時
苦しくなく一人でお風呂に入りたい	一人でお風呂に入れる	訪問看護による入浴時の体の評価が行える	一人で入浴できる呼吸状態か評価 入浴や更衣の介助・見守り	訪問看護	週2回

6 エンドオブライフ・ケアを施設で迎える高齢者に対する看護の特徴と看護過程

　生活の場である介護老人福祉施設において，高齢者本人・家族の「最期まで口から食べたい」という思いに沿ったケアに焦点をあて，看護過程を具体的に解説する。

●テーマ：認知症末期でエンドオブライフケアを受ける92歳女性の特別養護老人ホームにおける看護計画

A データベースアセスメント表

項　目	情　報	情報のもつ意味	アセスメントのポイント
年　齢 性　別	O：92歳，女性	後期高齢者であり，その中でも超高齢者である。広義の意味でのエンドオブライフ期にあるといえる。	超高齢者の体調変化が可逆的なのか，不可逆的なのかアセスメントしながら医療やケアを提供する。
家　族 職　業	O：夫とは20年以上前に死別，子どもは3人いる。施設に入居する前は一人暮らしであった。キーパーソンは長男であり，長男が同居をすすめるも，近所づきあいがあるからと一人暮らしを好んだ。若いころは夫とうどん屋を営んでいた。	夫とは死別しているが実子が近くにおりケアへの協力が望めると考える。子どもに世話になるより，近所の人と助け合いながら自立して生活することを望んでいたことが推測される。子育てをしながら自分の店を切り盛りした働き者の母親像がうかがえる。	高齢であっても人の世話にならずに自分の力で生きていきたい気持ちがあることを理解する。
主疾患 治　療	O：アルツハイマー型認知症 約10年前にアルツハイマー型認知症の診断を受け，その年にグループホームに入居，徐々にBPSD出現，グループホームでの生活が困難となり，A病院精神科に入院となる。A病院での1か月程度の薬物加療後，老人保健施設入所。4年前より特養入居の運びとなる。現在は内服は行っていないがBPSDは落ち着いている。	O：アルツハイマー型認知症発症から10年経過しており，BPSDが激しい軽度～中等度の時期をへて認知症が進行していると考える。内服を中止してもBPSDが悪化しないのは認知症の重度化の影響と長期安静による廃用症候群，特養のケアや環境へ適応していることが考えられる。	アルツハイマー型認知症の経過を理解し，予後予測していく。
	O：特養入居時の認知症進行ステージはFAST (Functional Assessment Staging of Alzheimer's Disease) で7c：重度の認知症で歩行能力の喪失が	特養入居後薬剤調整を行うことによりADLや認知機能が改善した可能性がある。改善後，環境や治療・ケアの変化がないにもかかわらず，体動が減	認知症が進行したようにみえても身体的な疾患や薬剤が影響していることもあるので認知機能や意識状態の悪化がみられたときは原因をアセスメントする必要がある。

症状	みられている状態であった。入居後精神科で処方されていた薬剤を中止し，体の動きが活発になり，自力で部屋からいざって出てくるようになった。食事摂取量も増加していた。発語は1日に1〜2語みられる程度だが，声かけに頷きや追視はみられている。1か月前より経口摂取量が低下し，むせがみられることもある。自然解熱するが発熱がときどきみられている。主治医からはエンドオブライフ・ケアの時期であることを宣告されている。 S：食事中「うめぇ…」や「まじぃ」と発語あり。	少したり，経口摂取が困難になってきていることから加齢による全身の機能低下や認知症の終末期に近づいており，エンドオブライフ期となってきていることが考えられる。 　発熱の原因としは，むせや食事摂取量低下があることから誤嚥性肺炎や脱水も疑われるが，他の感染症の可能性や自然解熱していることからうつ熱（衣類や気温の調節ができない）の可能性もあるため環境にも注意をする。 　発語は少ないが，提供された食事について好き・嫌いを感じ表出していくことから感覚器として味覚は保たれていると考えられる。	施設では行うことができる検査や治療がかぎられているので，生活の様子の変化やフィジカルアセスメントを駆使して高齢者の状態をアセスメントしていく。 高齢者の苦痛をともなう症状を緩和するためには，薬剤による治療だけでなく，生活環境を整えることも重要である。 できないことや障害があることだけに目を向けず，残された能力に着目し残された人生を楽しんでもらう。
ADL	O：食事：嚥下食を介助で食べている。最近声かけをしても口を開けないことや口腔内に食物をため込むことが増えている。 O：移動：立位保持，歩行は困難だがいざって部屋から出ることがあったが最近は減ってきている。 O：排泄：尿意や便意の訴えはなく失禁があるためおむつを使用している。定期的にトイレに座ってもらうと排泄がみられることがある。	ADL，IADL ともに全介助を要する状態である。 食事：食事摂取に影響を与えている要因として，食事を認識して食べはじめる先行期と食べ物を咀嚼し食塊を形成する口腔期，口腔内の食物を嚥下する咽頭期と広範囲にわたって摂食嚥下過程が障害されている可能性が高い。 移動：いざりながらも自力で移動する力がある。ベッドを使用した場合転落や壁や家具に追突し外傷につながる可能性があるため環境を整える必要がある。自力で移動することが減少しており，活動性が低下している可能性がある。	認知症の臨床的予後決定因子：独歩不能，日常生活動作全介助，尿/便失禁，意思伝達不能といった機能低下があり，老年症候群の合併，嚥下障害や拒食があり，代替栄養を選択しない場合は予後が短期間である（全米緩和ケア協会：NHPCO）。
趣味	O：おしゃれをして近所の友達と出かけることが好きだった。婦人会活動も積極的に行っていた。 O：うどん屋を夫と営んでいた。	人とのつながりを大切にして過ごされ活動的な成人期，老年期を送られてきた方であり，認知症が進行しても人とのふれあいや楽しみを感じられるように援助していく。	本人が語ることができなくても家族からライフレビューを聴取する。
嚥下機能，水分・食事摂取の状況と家族，介護職員の受け止め	O：嚥下内視鏡検査（VE）では嚥下反射は認められるが，咽頭内に食残渣がみられ誤嚥をしている可能性は高いと評価あり。 　食事時間の延長と摂取量低下もあり，食事形態はペースト食へ変更の指示あり。水分はとろみをつけて介助。食事中に眠ってしまうことや座位保持できず姿勢が前傾に崩れてしまうことがある。 O：家族より「食べることが好きな人だった。なるべく最期まで食べてもらいたい。胃瘻は希望しない」 O：介護職員より「むせることや発熱することもあり食事介助が怖い」	加齢や認知症の進行により嚥下機能の低下はみられるが，食べる意欲を示すことがあり，家族の希望もあることから安全に食事を楽しめるよう，食事介助の方法や口腔ケアの方法を多職種で検討し実施していく必要がある。 　介護職員から食事介助について不安の訴えがあるため介助方法の指導を行い，エンドオブライフ・ケアにおける介護職の役割について一緒に考える。	水分・食事摂取の目的は本来生命を維持するための栄養素と水分を摂取することにあるが，年齢や認知症の進行状況，症状等から必要栄養量を維持することより，味わう楽しみを重視する時期にシフトしていく時期を見極めることがエンドオブライフ・ケアでは重要である。「食べる」ことの意味を家族や多職種で共有する必要がある。その際は経口摂取を続けることのメリット・デメリット，食べること以外の楽しみや安楽の提供についても生活歴や家族の希望，本人の反応から探索する。

第10章■ケアの場の特徴をふまえた高齢者看護と看護過程

図 10−6−1 関連図

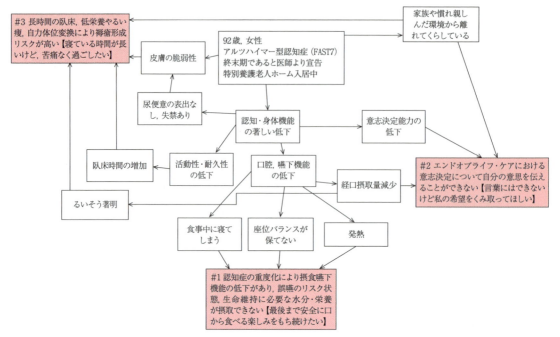

B 看護計画表

看護問題【ニーズ】	看護目標	具体策
#1 認知症の重度化により摂食嚥下機能の低下があり,誤嚥のリスク状態,生命維持に必要な水分・栄養が摂取できない【最期まで安全に口から食べる楽しみをもち続けたい】	無理ない範囲で食事や水分を経口摂取できる 窒息,誤嚥性肺炎なく安楽に過ごせる ・$SpO_2 > 90\%$ ・痰が増えない ・チアノーゼが出現しない	O-P①バイタルサインのチェック 体温,脈拍,呼吸,血圧,意識レベル(覚醒状況) ②摂食嚥下過程のアセスメント 食べ物を認識できるか,開口できるか,咀嚼できるか,口腔内で食塊を形成できるか,口腔内乾燥の有無,歯牙の状態(入れ歯か,欠損はあるのか),嚥下できるか T-P①誤嚥を防ぐケアと統一した食事介助技術の提供 a. 口腔ケア 口腔内マッサージ,保湿 b. 食事時の覚醒,体位保持 体力の消耗による食事中の傾眠を緩和するため,食事直前に車いすへの移乗を行う。 授乳用クッションやティルト式の車いすを使用し前傾に姿勢が崩れるのを予防する。 本人が好む甘味のある食品を中心に提供する(水羊羹,アイスクリーム,ヨーグルト等)。 一回介助量が多すぎないようにティースプーンで食事介助を行う。 食事後は胃内容物の逆流による誤嚥を防ぐため,頭部を15°程度挙上する。 E-P①本人に食事の内容や介助のタイミングをゆっくりと口頭とタッチングで伝える。 ②経口摂取を続けることで窒息や誤嚥のリスクがあるため予防策をスタッフ間で統一することの重要性や,現状はたくさん量を摂取することが食事介助の目的ではないことをご家族やスタッフに説明する。
#2 エンドオブライフ・ケ	家族やスタッフが,本人	O-P①本人の死生観や価値観を知る手がかり(家族から

アにおける意思決定について自分の意思を伝えることができない【言葉にはできないけど，私の希望を汲み取ってほしい】	が満足な最期を迎えられたと感じることができる	聴取） 本人が家族や友人を看取ったときの言動 医療や看取りに対する希望（ACP の有無） ②ケアを受けているときの反応（苦痛表情がないか，快適そうか） T-P①声かけをし表情等反応をみながらていねいに日々のケアを提供する。 E-P①エンドオブライフケアで行う意思決定の判断に必要な情報を家族に提供する。 　a．看取りの場：病院だけが看取りの場でなく，施設や在宅でも看取ることが可能なことを伝える。 　b．延命，代替栄養等希望する医療行為：延命処置を行うメリットとデメリット，代替栄養（胃瘻，中心静脈栄養）補液などのメリット・デメリットの説明（医師からの説明の補足）を行う。 　c．施設での看取りを希望される場合，施設でできるケア，医療行為の説明を行う。 ③家族が看取りに向け不安なことはないか確認する（スタッフも） 　a．看取りカンファレンスに参加してもらい意見交換をする 　b．デスエデュケーション：臨死期に向けての身体的な変化，死前徴候を伝える 　c．死亡時の連絡体制を確認する 　e．死亡時に着せたい衣類や会わせておきたい人がいないか確認する
＃3　低栄養やるい痩，自力体位変換困難により褥瘡形成のリスクが高い【寝ている時間が長いけど，苦痛なく過ごしたい】	褥瘡が発生しない 家族や好きなものに囲まれて過ごすことができる	O-P① 　a．全身の皮膚の状態（発赤，表皮剝離，水泡，びらんの発生がないか） 　b．栄養状態（食事摂取量，るい痩の程度） 　c．排泄の状況（尿・便失禁の量，回数） 　d．自力での体動，体位変換の状況 T-P①褥瘡の好発部位，全身の皮膚乾燥部位に保湿剤を塗布する ②発熱等がないときに機械浴で入浴を行う ③元々体動による転落を予防するためカーペットに布団を敷いていたが，褥瘡予防のためと環境変化を避けるためエアーマットを敷いて臥床してもらう（他の入居者が部屋に入ってエアマットのコンプレッサーにつまずいて転倒しないよう位置を調整する）。 ④適宜体位変換を行う ⑤家族が宿泊できるよう寝具を提供する ⑥本人の好きな音楽やなじみの品物をしつらえる E-P①上記ケアを介護職員と協働して行う

7 高齢者看護実習の目的と事前学習

　高齢者看護実習は，病院，介護保険施設（介護老人福祉施設，介護老人保健施設，介護療養型医療施設），地域（在宅，認知症対応型生活介護，デイサービスなど），あらゆる医療や介護の現場で行われる。学生は，各現場における高齢者看護の役割を意識して看護実践にのぞむが，事前学習は重要となる。共通していることは，加齢変化に加えて，疾病や障害を抱えた高齢者のその人らしい生活を支援することである。以下に，実習目標の例を提示し，事前学習に必要な項目を示す。

☐ 病院における高齢者看護実習

❶　目　標

・高齢者の加齢変化，疾病，障害と治療が生活機能へおよぼす影響を理解できる
・高齢者の療養生活の支援（機能維持・回復，合併症予防）をめざした看護過程の展開ができる
・高齢者の退院後の生活を見据えた，セルフケア，継続看護の支援，社会資源の活用について理解できる
・治療を必要とする高齢者における倫理的課題を理解できる

❷　事前学習

・疾病や障害について，症状，検査，治療，合併症を理解する
　　多い疾病・老年病：脳卒中，大腿骨頸部骨折，肺炎，心不全，糖尿病等
・医療安全と安楽に関する看護の役割について理解する（特に，せん妄，廃用症候群とその予防について理解する）
・退院支援および，社会資源（特に医療と介護保険）について理解する
・高齢者に対するインフォームドコンセントや意思決定支援，身体拘束に関する倫理的判断について理解する

☐ 介護保険施設における高齢者看護実習

❶　目　標

・高齢者の健康について，既往，身体機能，精神機能，社会的側面から理解できる
・高齢者の既往，身体機能，精神機能，社会的側面が生活機能におよぼす影響を理解できる
・介護保険施設の特性を考慮して，高齢者の生活上の問題と，強みを把握し，生活の質向上をめざした看護過程の展開ができる
・医療・保健・福祉チームの一員である看護職の役割および，高齢者の生活を支える多職種連携について理解できる
・施設から在宅に移行する際に，高齢者の生活を支えるために必要な社会資源の活用について理解できる
・施設で生活する高齢者における倫理的課題を理解できる

❷　事前学習

・疾病や既往について，症状，再発・増悪予防，後遺症を理解する
　　多い疾病や後遺症：認知症，脳梗塞，誤嚥性肺炎，心不全，糖尿病，大腿骨頸部骨折，麻痺，身

体可動性障害，神経障害等
・施設における安全な療養生活に関する看護の役割について理解する（特に，転倒・転落，廃用症候群とその予防について理解する）
・社会資源（特に介護保険）について理解する
・高齢者に対する意思決定支援，身体拘束に関する倫理的判断について理解する
・各介護保険施設における設置目的，対象者，サービス内容，関係職種およびその役割，他の施設との違いを理解する

地域における高齢者看護実習

❶ 目　標

・住み慣れた地域で生活する高齢者の加齢にともなう身体的・心理的特徴や，抱える健康問題を理解できる
・高齢者の地域での役割，経済状況，家族状況を理解できる
・高齢者の生活上の問題と，強みを把握し，生活の質向上をめざした支援について考えることができる
・住み慣れた地域で生活する高齢者を支援する看護の役割および，高齢者の生活を支える多職種・多機関連携について理解できる
・高齢者が生活する地域のフォーマル・インフォーマルな社会資源の活用について理解できる
・高齢者が住み慣れた地域で最期を迎えるために必要な看護の役割について理解できる

❷ 事前学習

・健康問題，既往，加齢変化にともなう身体機能，精神機能，社会的側面の変化と，それらが生活機能におよぼす影響を理解する
　多い健康問題：認知症（軽度認知障害含む），閉じこもり，低栄養，うつ，廃用症候群等
・認知症をもつ高齢者の認知機能と生活機能の評価，コミュニケーション方法を理解する
・地域にあるフォーマル・インフォーマルな社会資源にはどのようなものがあるか理解する
・介護保険の居宅サービス内容，地域包括支援センターや居宅介護支援事業所の役割・機能について理解する
・実習施設あるいは事業所における設置目的，対象者，サービス内容，関係職種・機関およびその役割を理解する

参考文献

第5節

内田陽子（2008）：ベストティーチャーが教える！看護過程目からウロコの教え方&学び方，159-163，日総研.

山田律子/井出訓編集（2008）：生活機能からみた老年看護過程＋病態・生活機能関連図，70-94，医学書院.

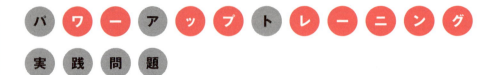
実 践 問 題

Q1 高齢者のアセスメントの特徴について，（　）内に入る言葉を下から選び，文章を完成させなさい。同じ丸つき数字のところには同じ言葉が入る。

　高齢者は，加齢変化に加えて，（①　　）や，障害を抱えていることが多く，それらが食事・睡眠・排泄・活動などの（②　　）に影響をおよぼす。高齢者の加齢変化は，個別性が（③　　）く，加齢変化と（①　　）や，障害によって生じる（②　　）への影響は混在しているため，ていねいなアセスメントが必要である。
　高齢者のアセスメントで重要なのは，対象者を（④　　）的に理解することである。そのうえで，対象者の生活上の問題だけでなく，（⑤　　）や可能性を見出す必要がある。

> 慢性疾患，急性疾患，生活機能，小さ，大き，包括，特定，強み，弱み

（解答）①慢性疾患　②生活機能　③大き　④包括　⑤強み：高齢者のアセスメントを行う際には，対象者を包括的にとらえることが大切である。対象者の問題（弱み）だけでなく，できること（強み）にも着眼する。

Q2 事例を読み，以下の問題に答えなさい。

事例：Fさん，95歳，女性。変形性膝関節症により，自力歩行が困難になり，独居生活が難しくなった。要介護1で，介護老人保健施設に入所している。車いすを利用して生活しており，車いすからトイレやベッドに移乗する以外は，概ね自立した日常生活を送っている。Fさんのアセスメントをすすめる姿勢や考えとして，不適切だと思われるものはどれか，2つ選びなさい。

1．Fさんが車いすを利用することによってできることを，さらに見つけられるように関わる
2．変形性膝関節症の症状に要因を絞って，転倒・転落の予防策を考える
3．トイレやベッドの移乗の際は，困難な点とできている点（強み）を細かく抽出し，Fさんの支援を考える
4．95歳と高齢であるFさんは，今後，生活上の強みがなくなるため，注意して関わる
5．Fさんが人生の中で，頑張ってきたことや得意なことを情報として収集し，ケアの中で活用できるようにする

（解答）2, 4：2：要因を疾患に絞らず，包括的な視点で考える。4：どのような対象者にも，生活上の強みはあり，それを汲みとる必要がある。

おわりに

　わが国を含め先進諸国は，疾病予防を含む医療の進歩と栄養や衛生的な環境が整備されたために長期に生きられる社会となった。その結果寿命が伸び，高齢者人口の増加に伴って高齢者ケアは世界的な重要課題となっている。

　特にわが国は世界のなかでも，超高齢社会が進み，ケアを要する人口が増加し多死社会を迎えている。高齢者は健康レベル・認知能力のレベル・疾病の種類・生活自立度が多様であり，しかも自覚症状が訴えられない人もいて，多様な観点から総合的なケアを必要とする。

　本書はこれらの幅広い対象の条件を考慮して，十分学習すれば多様な高齢者に必要な看護内容に対応できるように構成した。本書では幅広い高齢者のニーズに応えられるように，そして看護師の国家試験の新基準に合わせ，またこれからの時代の変化に合わせて重要な内容となる文部科学省によるコア・カリキュラム（共通的に核となる重要な教育内容）を基盤にして本書内容を構成した。

　本書では，高齢者の心身社会的特徴・人権を守る看護・健康レベル別看護・疾病治療症状の看護・QOL を高める技術・エンドオブライフ・ケア・家族形態別看護・多職種連携によるケアなどを網羅している。

　高齢者は使用できる制度が多いのでこの点も考慮して，保健医療福祉制度は最新の情報とし，高齢者がよく利用する制度を多彩に入れている。制度を十分活用できる看護職になることで，高齢者の多様なニーズに応えられるケアが可能になる。多職種との連携や協働のためにも制度理解は必須である。

　また，適宜用語解説をいれ，各章のまとめとして「パワーアップトレーニング実践問題」を加えて理解力と実践力をつけ，国家試験を意識しながら学べるように作成した。

　読者の皆様は本書のこれらの意図を十分ご理解いただき，積極的に活用していただけることを期待する。

2018年 1 月

編著者を代表して　島内　節

さくいん

色つき数字は，用語解説を示す。

◆ あ 行 ◆

悪性腫瘍　73
悪性腫瘍罹患率　73
悪性新生物　27
アクティブ80ヘルスプラン　53
アセチルコリン　210
アドバンス・ケア・プランニング
　　（ACP）　264
アドヒアランス　79
アドボカシー（権利擁護）　55
アパシー　217
アルツハイマー型認知症　202,204,
　　217
アレルギー　77
安楽　19
育成医療　52
移乗　186,187
異食　219
1型糖尿病　91,92
一時的導尿　179
1秒率　82
一次判定　37,38
一過性脳虚血発作（TIA）　69
溢流性尿失禁　126
移動　186,187
易怒性　218
意味性認知症　201
医療施設　257
医療的ケア　279
医療保険　45
イレウス（腸閉塞）　100
胃瘻　169
胃瘻栄養　169
院内肺炎　80
陰部洗浄　185
う蝕　152
うつ病　106
運動　237
運動療法　85
エコマップ　276,278
エリクソン　4
嚥下障害　152,154
遠視　156
エンゼルケア　269
エンドオブライフ・ケア　263,280,
　　283

◆ か 行 ◆

オージオメーター　158
おくすりカレンダー　195,196
おむつ交換　176,177
オレンジプラン　224
恩給　10

介護休暇　275
介護休業制度　275
介護給付　39
介護サービス計画　39
介護支援専門員　39
介護認定審査会　38
介護保険法　33
介護保険料　35
介護予防　19,239,240
介護予防サービス計画　39
介護療養型医療　39
介護療養型医療施設　39,42
介護老人福祉施設　39,42
介護老人保健施設　39
外傷性椎体圧迫骨折　67
回想法　18
改訂長谷川式簡易知能評価スケール
　　（HDS-R）　208,231
海馬　209
回復期　245
外来看護師　254
外来診察　255
下顎総義歯　172
過活動型せん妄　124
過活動膀胱　126
過活動膀胱症状質問票（OABSS）
　　128
核家族世帯　29
喀出の介助　81
拡張不全　88
獲得免疫　77
画像検査　209
家族　273
家族アセスメント　275
活動　13
過敏性腸症候群　131
仮面高血圧　85
加齢　2,3
加齢と検査結果　256
簡易栄養状態評価表（MNA）　143

感音性難聴　156
換気補助療法　83
環境要因　13
緩下剤　174
間歇的導尿　179
間欠熱　118
看護小規模多機能型居宅介護　42,
　　43
関節水腫　115
カンファレンス　20
キーパーソン　20
記憶・見当識障害　222
機械的イレウス　100
気管支拡張剤　79
気管支拡張薬　83
器質性便秘　130
偽性球麻痺　207
帰宅願望　218
機能性尿失禁　126
機能性便秘　131
機能的イレウス　100
記銘力　8
虐待　46,48
急性期　241
急性期一般病棟での認知症の援助
　　234
急性下痢　131
急性ストレス障害（ASD）　253
急性単純性腎盂腎炎　97
共助　54
局所性浮腫　134
居宅介護サービス　39
居宅介護支援　41
居宅介護住宅改修費（住宅改修）
　　41
居宅サービス　39
居宅療養管理指導　41
起立性低気圧　84
近視　156
金銭管理困難　213
空腹時血糖値（FPG）　92
くも膜下出血　71,72
グリーフケア　263,269,270
グルタミン酸　210
車いす　190
クワシオコル型　142
軽度認知障害（MCI）　205,208

軽度の骨折圧迫骨折　68
軽費老人ホーム　31
稽留熱　118
痙攣性イレウス　100
痙攣性（緊張性）便秘　131
血液透析　96,97
血管性認知症　202,207,215
血管性パーキンソニズム　207
結晶性知能　1,2
血栓溶解療法　70
血栓溶解療法の適応時間　70
血糖コントロール目標　92
健康寿命　4,26
健康日本21　53,237
健康日本21（第二次）　237
幻視　206,217
見当識障害　205
原発性肺癌　75
権利擁護（アドボカシー）　56
降圧目標　85
後期高齢者　24
後期高齢者医療制度　45
抗菌薬　81
口腔乾燥症（ドライマウス）　153
高血圧に対する食事療法　85
高血圧を合併した高齢者のCKD患
　　者　95
後見　56
口腔ケア　81
高次脳機能障害　211
拘縮　115
公助　54
恒常性維持機能　5
甲状腺機能亢進症　90
甲状腺機能低下症　90
甲状腺中毒症　90
更生医療　52
抗精神病薬　217
高張性脱水　122
公的年金　10
行動障害型前頭側頭型認知症　207
行動障害への対処　218
高年齢者雇用確保措置　10
高齢化社会　23
高齢化率　23,237
高齢者　3,26
高齢社会　23

高齢社会対策基本法　32
高齢者癌の症状　74
高齢者虐待防止法　46
高齢者総合機能評価（CGA）　13,
　　14,289
高齢者特有の疾患　61
高齢者に多い疾患　61
高齢者の終末期　9
高齢者の性　14
高齢者の生活リズム　18
高齢者の入浴　182
高齢者の服薬管理　194,195
高齢者の平熱　118
高齢者保健福祉推進十か年戦略（ゴ
　　ールドプラン）　32
誤嚥　152
誤嚥性肺炎　80,214
誤嚥性肺炎への対処　81
語義失語　207
国際生活機能分類　13
国際生活機能分類ICF　215
語言聴力検査　159
互助　54
個人因子　13
骨折の薬物治療　65
骨粗鬆症　64
骨粗鬆症の診断　64
骨盤臓器脱　126
骨盤底筋群の脆弱化　126
骨密度　64
骨量（骨組織の量）　64
孤独死　29,283
誤認　202
誤認妄想　206
コミュニケーション障害への対処
　　220
コルセット　117
混合型せん妄　124
混合性脱水　122
混合性尿失禁　126

◆　さ　行　◆

細菌性肺炎　79,80
再出血　71
在宅酸素療法（HOT）　83,84,89,
　　280
在宅支援　225

細胞　78
サクセスフル・エイジング　9,240
サルコペニア　147,239
参加　13,215
三世代世帯　29
三動作杖歩行　189
残尿　126,179
ジェノグラム　276,278
時間軸喪失　212
弛緩性便秘　131
弛緩熱　118
時間誘導　174
ジギタリス中毒　89
視空間認知障害　202
刺激性下剤　174
歯垢（プラーク）　153
死後の処置　269
歯周病　152
自助　54
視床出血　71,72
ジスキネジア　104
施設サービス　39
施設等給付　36
自然免疫　77
市中肺炎　80
市町村特別給付　39
失禁用パッド　177
失行　223
実行機能　201
実行機能障害　205,222
失行・失認　201
嫉妬妄想　212
失認　222,223
視点　226
社会資源　276
社会生活障害　211,215
社会的孤立　281
社会的認知（社会脳）　202
社会福祉協議会　284
社会保険診療報酬支払基金　35
社会保険方式　34
若年性認知症　211
収縮不全　88
重複癌　74
主介護者　20
主観的包括的アセスメント（SGA）
　　143

主治医意見書　37,38
手段的日常生活動作　13
手段的日常生活動作　→ IADL
手段的日常生活動作（IADL）尺度　16
主要下部尿路症状質問票（CLSS）　128
受療率　28
障害者　49
上顎総義歯　172
小規模多機能型居宅介護　42,43
少子高齢化　26
症状日記　104
情緒的成熟　2
常同行動　207,219
情報共有　256
上腕骨　67
食事　231
食中毒　98
自立支援　9
自立支援のケア　223
視力　156
シルバーカー（押し車）　188
新オレンジプラン　224
心原性脳塞栓症　69
人工骨頭置換術　68
新ゴールドプラン　32,33
診察時の援助　255
シンシナティ病院前脳卒中スケール　69
心身機能・身体構造　13
身体拘束　48
身体的自立　9
身体の成熟　1
浸軟　182
深部静脈血栓症予防　68
心不全　88
心房細動　86
心的外傷後ストレス障害（PTSD）　253
心理症状への対処　217
推定糸球体濾過量（eGFR）　95
睡眠薬　192
スキンテア（皮膚裂傷）　138
スタンダードプリコーション　99
ストレングスモデル　19
スピリチュアル　10

生活課題　289
生活習慣病　27
生活障害　201,203,211,213
生活の質（QOL）　19
生活の質（QOL）の向上　239
脆弱性骨折　64
成熟　1
正常圧水頭症　203,207
精神的自立　9
性（セクシュアリティ）　14
成年後見制度　56
生理的機能変化　3
生理的老化　3
セーフティマネジメント（安全管理）　20
脊椎　67
切迫性尿失禁　126
セルフケア　68
セルフケア能力　252
セルフネグレクト　284
洗浄　185
全身性浮腫　134
全人的医療　62
喘息治療　78
前頭前野　215
前頭側頭型認知症　202
前頭側頭型認知症（ピック病）　206
全般性不安障害（GAD）　105
全部床義歯　172
せん妄　124,243
せん妄発症の予防　243
増悪予防　83
想起力　8
喪失　20
喪失体験　8
措置制度　32
その人らしさ　221
尊厳を守るケア　223

◆　た　行　◆

第1号被保険者　35
退院計画　225
退院支援　19
退院時要約（サマリー）　256
大腿骨　67
大腿骨近位部骨折　66,67
大腿骨頸部骨折の手術看護　68

大腿部頸部骨折　66
大腿部転子部骨折　66
第2号被保険者　35
第二次健康日本21　53
多重癌　74
多職種連携　249
脱水　122
脱抑制　219
多発癌　74
短期入所生活介護（ショートステイ）　41
短期入所療養介護（ショートステイ）　41
単純性尿路感染症　96
単純性（閉塞性）イレウス　100
単独世帯　29
地域ケア会議　20
地域包括ケア　245
地域包括ケアシステム　21,53
地域包括支援センター　42
地域密着型介護サービス　39
地域密着型介護老人福祉施設入所者生活介護　43
地域密着型サービス　42
地域密着型通所介護　43
地域密着型特定施設入居者生活介護　43
地域連携室　255
チームアプローチ（多職種連携）　20
蓄尿症状　126
知的成熟　1
着衣失行　202
注意障害　203
中途覚醒回数　192
超高齢社会　23
調理の困難　214
聴力　156
直腸性便秘　131
椎体圧迫骨折　67
通院者率　29
通所介護（デイサービス）　41
通所リハビリテーション（デイ・ケア）　41
杖　188
Tリンパ球　77
低栄養　142

さくいん　323

低活動型せん妄　124
定期巡回・随時対応型訪問介護看護
　　43
低張性脱水　122
摘便　177
手続き記憶　213
転移性肺癌　75
伝音性難聴　156
転倒　186,187
橈骨・尺骨　67
糖尿病　91
特異的免疫　77
特定施設入居者生活介護（有料老人
　　ホーム）　41
特定福祉用具販売　41
特別養護老人ホーム　31,39
閉じこもり　8
ドライスキン　181,182
ドライスキンへの対処　182
ドライマウス　152,153
トリアージ　253

◆　な 行　◆

2型糖尿病　91,92
二次判定　37,38
二重エネルギーX線吸収法（DXA）
　　148
24時間血圧測定（ABPM）　85
日常生活動作　13
日常生活動作　→ ADL
二動作杖歩行　189
尿意切迫感　126
尿道留置カテーテル　178
尿道留置カテーテル抜去　178
尿とりパッド　176
尿路感染症　96
任意後見制度　56
認知機能　201
認知症　202
認知症医療疾患センター　225
認知症状（中核症状）　222
認知症施策推進戦略（新オレンジプ
　　ラン）の7本柱　224
認知症疾患医療センター　226
認知症終末期のケア　224
認知症状　211
認知症初期集中支援チーム　225,

226
認知症対応型共同生活介護（グルー
　　プホーム）　43
認知症対応型通所介護　43
認知症の行動・心理症状（BPSD）
　　203,215
認知症の診断　210
認知症の定義　201
認知症の人と家族の会　233
認知症の有病率　204
認知症をもつ高齢者へのアセスメン
　　ト　226
認認介護　281
熱中症　122
脳活性化リハビリテーション5原則
　　211
脳幹出血　71
脳血管障害　69
脳血管障害の症状　69
脳血管攣縮　71
脳梗塞　69,86
脳梗塞急性期　70
脳出血　71
脳出血の出血部位　71
脳出血の治療　72
脳塞栓症の予防　69
脳動脈瘤の破裂　71
脳ヘルニア　72
ノロウイルス感染症　99

◆　は 行　◆

パーキンソニズム　102,206
パーキンソン症候群　102
パーキンソン病　102
パーキンソン病有病率　102
パーソン・センタード・ケア　221
肺炎球菌ワクチン　81
肺炎の死亡率　80
徘徊　219
倍加年数　26
背景要因　13
排泄　232
排尿後症状　126
排尿困難　126
排尿自覚刺激行動療法　174
排尿習慣化訓練　174
排尿症状　126

排尿自立指導料　178
排尿日記　127,174,180
排尿誘導法　174
排便日記　132
配薬ボックス　195,196
廃用症候群　73,96,147
ハヴィガースト　4
白内障　156
波状熱　118
バセドウ（Basedow）病　90
バセドウ病の治療　91
8020運動　152
発達課題　4,276
発達段階　4
発熱　118
パフォーマンスステータス（PS）
　　74
パリアティブ・ケア（苦痛の緩和）
　　264
バリデーション　220
判断力低下　222
非アトピー型喘息　78
被殻出血　71
非言語的能力　163
膝関節痛　114
非侵襲的陽圧換気療法（NPPV）
　　89
ビスホスホネート系薬剤　117
非定型肺炎　79,80
皮膚症状（スキンテア）　138
被保険者　35
非薬物療法　210
ヒヤリハット　198
評価　290
病的老化　3
昼間頻尿　126
不安障害　105
フィジカルアセスメント　165,289
腹圧性尿失禁　126
複雑性（絞扼性）イレウス　100
複雑性尿路感染症　96
福祉避難所　253
福祉用具貸与　41
腹膜透析　96,97
服薬管理　280
服薬管理困難　214
不健康な期間　4

浮腫 134
フットケア 93
部分義歯 172
部分床義歯 172
プラーク 153,170
ブリストルスケール 130,180
振り向き徴候 209
フレイル 85,146,239,240
平均寿命 4,26,237
ペースメーカー 89
変形性膝関節症 114
便失禁 131
法定後見制度 56
訪問介護（ホームヘルプサービス）　41
訪問看護 41
訪問入浴介護 41
訪問リハビリテーション 41
保険者 35
歩行器 188
歩行車 188
歩行補助具 188
保佐 56
保湿製剤 183
補助 56

◆ ま 行 ◆

待つケア 223
麻痺性イレウス 100
マラスムス型 142
慢性期 250
慢性下痢 131
慢性疾患 251
慢性腎臓病（CKD） 94
慢性心不全の治療 88
水欠乏性脱水 122
メマンチン 210
免疫 77
妄想 217
もの盗られ妄想 217
もの忘れ外来 225,234
問診 289
問題解決思考 289

◆ や 行 ◆

夜間対応型訪問介護 43
夜間多尿 126
夜間頻尿 126
薬物有害事象 62
薬物療法 83,85
有訴者率 238
指輪っかテスト 148
ユマニチュード® 220
養介護施設従事者等 47
要介護状態 37
要介護認定 37
要介護認定の有効期間 39
養護者 47
養護老人ホーム 31
要支援状態 37
腰痛 114
予期悲嘆 268
予防給付 39

◆ ら 行 ◆

ライフステージ 4
ライフレビュー 18,163
ラクナ梗塞 69
リスクマネジメント 195,196
リスクマネジメント（危機管理）　20
リハビリテーション 8,70,72
リハビリテーションによる疲労感　247
リハビリテーションの意欲 246
流動性知能 1
療養型病床 32
リロケーションダメージ 18
臨死期 265
レスパイトケア 42,278,282
レビー小体型認知症 202,206,217
REM 睡眠行動障害 206
レントゲン 101
老化 2,3
老眼 156
老人性難聴 156

老人保健施設 32
老年期 5,6,10
老年期（60歳〜）の発達課題 284
老年期の発達課題 5
老年症候群 61,62
老年病 61
老老介護 275,281
老老介護世帯 281
ロコモーティブシンドローム 147

◆ 欧 文 ◆

ACE 阻害薬 89
ADL 14,61,150,203
BPSD 203,211,215
BPSD の対処法 216
BPSD の薬物療法 216
CHADS$_2$ スコア 87
CKD 患者の原因疾患 95
CKD 患者の食事療法 95
COPD 82
COPD に対する管理の目標 83
DAT スキャン 209
DSM-5 201
FAST 206
Grief 268
IADL 14,150,203
ICF 248
MIBG 心筋シンチ 209
MMSE 208
Na 欠乏性脱水 122
OAG（Oral Assessment Guide）　154
PEG 169
QOL 9,61
STAR スキンテア分類システム　138
VAS（Visual Analogue Seale） 116
wearing-off 現象 104
X 線 88
YAM（young adult mean：若年成人骨密度の平均値） 64

さくいん　325

執筆者紹介 （所属：分担，執筆順，＊印は編著者）

＊内田　陽子（編著者紹介参照：はじめに，第1章第6節，第3章第1～12節（共著），
　　　　　　　第4章第1・4・5・13節，第6・7・12節（共著），第5章第1・2・10節，
　　　　　　　第6章第8節，第7章第5節，第10章第1節）

福田由紀子（人間環境大学看護学部看護学科・大学院看護学研究科准教授：
　　　　　　　第1章第1～5節）

楪田　恵子（人間環境大学看護学部看護学科助教：第2章）

土橋　邦生（上武呼吸器科・内科病院院長：第3章第1・4～6節（共著））

大山　良雄（群馬大学大学院保健学研究科教授：第3章第2・3・7～12節（共著））

梶井　文子（東京慈恵会医科大学医学部看護学科教授：第4章第2・3・8～10節，
　　　　　　　第5章第3節）

上山　真美（群馬大学大学院保健学研究科講師：第4章第6・7節（共著），第5章第5・6節）

山上　徹也（群馬大学大学院保健学研究科准教授：第4章第11節，第5章第7節）

久保田チエコ（国立保健医療科学院研究生：第4章第12節（共著），第5章第4節）

小山　晶子（群馬大学大学院保健学研究科助教：第5章第8節，第10章第2・7節）

小山　智史（佐久大学看護学部講師：第5章第9節）

山口　晴保（認知症介護研究・研修東京センターセンター長：第6章第1～7節）

櫻井　清美（足利大学看護学部看護学科教授：第6章第9・10節）

薬袋　淳子（岐阜医療科学大学・大学院保健科学部看護学科教授：第7章第1・2節）

内野　聖子（岐阜医療科学大学・大学院保健科学部看護学科教授：第7章第3・4節）

福田　未来（看護・小規模多機能の家じゃんけんぽん金井淵訪問看護管理者：
　　　　　　　第7章第6節）

齊田　綾子（公立七日市病院サブマネージャー／老人看護専門看護師：第7章第7節，
　　　　　　　第10章第3節）

＊島内　　節（編著者紹介参照：第8章，おわりに）

安藤　純子（人間環境大学看護学部看護学科・大学院看護学研究科教授：第9章）

河端　裕美（公益財団法人脳血管研究所附属美原記念病院老人看護専門看護師：
　　　　　　　第10章第4節）

梨木恵実子（群馬県看護協会訪問看護ステーション老人看護専門看護師：第10章第5節）

戸谷　幸佳（群馬県立県民健康科学大学看護学部看護学科講師／老人看護専門看護師：
　　　　　　　第10章第6節）

編著者紹介

島内　節（しまのうち・せつ）

高知女子大学家政学部衛生看護科卒業。
国立衛生院室長，東京医科歯科大学教授，保健衛生学研究科長，
国際医療福祉大学教授等を経て
現　在　　人間環境大学副学長。
　　　　　医学博士，社会学修士。
主　著　　「地域看護学講座全10巻」（編者）医学書院，1995-2000年。
　　　　　『在宅ケア　クリニカルパスマニュアル』（編著）中央法規出版，2000年。
　　　　　『訪問看護管理マニュアル』（監修者）日本看護協会出版会，2002年。
　　　　　『在宅エンド・オブ・ライフケア』（共編著）イニシア，2008年。
　　　　　ほか訪問看護系出版物多数。

内田　陽子（うちだ・ようこ）

岡山赤十字看護専門学校卒業。
岡山赤十字病院勤務，東群馬看護専門学校等を経て
東京医科歯科大学大学院博士後期課程修了。
現　在　　群馬大学大学院保健学研究科教授。博士（看護学）。
主　著　　『在宅ケア──アウトカム評価と質改善の方法』（共編著）医学書院，2002年。
　　　　　『看護アセスメント力鍛え方＆教え方──教え上手の短時間学習！　２つのトレーニング！』日総研出版，
　　　　　2013年。
　　　　　『ベストティーチャーが教える！　看護過程　目からウロコの教え方＆学び方』日総研出版，2015年。
　　　　　『楽しくできるわかりやすい看護研究論文の書き方』照林社，2015年。
　　　　　ほか高齢者看護・ケア系出版物多数。

これからの高齢者看護学
──考える力・臨床力が身につく──

2018年4月30日　初版第1刷発行　　　　　　　　　　〈検印省略〉

定価はカバーに
表示しています

編 著 者	島　内　　　節
	内　田　陽　子
発 行 者	杉　田　啓　三
印 刷 者	田　中　雅　博

発行所　株式会社　**ミネルヴァ書房**

607-8494　京都市山科区日ノ岡堤谷町1
電話代表　(075)581-5191
振替口座　01020-0-8076

©島内節・内田陽子ほか，2018　　　　創栄図書印刷・藤沢製本

ISBN978-4-623-08144-8
Printed in Japan

島内　節／亀井智子 編著

これからの在宅看護論

B 5 判美装カバー　328頁　本体2800円

野﨑和義／柳井圭子 著

看護のための法学〔第 4 版〕

B 5 判美装カバー　208頁　本体2400円

ミネルヴァ書房編集部 編

社会福祉小六法〔各年版〕

四六判美装カバー　本体1600円

──────────── ミネルヴァ書房 ────────────
http://www.minervashobo.co.jp/